義肢装具と作業療法

評価から実践まで

編著

大庭 潤平　西村 誠次　柴田 八衣子

医歯薬出版株式会社

＜編 著＞

大庭 潤平　神戸学院大学総合リハビリテーション学部作業療法学科
柴田八衣子　兵庫県立総合リハビリテーションセンター（作業療法士）
西村 誠次　金沢大学医薬保健研究域保健学系

福元知可子　兵庫県立総合リハビリテーションセンター（作業療法士）
西村 誠次　同左
蓬莱谷耕士　社会医療法人仙養会北摂総合病院（作業療法士）
岡田 誠　松阪市民病院（理学療法士）
勝平 純司　東洋大学ライフデザイン学部人間環境デザイン学科
笹本 嘉朝　元・新潟医療福祉大学リハビリテーション学部義肢装具自立支援学科（義肢装具士）

＜執筆者＞（執筆順）

大庭 潤平　同上
柴田八衣子　同上
増田 章人　（株）近畿義肢製作所（義肢装具士）
中嶋 友香　兵庫県立総合リハビリテーションセンター（作業療法士）
安藤 悠　兵庫県立総合リハビリテーションセンター（作業療法士）
岡本真規子　兵庫県立総合リハビリテーションセンター（作業療法士）
溝部二十四　兵庫県立総合リハビリテーションセンター（作業療法士）
高瀬 泉　兵庫県立総合リハビリテーションセンター（理学療法士）
妹尾 勝利　川崎医療福祉大学リハビリテーション学部作業療法学科
折出 優　兵庫県立総合リハビリテーションセンター（作業療法士）
安藤芽久美　兵庫県立総合リハビリテーションセンター（作業療法士）
櫻井 卓郎　国立がん研究センター中央病院（作業療法士）
中村 恵一　中部労災病院（作業療法士）

前田 雄　新潟医療福祉大学リハビリテーション学部義肢装具自立支援学科（義肢装具士）
阿部 薫　慶應義塾大学病院（作業療法士）
加藤 雅子　神戸学院大学総合リハビリテーション学部作業療法学科
田中 克佳　宝塚市立子ども発達支援センター（理学療法士）
松尾 絹絵　甲南加古川病院（作業療法士）
佐々木 貴　神奈川県総合リハビリテーションセンター（作業療法士）
櫛邉 勇　医療法人晋真会ベリタス病院（作業療法士）
垣下 真宏　訪問看護ステーション和心（作業療法士）
中山 幸保　医療法人博俊会春江病院（作業療法士）
岡野 昭夫　中部大学生命健康科学部作業療法学科

This book is originally published in Japanese
under the title of :

GISHISOUGU TO SAGYOURYOUHOU-HYOUKA KARA JISSEN MADE
(Prosthesis and Orthosis and Occupational Therapy)

Editors :
OBA, Jumpei et al.
　OBA, Jumpei
　Professor, Department of Occupational Therapy,
　The Faculty of Rehabilitation, Kobe-Gakuin University

©2017 1st ed

ISHIYAKU PUBLISHERS, INC.
　7-10, Honkomagome 1 chome, Bunkyo-ku,
　Tokyo 113-8612, Japan

序

　本書の目的は，作業療法士が義肢装具を用いて作業療法を行うことで対象者のQOLの向上に役立てることである．そして，臨床実践を通して作業療法における義肢装具分野の重要性を知ることで作業療法の発展に少しでも寄与できれば幸いである．

　私は，作業療法士になってから長く上肢切断者に関わっている．これまで多くの上肢切断者と出会い，作業療法のすばらしさと義手のすごさを学んだ．作業療法はすばらしいと思う．義肢装具は作業療法にとって有効な道具であり，自立支援を行う作業療法における治療技術と支援技術のための重要な分野である．その知識と技術は，生活機能の回復・改善・再獲得に役立ち，対象者のQOLの向上につながる．

　専門職である作業療法士の今後の発展を考えると，質の高い人材を育成することは重要課題である．この専門的技術のひとつに義肢装具学は位置付けられ，作業療法士養成課程では義肢装具学の履修は必須である．本書は，義肢装具の基本的な知識をふまえ，作業療法の臨床事例を疾患別に数多く紹介して作業療法評価と作業療法実践を統一された図・表でわかりやすく解説・編集した．

　本書は大きく序章・第1章～第4章，付章で構成されている．序章では，作業療法における義肢装具の位置づけとその歴史を解説した．作業療法における義肢装具の意義と役割について考えてほしい．第1章では，義肢総論として上肢切断の分類・評価・訓練内容などを解説し，義手の分類や部品とその機能・構造について解説した．また，作業療法士が知っておきたい下肢切断と義足についても解説した．第2章では，義肢各論(事例)として上肢切断者に対する作業療法の実践を切断レベルや義手の種類別に事例を通して紹介した．第3章では，装具総論として上肢・下肢・体幹に分類し装具の目的と役割や機能・構造について解説した．第4章では，装具各論(事例)として脳卒中，脳性麻痺，関節リウマチ，頸髄損傷，骨折，腱損傷，末梢神経損傷の疾患別装具を解説し各疾患の事例を通して作業療法の実践を紹介した．付章では，義肢装具に関する社会保障制度について解説した．また，作業療法を学ぶ学生のために作業療法士国家試験の義肢装具分野の過去問題をまとめたので参考にされたい．そして，義肢装具関連の潮流を感じる情報をコラムとして掲載したのでぜひ読んでいただきたい．

　本書は，作業療法における義肢装具の重要性，そして義肢装具を通した作業療法のすばらしさをまとめた本である．今後発展する義肢装具と作業療法の最新情報をアップデートし，読者の皆様のご意見を賜りながら，より役立つ教科書として発展を遂げていきたい．

　最後に，本書にご協力いただきました対象者の皆様と保護者の皆様，本書の作成にあたりご助言・ご指導いただきました皆様に深謝申し上げます．

2017年8月

編者代表　大庭　潤平

目　次

序章

義肢装具と作業療法 …………………（大庭潤平）… 2
1　作業療法における義肢装具学 …………… 2
2　ICFのなかの義肢装具 ……………………… 3
3　義肢装具に関わる作業療法士の役割 …… 4
4　義肢とその歴史 ……………………………… 6
5　装具とその歴史 ……………………………… 7

1章　義肢総論

1．上肢切断 …………（柴田八衣子・大庭潤平）… 12
1　切断原因 ……………………………………… 12
2　切断部位（切断レベル）…………………… 12
3　作業療法の捉え方 ………………………… 15
4　断端管理 ……………………………………… 15

2．義手―基本構造・分類・部品―
　…………（柴田八衣子・増田章人・中嶋友香）… 18
1　義手の目的と意義 ………………………… 18
2　基本構造 ……………………………………… 19
3　分類 …………………………………………… 19
4　部品（装飾用義手・能動義手・作業用義手）
　………………………………………………… 27

3．筋電義手 …………（柴田八衣子・安藤　悠）… 42
1　構成部品 ……………………………………… 42
2　筋電の制御システム ……………………… 42
3　電極の数と手先具の操作方法（サイト・
　ファンクション）…………………………… 42
4　部品 …………………………………………… 45
5　最先端の筋電義手の紹介 ………………… 50
6　不具合の原因とその対応 ………………… 51

4．義手の適合判定（チェックアウト）
　……………………（柴田八衣子・岡本真規子）… 53
1　義手の点検 …………………………………… 53
2　義手の長さ …………………………………… 54

3　前腕義手（能動義手）の適合検査 ……… 54
4　上腕義手（能動義手）の適合検査 ……… 58
5　筋電義手の適合検査 ……………………… 64

5．上肢切断者の作業療法の流れ―義手操作能力の獲得と向上のために―
　………（大庭潤平・柴田八衣子・溝部二十四）… 66
1　オリエンテーション ……………………… 67
2　義手装着前評価 …………………………… 68
3　義手装着前訓練 …………………………… 70
4　訓練用仮義手の処方と作製 ……………… 75
5　訓練用仮義手のチェックアウト ……… 76
6　義手操作訓練（能動義手・筋電義手）… 76
7　自宅および職場，学校での試用 ……… 83
8　本義手の処方と作製 ……………………… 84
9　本義手のチェックアウト ………………… 86
10　フォローアップとメンテナンス ……… 86

6．上肢欠損児（先天性上肢欠損児）の作業療法の流れ …………（柴田八衣子）… 87
1　チームアプローチ ………………………… 87
2　義手訓練プログラムの概要 ……………… 87
3　義手訓練の実際 …………………………… 87

7．義手に関する評価 ………………（大庭潤平）… 93
1　Assessment of Capacity for Myoelectric
　Control（ACMC）…………………………… 93
2　Southampton Hand Assessment Protocol
　（SHAP）……………………………………… 95
3　Box and Block Test（BBT）…………… 95
4　Prosthetic Upper Extremity Function
　Index（PUFI）……………………………… 95
5　ゴール達成スケーリング（Goal Attainment
　Scaling：GAS）…………………………… 96
6　カナダ作業遂行測定（Canadian Occupa-
　tional Performance Measure：COPM）
　………………………………………………… 97
7　その他の評価法 …………………………… 97

iv

目次

8. 下肢切断・義足 ……………（高瀬　泉）… 99
  1　下肢切断 ……………………………… 99
  2　義足 ……………………………………… 103
  3　下肢切断のリハビリテーション ……… 117

2章　義肢各論（事例）

1. 前腕能動義手の使用により「生きがいである農作業」が可能となった事例
〈前腕切断・能動義手〉………（妹尾勝利）… 126
  1　事例紹介 ……………………………… 126
  2　医学的情報 …………………………… 126
  3　作業療法評価 ………………………… 127
  4　作業療法計画と実施 ………………… 128
  5　まとめ ………………………………… 132

2. 上腕能動義手を用いて農業に復帰できた事例〈上腕切断・能動義手〉
………………………………（折出　優）… 133
  1　事例紹介 ……………………………… 133
  2　医学的情報 …………………………… 133
  3　作業療法評価 ………………………… 133
  4　作業療法計画と実施 ………………… 136
  5　まとめ ………………………………… 140

3. 右肩甲胸郭離断術後にニーズに合わせた義手を検討し主婦業が可能となった事例〈肩甲胸郭離断・能動義手〉
………………………………（安藤芽久美）… 141
  1　事例紹介 ……………………………… 141
  2　医学的情報 …………………………… 141
  3　作業療法評価 ………………………… 142
  4　作業療法計画と実施 ………………… 143
  5　まとめ ………………………………… 148

4. 左肩甲帯離断術後に装飾用義手を装着して職場復帰した事例―軟部肉腫（希少がん）による上肢切断後の作業療法―
〈肩甲胸郭間切断・装飾用義手〉…（櫻井卓郎）… 150
  1　事例紹介 ……………………………… 150
  2　医学的情報 …………………………… 150
  3　作業療法評価 ………………………… 150

  4　作業療法計画と実施 ………………… 151
  5　まとめ ………………………………… 154

5. 筋電義手と能動義手の活用により職場復帰と新たな生活スタイルを得た両側上肢切断者の事例〈両側上肢切断・筋電義手・能動義手〉……………（大庭潤平）… 156
  1　事例紹介 ……………………………… 156
  2　医学的情報 …………………………… 156
  3　作業療法評価 ………………………… 157
  4　作業療法計画と実施 ………………… 159
  5　作製した義手とチェックアウト ……… 160
  6　経過 …………………………………… 160
  7　作業療法の結果・効果と考察 ……… 165
  8　まとめ（義肢装具の役割・有効性）… 167

6. 筋電義手訓練による両手動作が確立した後，早期復職が可能となった事例〈前腕切断・筋電義手〉………（中村恵一）… 168
  1　事例紹介 ……………………………… 168
  2　医学的情報 …………………………… 168
  3　作業療法評価 ………………………… 168
  4　作業療法計画と実施 ………………… 170
  5　結果・効果と考察 …………………… 174
  6　まとめ ………………………………… 176

7. 筋電義手に挑戦し，義手が生活の一部となった事例―断端を使用した生活から義手を活用した生活へ―
〈前腕切断・筋電義手〉……（福元知可子）… 177
  1　事例紹介 ……………………………… 177
  2　医学的情報 …………………………… 178
  3　作業療法評価 ………………………… 178
  4　作業療法計画と実施 ………………… 181
  5　まとめ（義肢装具の役割・有効性）… 187

8. 先天性前腕横軸性欠損児への筋電義手の取り組み―A君が筋電義手を使いこなすまで―〈先天性前腕横軸性欠損・筋電義手〉……………（柴田八衣子）… 188
  1　事例紹介 ……………………………… 188
  2　医学的情報 …………………………… 188

目 次

> 3 作業療法評価 ･･･････････････････ 188
> 4 作業療法計画と実施 ･･･････････ 190
> 5 まとめ（義肢装具の役割・有効性）･･･ 197

9. 義足歩行の獲得によりADL動作能力や身体機能の維持につながった症例（理学療法）〈下腿切断・義足〉

> ･･････････････････････(高瀬　泉)… 198
> 1 事例紹介 ･･････････････････････ 198
> 2 医学的情報 ･･･････････････････ 198
> 3 理学療法評価 ･････････････････ 198
> 4 理学療法計画と実施 ･･･････････ 199
> 5 まとめ ･･･････････････････････ 201

3章　装具総論

1. 上肢装具/スプリント ･････(西村誠次)… 204
> 1 目的と意義 ･･･････････････････ 204
> 2 目的別・構造別にみたスプリントの分類
> ･････････････････････････････ 204
> 3 代表的な疾患のスプリント療法 ･･･ 207
> 4 スプリント療法の原則と注意点 ･･･ 212

2. スプリント作製の方法とポイント
> ･･････････････････････(蓬莱谷耕士)… 215
> 1 スプリント作製の方法 ･･･････････ 215
> 2 スプリント作製の一般的な工程 ･･･ 215
> 3 スプリント材の特性 ･･･････････ 216
> 4 スプリント作製の実際とポイント ･･･ 216

3. 下肢装具 ･･･････････････(岡田　誠)… 223
> 1 目的と意義 ･･･････････････････ 223
> 2 装具の種類 ･･･････････････････ 223
> 3 下肢装具の適応 ･･･････････････ 230
> 4 代表的なリハビリテーション経過 ･･･ 231
> 5 装着型ロボットの現状と課題・展望 ･･･ 233

4. 頸椎体幹装具
> ･････････(勝平純司・笹本嘉朝・前田　雄)… 235
> 1 目的と意義 ･･･････････････････ 235
> 2 脊柱に生じる負担 ･････････････ 235
> 3 体幹装具の効果と使用によるデメリット

> ･････････････････････････････ 236
> 4 分類 ･････････････････････････ 238
> 5 新しい体幹装具 ･･･････････････ 246

4章　装具各論（疾患別・事例）

1. 脳卒中（片麻痺上肢）･･････(阿部　薫)… 250
> 1 脳卒中（片麻痺上肢）の概要と特徴 ･･･ 250
> 2 脳卒中（片麻痺上肢）で用いる装具・スプリントの概要と特徴 ･････････････ 250
> 3 適応する装具・スプリントの実践 ･･･ 250
> 4 作業療法における装具・スプリント導入のポイントと注意点 ･･････････････ 252
> 5 脳卒中（片麻痺上肢）の装具・スプリントの課題と展望 ･･･････････････ 252
> 6 事例「麻痺側上肢の短期集中機能訓練における装具の使用」 ･････････････ 252

2. 脳性麻痺 ･･･････(加藤雅子・田中克佳)… 257
> 1 脳性麻痺の概要と特徴 ･･･････････ 257
> 2 脳性麻痺で用いる装具の概要 ･････ 257
> 3 作業療法における装具導入のポイントと注意点 ･･･････････････････････ 265
> 4 事例①「姿勢が安定，安心して"こんなこともできたよ！"」 ･･･････････････ 269
> 5 事例②「幼稚園や学校でみんなと一緒に参加したよ！」 ･････････････････ 271
> 6 事例③「身体の崩れを防ぐことで本人も介助者も楽になりました」 ･･･････ 272
> 7 脳性麻痺の装具の課題と展望 ･････ 275

3. 関節リウマチ ･････････････(松尾絹絵)… 278
> 1 関節リウマチの概要と特徴 ･･･････ 278
> 2 関節リウマチで用いる装具・スプリントの概要と特徴 ･････････････････ 279
> 3 適応する装具・スプリントの実践 ･･･ 281
> 4 作業療法における装具・スプリント導入のポイントと注意点 ･･････････････ 284
> 5 関節リウマチの装具・スプリントの課題と展望 ･･･････････････････････ 285
> 6 事例「仕事用のスプリントにより左示指尺側偏位の改善と手関節への負担軽減を図っ

たRAの一例」…………………………286

4. 頸髄損傷 ………………（佐々木　貴）… 294
1　頸髄損傷の概要と特徴 ………………294
2　頸髄損傷で用いる装具の概要と特徴 …294
3　作業療法における装具の活用と導入の
　　ポイント …………………………294
4　事例「PSBを使用した上肢機能への介入
　　（復職を目指して）」………………297

5. 骨折 ………………（櫛邉　勇・垣下真宏）… 303
1　骨折の概要と特徴 ………………303
2　PIP関節背側脱臼骨折の概要と特徴 …305
3　骨折に用いる装具・スプリントの概要と
　　特徴 ………………………307
4　適応する装具・スプリントの実践 …… 308
5　作業療法における装具・スプリント導入
　　のポイントと注意点 …………………311
6　骨折に用いる装具・スプリントの課題と
　　展望 …………………………312
7　事例「小指PIP関節開放性背側脱臼骨折症
　　例の趣味活動への参加に向けた作業療法」
　　…………………………………………312

6. 腱損傷 …………………（中山幸保）… 318
1　腱損傷の概要と特徴 …………………318
2　腱損傷で用いられる装具・スプリントの
　　概要と特徴 …………………………319
3　腱縫合術後の作業療法の実践 …………320
4　作業療法における装具・スプリント導入
　　のポイントと注意点 …………………326
5　腱損傷の作業療法や装具・スプリントの
　　課題と展望 …………………………328
6　事例「両側神経血管束断裂を合併した
　　左示指深指屈筋腱損傷」…………………328

7. 末梢神経損傷 ……………（岡野昭夫）… 334
1　末梢神経損傷の概要と特徴 ……………334
2　末梢神経損傷に用いる装具の概要と
　　特徴 ………………………………335
3　適応する装具・スプリントの実践 …… 336
4　作業療法における装具導入のポイントと
　　注意点 ……………………………343
5　末梢神経損傷に対する装具療法の課題と
　　展望 ………………………………344
6　事例「左正中・尺骨両神経麻痺手の装具療
　　法と復職へのアプローチ」……………345
7　まとめ …………………………351

付章

1. 義肢装具（補装具）の公的支給制度
………………………（大庭潤平）… 354
1　補装具とは ………………………354
2　義肢装具（補装具）の公的支給の体系 …354
3　障害者総合支援法における補装具支給制度
　　……………………………………357
4　今後の課題 ……………………359

2. 国家試験過去問題と解答・解説
………………………（大庭潤平）… 362

索引 ………………………………374

コラム（大庭潤平）
①日本義肢装具学会と国際義肢装具協会世界大会 …… 5
②用語の整理と理解 ……………………… 10
③SIGと切断者の生活支援研究会 ……………… 17
④次世代義肢の開発 ……………………… 202
⑤当事者ネットワークの支援「おやこひろば」……… 202
⑥ロボットテクノロジーとリハビリテーション …… 202
⑦自動車ハンドル旋回装置 ………………… 302
⑧機能性とデザイン性を両立させた義肢装具 …… 277
⑨治療用装具と訓練用仮義肢 ……………… 361
⑩筋電義手の支給について ………………… 361

序章

義肢装具と作業療法

1 作業療法における義肢装具学

　人は，生活のなかでさまざまな作業を行っている．元来，生物学として人間が生きることと作業は深く結びついており，生き抜いていくために環境に適応しながらさまざまな機能を進化または発達させてきた．

　作業療法の起源は，作業が心身の健康の回復の手段として使用された記録をたどれば，紀元前の中国や古代ギリシャに遡ることができる[1,2]．古代ギリシャの西洋医学の祖ヒポクラテス（紀元前460年〜紀元前375年）やガレノス（129年〜200年）は，作業と病気・健康との関連性に気づき，病気を治す方法として作業を推奨した．また，作業が医学において心身の健康への手段として用いられるようになったのは，18世紀の終わりから19世紀の初めにかけてのことである[3]．

　「作業療法の父」ともよばれるウィリアム・ラッシュ・ダントンが，"作業療法"（occupational therapy）という言葉を用いてからおよそ100年あまりであり，作業療法はまだ若い学問といっても過言ではない．そして，作業療法が人の生活にとって必要な学問であることは，ダントンらが述べているように，"人間"が作業をすることによって人間になる"作業的存在"（occupational being）であることにほかならない．つまり人間は本来何もしないでいられる生物ではないのである．活動的で，刺激を求めて動き，まわりの人や物などの環境に働きかけて影響を受け，また影響を与えて環境を変え適応する．このように目的をもって活動をしていくなかで生活技能を身につけ，社会の文化・風習・習慣を取り込み，まわりからの期待や役割をこなしていく[4]．

　一方，義肢装具は身体に装着し使用する道具であり，その使用により作業療法の目的を達成することができる．心身機能や身体構造の機能障害（構造障害を含む）は，人が作業するためには否定的な側面となり，生活に大きな影響を与える．例えば，上肢の一部を切断することでセルフケアが困難となり，活動性は著しく低下する．また，仕事などへの参加に悪影響を及ぼす．しかし，欠損した上肢の補完として義手を装着して使用することができれば，残存機能の改善とともにセルフケアが可能となり活動性は回復する．また，仕事も行うことができ社会参加が可能となり自尊心の向上にもつながる．末梢神経損傷では，運動麻痺の機能代償を目的としてスプリントが用いられるし，骨折や腱損傷では術後の関節拘縮の除去を目的に矯正用スプリントが使用され，機能回復とともに動作の再獲得が行われる．そして，生活行為の獲得や役割の獲得へと続く．

　このように，義肢装具は，身体機能や構造の機能障害を回復させる治療学としての役割や身体の一部の補完や身体機能の代償などによる生活行為を獲得するための補完学や代償学の役割をもち，対象者の活動と参加の再獲得に有効な手段である．これは，作業の再獲得または再構築ともいえるだろう．また，『日本作業療法士協会ガイドライン』[5]では，作業療法の

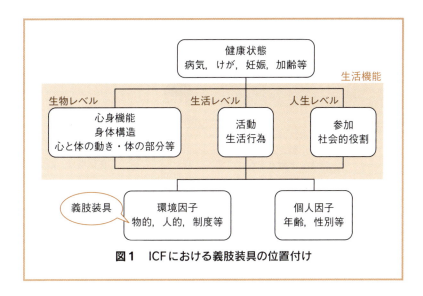

図1　ICFにおける義肢装具の位置付け

治療・指導・援助項目として義肢・装具が記載されており，作業療法実践過程において有効な手段であることが明記されている．

作業療法の対象者は，「生活者」である．すなわち，子どもから高齢者までのすべての人をいう．そのなかで，義肢装具を作業療法の手段として適用することができれば，作業療法の目的である主体的な生活を獲得し，生活を楽しみ，日常の活動や地域社会の社会的・経済的活動に貢献するなど，対象者の参加が可能となるのである．

2 ICFのなかの義肢装具

ICF（国際生活機能分類）は，2001年世界保健機構（WHO）で採択された障害観・健康観を提起した国際分類で，正式名称を「生活機能・障害・健康の国際分類（International Classification of Functioning, Disability and Health）」という．この障害を人が「生きる」ことの全体のなかに位置付け，「生きることの困難」として理解しなければならない．また，ICD-10（国際疾病分類：International Statistical Classification of Diseases and Related Health Problems. Tenth Revision）を併用することで，健康とは，単に病気だけでなく「生活機能」全体が高い水準にあることと理解できる[6]．

作業療法士が義肢装具を用いて対象者の生活機能を考える場合，ICFにおいてこの義肢装具はどのように位置付けられるだろうか．実は，義肢装具は生活機能の心身機能・身体構造ではなく環境因子（environmental factors）の日常生活における個人用の生産品と用具のなかの支援的な生産品と用具（e1151）に位置付けられている（図1）．ICFの最も大きな特徴は環境因子が加えられたことであるともされており，義肢装具の位置付けは大変重要なこととして理解できる．つまり，義肢装具は生活機能と障害への外的影響となり，適切な使用や適用を行うことにより，生活機能改善の促進因子になるのである．しかし，適用を誤れば阻害因子になり得ることも忘れてはならない．

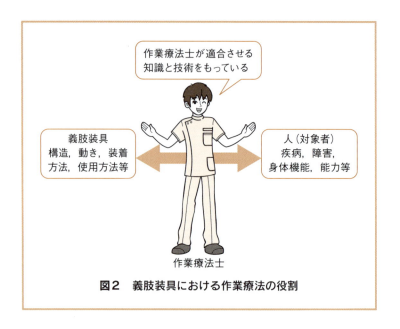

図2　義肢装具における作業療法の役割

3　義肢装具に関わる作業療法士の役割

1）人とモノを適合させる技術

　作業療法において義肢装具を活用する場合には，特に解剖学や運動学の知識が求められる．心身機能や身体構造をはじめとする生活機能の課題を解決するために義肢装具を適用するのだから，その対象となる身体の構造や運動は熟知しておかなければならず，義肢装具をただ身体に装着するだけでは，作業療法の目的を達成することはできない[7]．義肢装具の装着された身体の部分には，運動が加えられ動作へつながる．また痛みなどの軽減や筋力増強も期待される．また，義肢装具そのものをみた場合，そこには工学的要素が多く含まれる．どのようにして身体の一部の支持や固定をするのか，どのような運動を行えば義肢や装具が動くのか（力学），その義肢の材料は金属なのかプラスチックなのか（材料学）など道具・モノとして義肢装具を理解し活用することが効果的な作業療法につながる．つまり，作業療法士は対象者の疾病や障害，その身体機能や能力を十分に理解することと，使用する義肢や装具の構造や動き，使用方法など両側面を理解し，対象者に効果的な義肢装具を選択し適合することが重要である（図2）．そのために情報収集から始まり適確なアセスメントを行うことが重要なポイントとなる．アセスメントを行うことで，心身機能の予後予測，義肢装具の種類や使用方法の判断，活動や参加の獲得など，作業療法の目的の達成へとつながる．忘れてはならないのは，人をみて義肢装具の適用を考えることである．

2）エビデンスの重要性

　義肢装具は，適切に用いることができれば作業療法の量と質に変化をもたらし効果的な作業療法を実施できる．その適合のためには根拠に基づいた義肢装具の選択と使用を行うことが重要である．つまりエビデンスに基づいた義肢装具の適応を行わなければならない．作業療法の場合は，効果判定としてその対象者の主観的な評価も重要であるが，同時に義肢装具

序章　義肢装具と作業療法

の効果も判断してほしい．作業療法の作用の仕組みが明確であるかどうかのみならず，義肢装具の効果を客観的に評価できることは重要である．そのためには，標準化された測定方法やテストバッテリーを用いることである．また，対象者の個別性の高い作業療法においては，一つひとつの事例にてその効果を検証する質的データの活用が重要である．しかし，義肢装具の適応基準や開発においては，その種類・装着期間・操作方法などの効果を，複数の対象者・施設などを用いた量的データで検証することが求められる．

3) チームアプローチの実践

　臨床実践で重要なことは，チームアプローチである．リハビリテーションでは，対象者を中心とした医療や支援などが行われることは当然であり，その過程でさまざまな職種や人々が関わり最終的に対象者自身がその自己実現を達成することになる．義肢装具の適用を考えた場合，医師，看護師，作業療法士，理学療法士，義肢装具士，エンジニアなどのチーム体制の構築と職種間連携が行われることにより，適切な義肢装具の適応や使用，そして効果が認められる．作業療法士が対象者を「生活者」と捉えた場合，病室での生活は看護師に情報を求める．義肢装具の使用に関しての身体機能の情報は理学療法士に求める．義肢装具の作製の相談は義肢装具士やエンジニアに求める．このように職種の役割を理解しながら作業療法士の役割と責任を考え，対象者を中心としたリハビリテーションが臨床において実践されている．

　また，対象者自身が自らのリハビリテーションに積極的に関わることも必要な場合がある．義肢装具を装着し活用しながら生活するのは対象者自身である．対象者が自らの意見や要望を専門職チームに伝えることで，その対象者のリハビリテーションは変わる．また，作業療法士が積極的に対象者の意見を聞き，その意見を取り入れることは，対象者主体の作業療法が行われ対象者の自立につながるのである．

コラム①

日本義肢装具学会と国際義肢装具協会世界大会

　作業療法に関係する学術大会は，国内・国外問わず数多く存在する．ここでは，「義肢装具」という名称のある学術大会を2つ紹介したい．日本義肢装具学会学術大会は，医師，義肢装具士，作業療法士，理学療法士，エンジニアなど多職種により構成されている学会で，会員総数2,500名（2016年現在）を超える学会で年に1回開催されている．国際義肢装具協会世界大会は，国際義肢装具協会（International Society for Prosthetics and Orthotics：100か国3,500人以上の会員を有する．http://www.ispoint.org/）が主催する国際学術大会で，2年に1回各国で開催が行われている．両学会ともに作業療法士は義肢や装具，福祉用具などに関する開発・臨床研究，教育などについて数多く発表している．その他にも各国の義肢装具学会をはじめ，アジア地域や北アメリカ地域，ヨーロッパ地域など各地域での義肢装具学術大会が開催されている．

4 義肢とその歴史

1) 義肢とは

義肢（Prosthesis）とは，外傷や病気が原因で切断した四肢や先天性欠損による四肢を補完するために用いられる人工の手足である．上肢切断に用いられるものを義手（Upper-limb Prosthesis）といい，下肢切断に用いられるものを義足（Lower-limb Prosthesis）という．Prosthesisは，広義には「補綴」「補欠」とも訳され，身体の欠けた部分の代用に人工物を入れること，あるいは人工補欠物（義歯，義眼など）を意味する場合もある．また，日本工業規格（JIS）の定義では，「切断によって四肢の一部を欠損した場合に，元の手足の形態又は機能を復元するために装着，使用する人工の手足」とされている．

2) 義肢の歴史

切断手術の歴史は，新石器時代（紀元前8000年頃）に遡り，その頃は外傷や病気，神の怒りを収める，罰，美化のために切断が行われていた．また，ヒポクラテス（紀元前460年-紀元前375年）は，骨折に壊疽を合併した場合に切断を勧めたという記録が残っている．義肢においては，インドの医学書『リグ・ヴェーダ』（紀元前1500〜800年）のなかにある，義肢・義眼・義歯を用いた記録が最も古いといわれている[8]．義手で最も古いといわれているものは，エジプトのミイラの義手（紀元前330年）でイギリスのダラム大学（Durham University）の博物館に所蔵されている．

また，有名な義手として15世紀の騎士ゲッツ（人物名：ゲッツ・フォン・ベルリヒンゲン）の鉄製の義手がある（**図3**）．彼は，実在する人物でバイエルン地方の貴族である．1504年ランツフートの戦いで，小銃に撃たれて右手を失った．その後，ゲッツ自身が義手を考案し，鍛冶屋に作らせたという記録が残っている．この義手が有名な理由は，彼自身の書いた自伝があることのほかに，ゲーテが書いた戯曲『鉄の手のゲッツ・フォン・ベルリヒンゲン』の影響が大きい．

16世紀には，フランスの外科医パレが書いたパレ全集に「人体の欠陥を補う手段と方法」として義肢装具がまとめられており，そのなかで小さいロートリンゲンというあだ名の錠前作り職人に作らせた「小さいロートリンゲン人の義手・義足」が有名である[9]（**図4**）．

19世紀になると第一次世界大戦が始まり大量殺傷兵器により多くの切断者がでた．そのため義手や義足の研究が国家的なレベルで広がり，イギリスやドイツなどで公的な義肢適合センターが設立された．1912年，米国では自らが切断者であったドーランスにより能動フックが作られ，これを用いる能動義手が広く用いられた．1919年，ベルサイユ条約で生まれた国際連盟の国際保健機関と国際赤十字により国際情報交換のための書物の出版や研究体制の確立がなされた．20世紀に入って第二次世界大戦が終わり，リハビリテーション工学の進歩により体外力源義手として電動義手，筋電義手が実用レベルで開発されたことは画期的であった．その後，マイクロコンピュータや新素材などの進歩でさまざまな義手や義足が開発され，今日も研究が行われている．

わが国における歴史は，1656年に幕府大目付井上筑後守重政が長崎オランダ商館にてオランダから鉄製の義手・義足を輸入したことが始まりとされている．義足を用いた記録は，

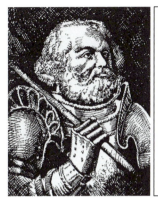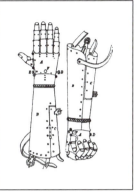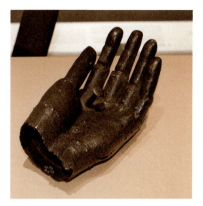

図3　騎士ゲッツとゲッツの鉄製の義手
（社団法人日本義肢協会，文献8より）

図4　16世紀に作られた鉄製ハンド

　1868年に歌舞伎役者の澤村田之助が　左下腿の壊疽により切断術を受け，米国のセルホフ社製の義足を装着し，また舞台に立ったという．日露戦争後には，乃木希典陸軍大将が戦傷による上肢切断者に対して乃木式義手を作った（**図5**）．第二次世界大戦中には，陸軍による鉄脚の作製や臨時東京第三陸軍病院による十五年式陸軍制式義肢の作製がなされ実用化，装着訓練，追跡調査が行われた（**図6**）．第二次世界大戦後には国立身体障害センターが発足し，義肢の研究中核施設として専門職研修や支給システム，交付基準などを行った．1970年代には，筋電義手の開発も盛んに行われ，徳島大学電動義手や東京大学の「Tokyohand」，そして早稲田大学が中心となって開発した「早稲田ハンド4P」，今仙技術研修所が作製した前腕用筋電義手「WIMEハンド」があった．しかし，これらの電動義手は公的給付制度などの問題から普及には至らなかった．1989年には，神戸で国際義肢装具連盟国際会議が行われて，日本の義肢装具に関する研究成果が世界に発信され，今では欧米などの義肢装具先進国と肩を並べるようになった．2002年兵庫県立総合リハビリテーションセンターで，医師や作業療法士などにより小児筋電義手プロジェクトが発足し，カナダの小児筋電義手システムの導入により，先天性欠損の子どもに対する筋電義手の取り組みが行われ，国内外での発表を行った．今では国内の複数の病院等により子どもや大人に対しての筋電義手に関する研究や臨床が行われるようになった．以上のように，義手の歴史は古代から現在，国内外において途切れなく変化して現在に至る．今後のさまざまなテクノロジーなどにより義手の開発や作業療法の発展が期待される．

5　装具とその歴史

1）装具とは

　装具（Orthosis）とは，四肢および体幹の疾病や損傷の治療，機能的制限の軽減，あるいは機能改善のために用いられる整形外科的補助具である．また，日本工業規格（JIS）の定義では，「四肢・体幹の機能障害の軽減を目的として使用する補助器具」とされている．その目的には，身体の変形の支持，防止，改善，身体部位のアライメントを整える，あるいは身体

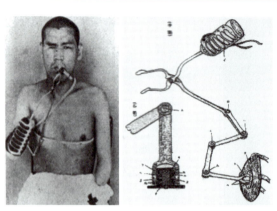

図5　乃木式義手
（社団法人日本義肢協会，文献8より）

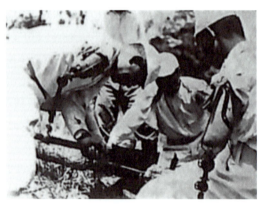

図6　十五年式陸軍制式義肢訓練の様子
（社団法人日本義肢協会，文献8より）

の可動部の機能を改善するために使用される，などがある．上肢に用いる装具を上肢装具，下肢に用いる装具を下肢装具，体幹に用いる装具を体幹装具という．しかし，手の外科領域におけるリハビリテーションであるハンドセラピー（hand therapy）では，上肢装具の一部はスプリント（splint）という言葉で広く使用されている．スプリントとは，「添え木」「副子」と翻訳することができ，簡易的に作製および使用されるイメージが強く，義肢装具士が作製するものを「装具（Orthosis）」，作業療法士が作製するものを「スプリント（splint）」と使い分けられている場合がある[5]．

2）装具の歴史

装具の歴史は古く，その起源は古代エジプトの遺跡以前からとされる．エジプトのミイラからも木の枝などを損傷部位に添えた装具と思われるものが発見されている[10]（**図7**）．その記録は，1930年に完訳された『エドウィン・スミス・パピルス』に記載され，紀元前3000～2500年に書かれた症例に副子や包帯の使用法が記されている．また紀元前1650年頃にクレタ島にあったミノス王国では手製によるコルセット様の装具が作製された報告もある．このように古代より保護や固定などを目的とした装具が作製されていたことがわかる．

8

序章　義肢装具と作業療法

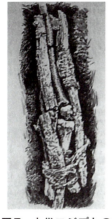
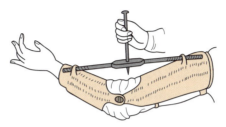

（図7はやさきよし，文献10およびAmerican Academy of Orthopaedic Surgeons, 文献11より）

図7　古代エジプトのミイラから発見された装具

図8　ねじを利用した牽引治療．肘関節の変形矯正装具

（やさきよし，文献10より）

　ヒポクラテス（紀元前460～375年）の時代には，彼自身が骨折や脱臼，先天性疾患などの治療に装具を用いたとされ，その記録が『ヒポクラテス集典』に示されている．古代ローマ時代のギリシャの医学者クラウディウス・ガレノス（131～201年）は，生理学や解剖学の原理をもとに脊椎変形に対して運動矯正を行った．また米国の先住民インディアンの遺跡からは，白樺樹皮製の体幹装具様のものも発見されている．

　11世紀に入るとフランスでコルセットの概念が生まれたが，当時のヨーロッパは封建時代であり，装具に必要な医学や工学などのさまざまな文化の発展は遅れをとった．ルネサンス時代に入ると医学界でも新たな報告が盛んになった．1517年ハンス・フォン・ゲルスドルフは，現在も使用されているターンバックルと同じ原理のねじを利用した牽引治療を肘関節の変形矯正装具として報告している[10]（**図8**）．アンブロワーズ・パレは，背筋麻痺に対してコルセット，内反足には矯正装具を使用した．この時代にはスペインやドイツなどのヨーロッパでコルセットなどの矯正装具が多く使用された．

　18世紀になると，整形外科の父とよばれるフランスのニコラス・アンドレイが1741年に著書『I'Orthopedie』のなかで初めてOrthopedie（整形外科）という言葉で概念を確立した．同じ時代には，鉄十字という脊椎装具の原型や側彎装具，内反足やO脚・X脚の矯正装具などさまざまな装具が開発された．

　19世紀になると，トーマス一族（H.O.Thomas, L.B.Thomas）により下肢装具のトーマス型免荷装具や橈骨神経麻痺に使用されるトーマス型懸垂装具などが作られ，今もなおそれらの機構の概念は使用されている．同じ時代，その他にも脳性麻痺やポリオの関節変形に対する装具，橈骨神経麻痺やフォルクマン拘縮に対する装具など上肢装具も作製された．またリチャードマン・フォン・フォルクマンは，1882年に発刊された『外科全書』で，装具の目的を矯正用，保持，支持，保護用，関節運動，筋力補助用の5群に分けて報告した．

　20世紀になると外科的手術の技術進歩により，高度な治療が可能になった．そのことで装

具の目的が矯正や固定のみではなくなり，術前評価や手術後の肢位保持，装具の装着期間の短縮化，装具の耐久性の向上など装具学の拡大がなされた．また，装具の素材も皮革や金属に代わって熱可塑性プラスチック材料が登場した．熱可塑性プラスチック材料で有名な装具としては1919年にハモンドが報告したカックアップスプリントがある．他にもオッペンハイマー型装具やバランス式前腕補助装具（BFO）の原型，ワイヤー式装具など，今でも臨床で使用される装具が開発されたのがこの時代である．第二次世界大戦後は，リハビリテーション医療の発展とともに装具の開発がなされ，整形外科疾患はもとより脳血管障害後遺症や脊髄損傷，手の外科を中心とした上肢機能の低下などにも装具療法が活用された．有名なのは，四肢麻痺患者に対するテノデーシスアクションを用いた把持装具の開発である．把持装具は，エンゲンやベネットらにより改良・工夫され，その後の短対立装具や長対立装具にも影響を及ぼした．特に有名なのは，シカゴリハビリテーション研究所が開発したRIC（Rehabilitation Institute of Chicago）型把持スプリントであろう．その後，筋電図学を活用した装具の開発が試みられるなど，人間工学や電気工学の発展とともに装具も発展を続けている．

　近年では，治療用補助具としての装具の役割も拡大しており，持続的関節他動運動器CPM（Continuous Passive Motion）もその代表である．また，油圧バンパーを利用した短下肢装具やコンピュータ制御などテクノロジーを活用した機器も開発され，機能改善のための臨床研究が盛んに進められている．

参考文献
1) H.L.Hopkins, H.D.Smith，鎌倉矩子，他・訳：作業療法　改訂第6版. pp3-31，協同医書出版社，1998.
2) 杉原素子：作業療法学全書　改訂第3版　作業療法概論. pp88-95，協同医書出版社，2013.
3) 一般社団法人日本作業療法士協会：日本作業療法士協会五十年史. p30，2016.
4) 岩崎テル子：標準作業療法学専門分野作業療法学概論. p14，医学書院，2008.
5) 一般社団法人日本作業療法士協会：日本作業療法士協会ガイドライン（2012年度版）. p6，2013.
6) 障害者福祉研究会：ICF 国際生活機能分類―国際障害分類改訂版―. p172，中央法規出版，2008.
7) Douglas G. Smith, et al：Atlas of Amputations and Limb Deficiencies Surgical, Prosthetic, and Rehabilitation Principles Third Edition. pp275-284, American Academy of Orthopaedic Surgeons, 2004.
8) 社団法人日本義肢協会：わが国の義肢業界の歩み. p13，社団法人日本義肢協会，1992.
9) 古川　宏：作業療法学全書　改訂第3版　作業療法技術学1　義肢装具学. pp125-127，協同医書出版社，2010.
10) やさきききよし：手のスプリントのすべて　第4版. pp5-12，三輪書店，2015.
11) American Academy of Orthopaedic Surgeons：Orthopaedic Appliances Atlas. Vol. 1. Edwards JW, Ann Arbor, 1952.

（大庭潤平）

コラム②

用語の整理と理解

　作業療法に関する用語の解説については，『作業療法関連用語解説集』や『作業療法キーワード集』を日本作業療法士協会が発刊している．義肢装具に関連する用語は，日本義肢装具学会用語委員会で，義肢・装具の本体および構成要素部品の名称等を整理した用語集がある．この用語集では，用語が「階層式用語集」と「50音順用語集」に整理されており，同意語や略語の正式名称が記載されている．また『JIS T0101（2008確認）』や『リハビリテーション医学用語集』『補装具の種目，購入又は修理に要する費用の額の算定等に関する基準』とも対比され掲載されているため，義肢装具に関する用語を活用する場合は大変役立つ．ぜひ参考にされたい（http://www.jspo.jp/yougo.html）．

第 1 章

義 肢 総 論

1 上肢切断

1 切断原因

上肢切断の原因は，そのほとんどが，労働災害か交通事故などによる重度の外傷である．末梢循環障害などを起因とするものは，下肢と比較すると少ないといえる．

切断の主な原因を以下に示す．

①外傷（労働災害，交通事故など）やその後遺症（熱傷，凍傷など）

②末梢動脈疾患（Peripheral Arterial Disease：PAD）．主に，閉塞性動脈硬化症，閉塞性血栓性血管炎（バージャー病），動脈瘤，糖尿病

③悪性腫瘍（骨肉腫，軟骨肉腫，巨細胞肉腫，ユーイング肉腫など）

④感染や炎症（骨髄炎，ガス壊疽，化膿性関節炎，菌感染など）

⑤神経性疾患（難治性潰瘍）

⑥先天性奇形（欠損）

2 切断部位（切断レベル）

上肢切断の切断部位と義手の適応について**図1**に示す．

断端長については，従来よりAAOS（American Academy of Orthopaedic Surgeons：米国整形外科学会）の分類が使用されてきたが，1992年にISO（International Organization for Standardization：国際標準化機構）により標準化がなされた[1]．

また，特殊な切断として，視覚障害や両上肢切断に有用なクルーケンベルグ切断（Krukenbergplastik）（**図2**）がある．手関節離断や前腕長断端切断において，橈骨と尺骨間を縦に2分割する術式で，前腕の回内・回外運動で断端の開閉を行うことにより把持動作が可能となる．感覚が残ることと片側での把持機能が保持できることが利点である．

ここでは，上肢切断のレベル別の義手に適応する切断部位とその特徴を示す．

1）肩義手

肩義手が適応する切断は，義手の機能から4つに分けることができる．

・肩甲胸郭間切断（フォークォーター切断）

・部分的な肩甲骨切断

・解剖学的肩関節離断

・上腕切断で上腕骨頭や頸部が残っているもので，上腕短断端とはならないもの

①肩甲胸郭間切断（フォークォーター切断）

義手を操作するときには，非切断側の肩甲帯や体幹の側屈の動きが重要である．また，装飾用義手は体幹や肩甲帯周囲の形態を補完するためやバランスのよい姿勢の保持に有効である．

1. 上肢切断

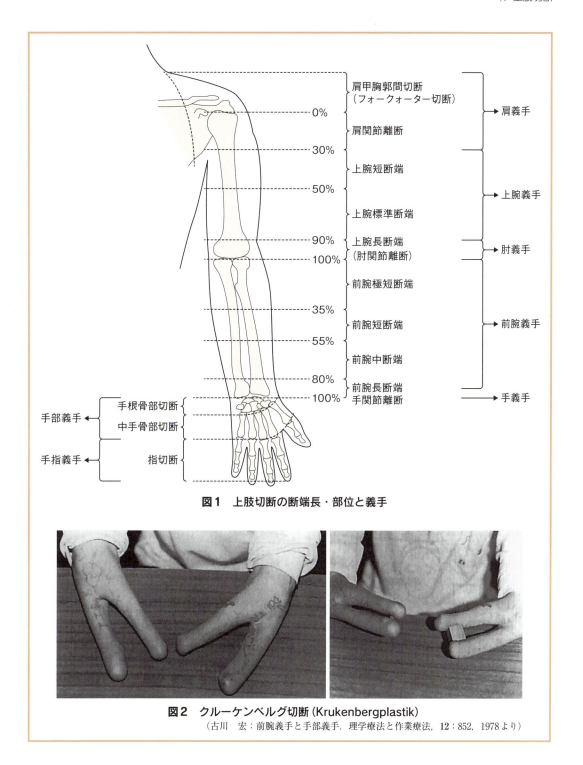

図1 上肢切断の断端長・部位と義手

図2 クルーケンベルグ切断（Krukenbergplastik）
（古川 宏：前腕義手と手部義手．理学療法と作業療法, 12：852, 1978より）

②肩関節離断

　肩甲骨が残っているため非切断側の肩甲帯の動きとともに切断側の肩甲骨の動きで義手を操作することができる．しかし，能動義手の操作は容易ではないため，ソケットの適合性やハーネスやコントロールケーブルの設定が重要である．

13

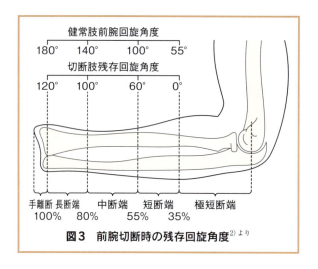

図3 前腕切断時の残存回旋角度[2]より

2) 上腕義手

① 上腕短断端（30〜50％）

上腕部が短いため肩関節の回旋運動は非切断側の約1/2以下である．そのためソケットは上縁が高くなり肩峰を覆う．

② 上腕標準断端（50〜90％）

肩関節の回旋運動は健側の約1/2程度である．断端の形状によって，ソケットは肩峰を覆うことなくオープンショルダーソケットを使用できる．そのため肩関節の回旋運動を義手の操作で活かすことができる．

③ 上腕長断端（90〜100％，肘関節離断）

解剖学的な肘関節離断と上腕骨の長断端で，非切断側上腕の90％以上の長さを有するものを含んでいる．肩関節の回旋運動は非切断側と変わらない場合が多い．

3) 前腕義手

前腕切断の回旋角度は，図3に示すように，断端が短くなると減少する．

① 前腕極短断端（0〜35％）

肘関節の屈伸運動は認めるが，円回内筋が弱く，断端は回外位をとることが多い．

② 前腕短断端（35〜55％）

方形回内筋や円回内筋が一部切断され，回外筋は残存していることが多い．しかし，回内外運動は制限されることもあるため注意しなければならない．

③ 前腕中断端（55〜80％）

回内外筋は残存しているため，運動は制限されることは少ない．

④ 前腕長断端（80〜100％，手関節離断）

回内外の運動は制限されることは少ない．

4) 断端長の計測方法　百分率（％）

断端長の計測方法（百分率：％）を以下に示す．また両側切断の場合は，Carlyle Indexを用いて上肢長を推計する．

上腕切断（%）＝断端長（肩峰−断端末端部）÷非切断側上腕長（肩峰−上腕骨外側上顆）
×100

前腕切断（%）＝断端長（上腕骨外側上顆−断端末端部）÷非切断側前腕長（上腕骨外側上顆
−橈骨茎状突起）×100

両側上肢切断の場合（Carlyle Index）
　上腕長＝0.19×切断者の身長（cm）
　前腕長＝0.21×切断者の身長（cm）

3 作業療法の捉え方

　切断者に対する作業療法の目的は，切断者や家族の心理的なショックを軽減しながら，望ましい成熟断端をつくり，適切な義手を選択して，義手を生活・学校・職場など，切断者の生活する場所で活用できるように援助し，切断者のこれからの生活を本人とともに再構築することである．

　そのためには，切断によって生じた生活機能の低下を義手によって軽減するだけではなく，残存している能力の開発を行い，作業療法の対象となる切断者や切断者をとりまく人々を含め，“対象者の健康”という視点で包括的に捉える必要がある．切断者の心身機能・身体構造，活動，参加，環境因子，個人因子に関わる項目について，ICF（国際生活機能分類）の構成要素間の相互作用を図4に示す．

　作業療法評価は，アセスメントにより切断者の全体像を捉え，現状能力（強み）の抽出，課題要因の特定，介入後の予後予測を行い，治療方針を検討し，具体的な介入プログラムを立案することである．図5に切断者に対する作業療法臨床の思考過程を示す．

　「上肢切断に対する作業療法は，切断肢や断端評価と義手の操作訓練のみ」という間違った捉え方をせず，他の疾患や障害と同様，心身機能・身体構造，活動と参加，環境への介入が不可欠であることを忘れてはならない．

4 断端管理

　切断後の断端ケアの目的は，切断端創の治癒はもちろん，断端成熟を促進し，義手装着に適した断端をできるだけ早期に獲得することにある．

　特に，切断後の断端の浮腫の予防，かつ，浮腫や過度な脂肪の除去を行い円錐型の断端成熟を促す方法として，リジットドレッシングとソフトドレッシングがある．リジットドレッシングでは，ギプス包帯を用いて軽量のソケットを作り，断端固定や血腫および浮腫の予防，静脈血の還流促進をはかる．ソフトドレッシングでは，弾性包帯を用いて血腫の形成を予防する．

　切断端創が治癒した後も，断端管理は重要である．特に，ソケット内に包まれた断端の皮膚は，汗による湿潤，圧迫や摩擦などが加わり，創が生じやすくなる場合がある．そのため，義手装着前後の断端状態の確認は必須となる．

　特に，断端の清拭，ソケット内の清潔，断端袋の取り扱いは，切断者自身とともに確認

第1章 義肢総論

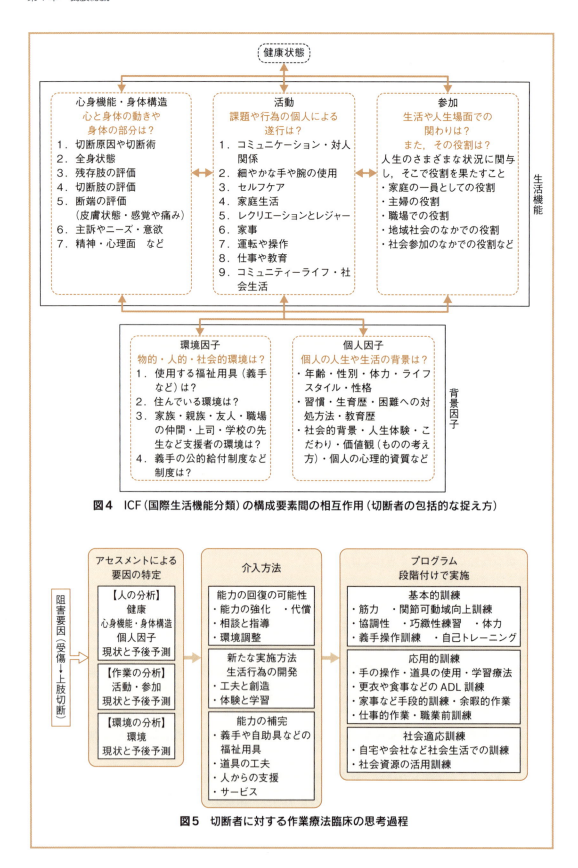

図4 ICF（国際生活機能分類）の構成要素間の相互作用（切断者の包括的な捉え方）

図5 切断者に対する作業療法臨床の思考過程

1. 上肢切断

コラム③

SIGと切断者の生活支援研究会

　2002年に，切断者（児）および先天性欠損者（児）とその家族が安心かつ安全に日常生活が送れるように支援するための知識や技術を習得することを目的として，切断者の支援研究会（切断者SIG）が作業療法士を中心に設立された．切断者支援に必要な知識，技術を習得するために互いの情報交換や相互研鑽を行い，よりよい支援活動を推進することを目指して研修会や情報交換などを行っている．また，2006年には日本作業療法士協会生涯教育制度対象SIGとして認定されている．ちなみに，SIGとは，Special Interest Groupの略で，特定の興味のある事柄について，その分野や領域の専門家の考えを学んだり，メンバー同士が互いに知識や情報を交換する場のことである．皆さんも，興味のあるSIGを探してみてはどうだろう．

し，本人が自己管理できるようになることが重要である．

文献
1) 古川　宏・他：作業療法全書 改訂第3版 第9巻　作業療法技術学1　義肢装具学. pp16-17, 協同医書出版社，2010.
2) 日本整形外科学会・日本リハビリテーション医学会（監修）：義肢装具のチェックポイント. p.65, 医学書院，2014.

（柴田八衣子・大庭潤平）

2 義手—基本構造・分類・部品—

1 義手の目的と意義

人の手の役割は，物を把持し操作することや，触って感じる・探ること，また，身体を支える・バランスをとる，会話でのジェスチャーや手話などの表現，さらには，楽器を弾く・絵を描くなどの芸術的・創造的な動作など幅広く，人間の生活全般においてとても重要な器官である．

義肢（Prosthesis）とは，上肢または下肢の全般または一部に欠損のある者に装着して，その欠陥を補填し，またはその欠損により失われた機能を代償するための器具機械をいう（義肢装具士法，1988〔昭和63〕年)[1]．外傷や病気が原因で切断した四肢や先天性欠損による四肢を補完するために用いられる人工の手足で，上肢切断に用いられるものを義手（Upper-limb Prosthesis）という．

義手は，紀元前から存在するという記録が残っているほど，人類の歴史と密接な関係がある．また，近代においても筋電義手をはじめとするテクノロジーを用いた義手が各国で開発されている．手は人にとって大切な器官であり，その手を失った人の人生は一変する．出典は定かではないが，哲学者のイマヌエル・カント（Immanuel Kant, 1724-1804）は，「人の手は，表に現れた脳髄（第2の脳）である」と言い，さらに「人間の"手"は，単に物を扱う道具としてではなく，ときには武器や意思伝達手段となり，ときには感情を表現する手段にもなる．また，その人の性格，知性，情緒，教養などとも密接に関係し，職業，家庭，生活環境や風土とも関係する」と述べたといわれる．

義手の目的は，上肢やその一部を欠損した際に，その機能や外観を補うことである．この上肢という器官を代償するために義手の果たす役割は大きい．作業療法士として上肢切断者（以下，切断者）に関わるとき，義手は失った手を補完するものであり，生活行為を可能にする道具であることを考えていきたい．

古い作業療法教育や臨床のなかで，「義手は役に立たない」という医療者側の偏った捉え方があったが，義手を使うのは医療者ではなく，切断者自身である．使用する切断者が，使えるか使えないかを判断すべきであり，作業療法士は，"義手"ありきではなく，"ひと"である切断者の生活に焦点を当て，その生活に適応するための支援のひとつとして義手の活用を考えていく必要がある．切断者とともに各部品や構成を選択し，適応練習を行うためには，義手がどのようなものであるかを知らなければならない．

そして，義手を強要することなく，その必要性と効果を熟慮して切断者と一緒に義手の役割を考えてほしい．そうすれば，どのような義手が必要か，どのように生活で使用するか，どのように操作できなければいけないかなどがわかるだろう．

義手の意義とは，「切断者の生活や人生において，なくてはならない価値や重要性をもつ義手であるか否か」である．

2. 義手―基本構造・分類・部品―

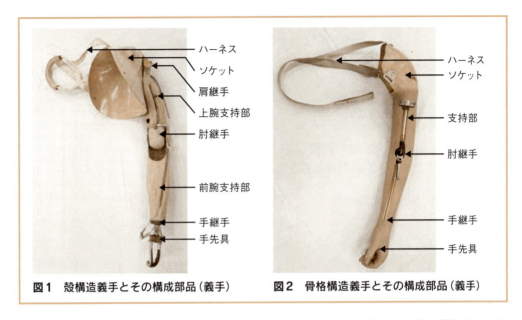

図1 殻構造義手とその構成部品（義手）

図2 骨格構造義手とその構成部品（義手）

　作業療法の対象は生活者であり，作業療法の目的は対象者が主体的な生活を獲得することである．義手の役割や限界を知ることで，作業療法士としての切断者に対する役割と責任を知ることができるだろう．

2 基本構造

　義手は，ハーネス，ソケット，継手，支持部，手先具，制御システムで構成されており，形成される基本部品の構造（材料の組み合わせ方）によって殻構造義手と骨格構造義手に分けられる．

1）殻構造義手

　合成樹脂で外殻（外ソケット）を形成し，その外殻によって義手にかかる力や体重の支持，アライメント，外観を決定する．義手本体で，内ソケットを支持固定する外ソケットと，断端に直接装着する内ソケットから構成される．殻構造義手（肩義手）とその構成部品について**図1**に示す．

2）骨格構造義手

　中心に軽合金のパイプや支柱（骨格）を使用することで義手にかかる力や重量を支持し，外観はスポンジなどの軟材料によって形成する．骨格構造義手（義手）とその構成部品について**図2**に示す．

3 分類

1）機能による分類

　義手の機能的分類には，身体障害者福祉法の補装具交付基準に基づいた分類が用いられている[2]（**図3**）．その機能による分類として，装飾用義手，作業用義手，能動義手（体内力源義手），動力義手（体外力源義手）に分けられている．

　また，力源による分類として，体内力源義手と体外力源義手に分けられる．体内力源義手

19

義手 ｛
・装飾用義手
・作業用義手
・能動義手（体**内**力源義手）
・動力義手（体**外**力源義手）

図3 義手の機能的分類

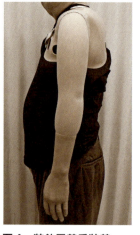

図4 装飾用義手装着
（肩離断用）

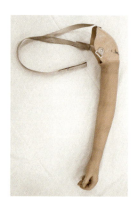

図5 装飾用義手
（肩離断用）

とは，残存している身体の動きを力源として利用し操作する義手である．体外力源義手とは身体の動きを利用せず，電力などを力源とする義手であり，筋電電動義手（以下，筋電義手）やハイブリッド式義手などがある．

① 装飾用義手

外観を手に似せることを目的とした義手のことである（**図4, 5**）．各関節は他動的に動かすことが可能で，表面の素材によって外観や性質が異なるため，外観・耐久性・重量など使用者の希望に合わせて選択することができる．また，対象物を押さえたり引っかけたりすることも可能である．

基本的な上肢切断部位による装飾用義手の部品と分類について**表1**に示す．

② 作業用義手

外観は考慮せず，特化した作業に適するように工夫された義手のことである（**図6, 7**）．

③ 能動義手（体内力源義手）

ハーネスから伝わる力源（非切断側上肢帯や切断側の残存上肢帯・体幹など身体の動きなど）により，義手の操作（手先具の開閉，肘継手の屈伸運動やその固定・解除）を任意で制御する義手である（**図8, 9**）．

一般に能動義手とよばれるものは，体内力源義手を指すことが多い．そのため，ここでも義手の機能的分類のなかの体内力源義手を能動義手として記載する．

切断部位や各構成部品（ソケット，継手，手先具など）の特性を検討し，義手を作製する．

上肢切断部位による能動義手の基本的な部品と分類について**表2**に示す．

④ 動力義手（体外力源義手）

身体の動きを力源とせず，電力などを力源として手先具などを動かす義手である．力源が身体の動きではないためハーネスを省くことが可能であり，束縛感が少ないことや肢位による義手操作の制限を受けないことが利点である．世界的には，残存肢の筋肉から信号を得て中継し，手先具などの開閉を行う筋電義手が多く使用されている（**図10, 11**）．

2. 義手—基本構造・分類・部品—

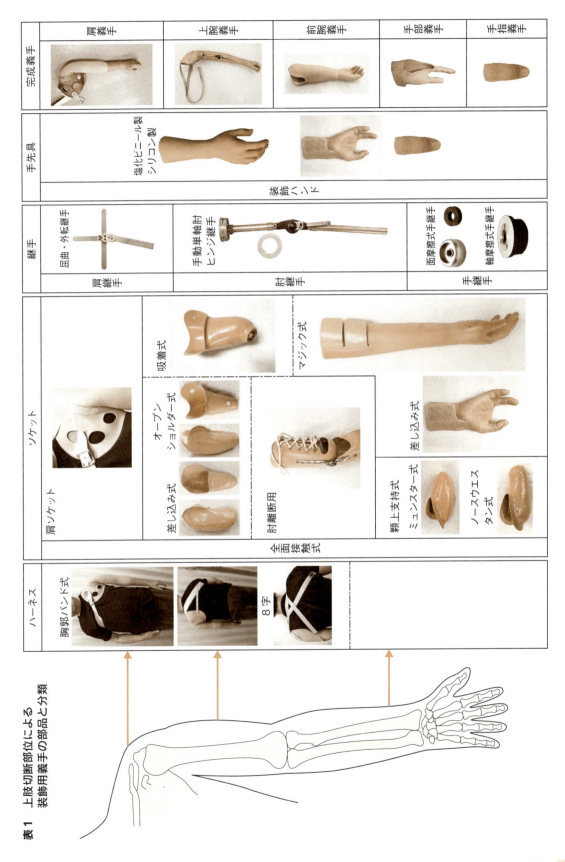

表1 上肢切断部位による装飾用義手の部品と分類

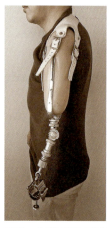
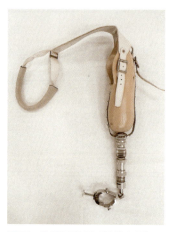

図6　作業用義手装着（鍬持ち用作業用義手）

図7　作業用義手（鍬持ち用）

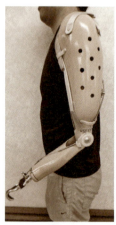
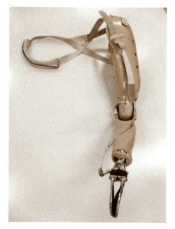

図8　能動義手装着（上腕能動義手）

図9　能動義手（上腕能動義手）

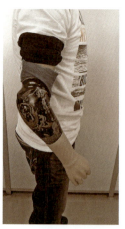
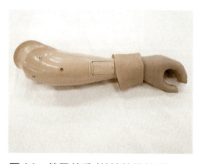

図10　筋電義手装着（前腕筋電義手）

図11　筋電義手（前腕筋電義手）

2. 義手—基本構造・分類・部品—

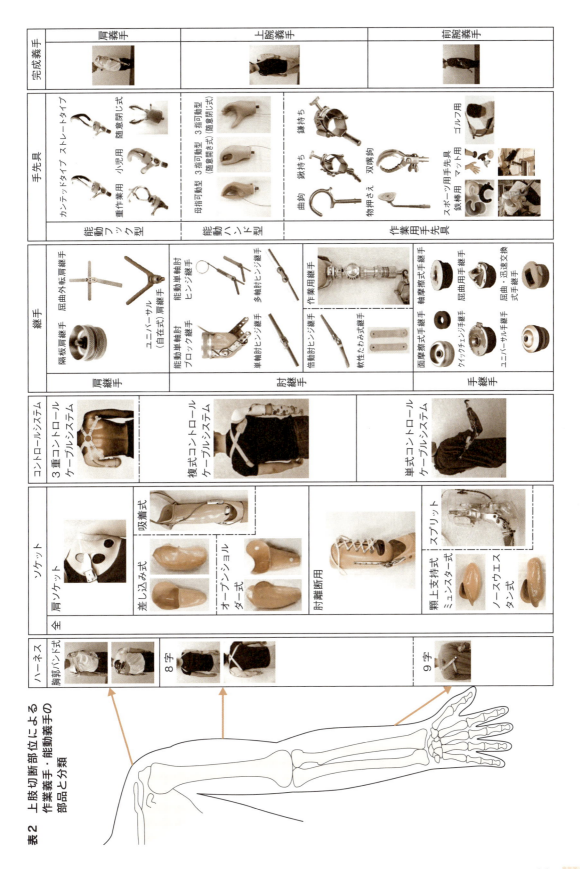

表2 上肢切断部位による作業義手・能動義手の部品と分類

第1章 義肢総論

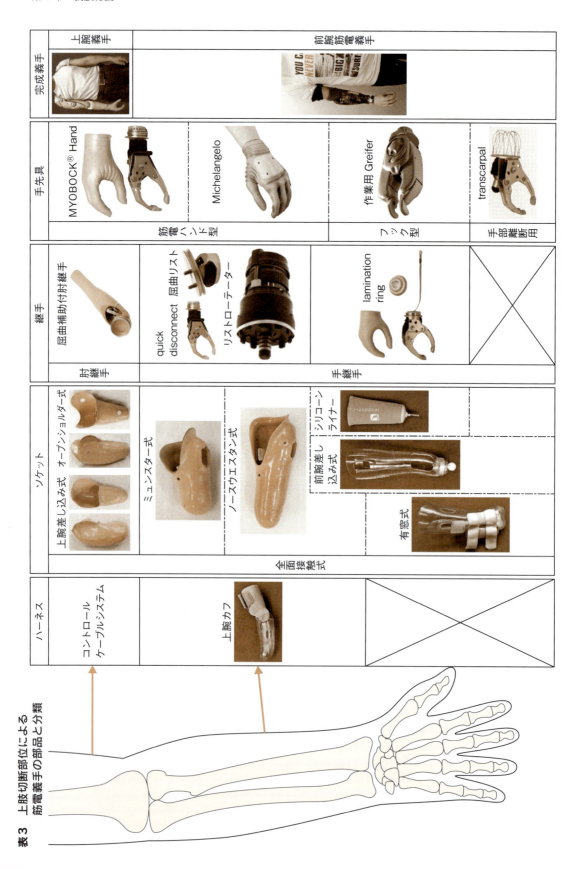

表3 上肢切断部位による筋電義手の部品と分類

2. 義手—基本構造・分類・部品—

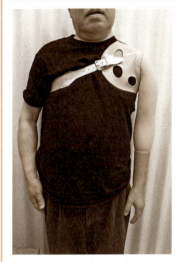
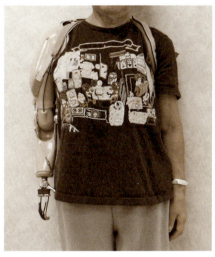
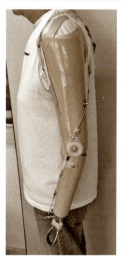

図12 肩義手装着
（装飾用義手）

図13 上腕義手装着
（上腕能動義手）

図14 肘義手装着
（肘能動義手）

上肢切断部位による筋電義手の基本的な部品と分類について**表3**に示す．

2）切断レベル（部位）による分類

上肢切断の断端長・部位と義手については，「1章-1．上肢切断」の**図1**を参照されたい．

①肩義手

肩義手（**図12**）の適応は，肩甲胸郭間切断，肩関節離断である．

・肩甲胸郭間切断（フォークォーター切断）

断端は義手を懸垂させるところがない形状であるため，懸垂にはソケットの形状の工夫やベルト・ハーネスを用いることが必要となる．肩継手を取り付ける支持部では非切断側の肩の形状を復元することが必要になる．

・肩関節離断

肩甲骨が残存しており能動義手の力源として利用できる．また，ソケット上縁を肩峰より近位で支持することで義手を懸垂することが可能である．上腕骨頭が残存している断端では，肩甲骨の動きや肩関節を能動義手の力源として有効に利用できる．懸垂性は十分であり，肩継手をなくしてソケットと上腕支持部が接合された形となることが多い．

②上腕義手

上腕義手（**図13**）の適応は，上腕切断短断端・上腕切断標準断端である．

・上腕切断短断端（30〜50％）

断端は，肩関節が外転位になりやすい．義手の作製では，断端が短いためにソケットの上縁を深くかけるなどの配慮が必要になる．

・上腕切断標準断端（50〜90％）

断端の肩関節の動きを義手の操作に利用できるため，肩関節の動きを制限しない形状のソケットを使用する．また，断端で物を押さえるなどの生活動作も可能である．

第 1 章　義肢総論

③ 肘義手

　肘義手(**図 14**)の適応は，肘関節離断である．

・肘関節離断(上腕切断 90〜100%を含む)

　義手を操作するための断端の支持面積が大きく，義手を有効に使用できる．断端末は，上腕骨顆部が隆起しており上腕骨の骨端の周径が骨幹部よりも大きくなるため，ソケットの形状に配慮が必要である．また，断端長が長く肘継手の軸位置が非切断側より遠位になるため，肘継手は，上腕切断長断端・肘関節離断用を使用する．

④ 前腕義手

　前腕義手(**図 15**)の適応は，前腕切断の極短断端，短断端，中断端，長断端である．前腕切断の長さによって，残存する前腕回旋角度が異なる．

・前腕切断極短断端(0〜35%)

　肘関節の有効な可動域が小さく，回旋運動が認められない．また，断端が短いために義手操作に必要な支持面積が小さくなる．ソケットは顆上支持式であるミュンスター式を使用する．

・前腕切断短断端(35〜55%)

　回旋範囲は 60°以下となる．ソケットはミュンスター式を用いる．肘関節の有効な可動域も大きく，操作に必要な支持を得ることが可能である．

・前腕切断中断端(55〜80%)

　回旋範囲は 60°以上残存している．断端長は，操作性にも支持性にも適応した長さであり，部品の選択も広がる．ソケットは顆上支持式や差し込み式が適応となる．差し込み式は顆上部をはずし，懸垂機能として上腕カフやハーネスを利用する．顆上部をはずすことにより断端がもつ回旋機能を義手に活かすことができるようになる．顆上支持式では懸垂のために肘関節の伸展制限を受けるが，差し込み式では肘関節の動きを妨げない．

・前腕切断長断端(80〜100%)

　回旋範囲は 100°以上残存している．中断端と同じような機能をもつが，回旋機能が十分に残存しているために差し込み式を使用することが多くなる．しっかりとした懸垂性が必要なときや，上腕カフやベルトなどの装着が不快なときは，顆上支持式であるノースウエスタン式を使用する．手継手の選択によっては義手の長さが非切断側の前腕長よりも長くなることがあるため，十分な検討が必要である．

⑤ 手義手

　手義手(**図 16**)の適応は，手関節離断である．回旋範囲は 120°以上残存している．義手の操作性・支持性は良好であるが，手継手・手先具の選択にかかわらず義手の長さが非切断側の前腕長よりも長くなる．

⑥ 手部義手

　手部義手(**図 17**)の適応は，手根骨切断・中手骨切断である．手根骨部，中手骨部の断端形状が手指を含まないものから，手指を含めた複雑な形状をしているものまでさまざまである．義手の目的は外観と機能に分けられるが，手部義手は外観のために用いられることが多い．装飾用は，大きさや色を合わせた装飾用手袋を使用する．また，仕事や作業の内容によ

26

2. 義手—基本構造・分類・部品—

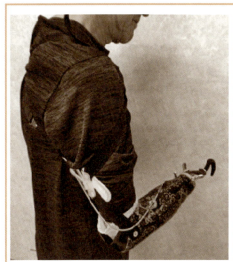
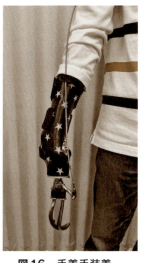
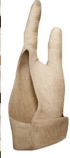
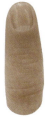

図15　前腕義手装着（前腕能動義手）　　図16　手義手装着（手能動義手）　　図17　手部義手（装飾用手義手）　　図18　手指義手（キャップ式）

り機能を目的とする場合は，ソケットや義手自体の工夫が必要である．手関節の機能が残存している断端ではその機能を活かし，切断指の部位によってそれぞれの機能を検討し義手の種類からの選択が必要になる．装飾用でも十分な機能を果たすこともあれば，ひとつの作業に特化した作業用義手を作製することもある．感覚が残存していることも多く，感覚フィードバックを受けることが可能なために，義手よりも小さい自助具で対応することもある．この切断では，断端自体を使用した生活の検討も重要である．

⑦ 手指義手

手指義手の適応は，手指切断である．遠位指節間関節・近位指節間関節での離断ではキャップ式とよばれる差し込み式が使用されることが多い（**図18**）．中手指節間関節での離断のようにキャップ式では対応できない場合は，手部まで延長する，他の指にかけて固定するなどの対応をとる．

4　部品（装飾用義手・能動義手・作業用義手）

義手を構成する各部品について，ハーネス，ソケット，制御システム（コントロールケーブルシステム），継手，手先具の順で記載する．ここでは，おもに，能動義手（体内力源義手），装飾用義手，作業用義手で使用されているものについて述べる．能動義手と各部品について**図19**に示す．

1）ハーネス

ハーネスの役割には2つある．1つ目は義手の懸垂，2つ目は義手の操作に必要な力源を非切断側上肢帯や切断側の残存上肢帯・体幹の動きから取り出すことである．切断レベルなど個々に合わせた細かい設定が必要であり，その設定が手先具の開閉や肘継手のよりよい操作につながる．ハーネスの装着には束縛感・不快感を感じることもあるため窮屈になりすぎないことと，個々によって形状や素材の選択を検討することが必要である（**図20**）．

27

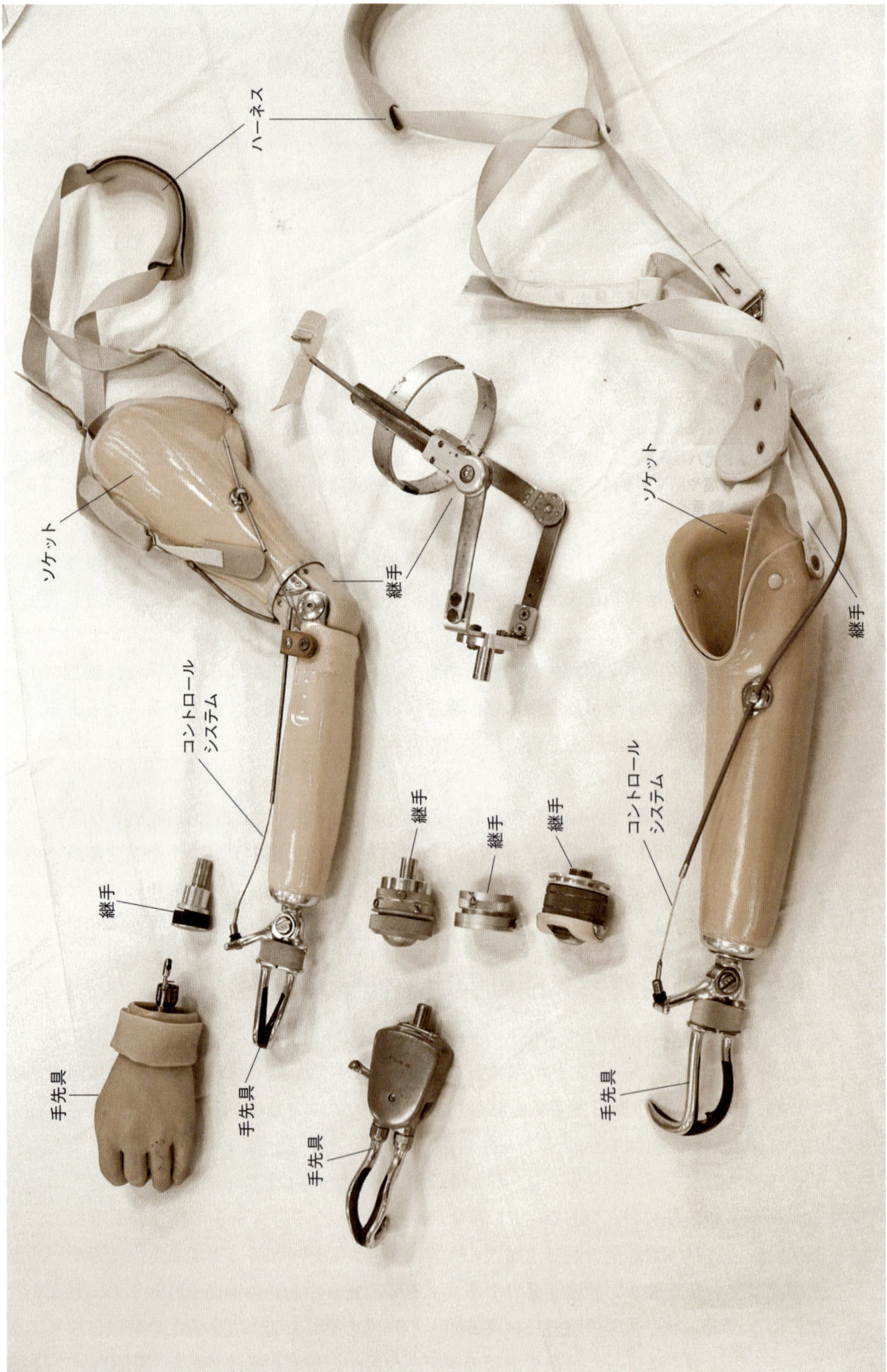

第1章　義肢総論

図19　能動義手と各部品

28

2. 義手—基本構造・分類・部品—

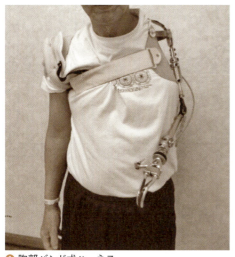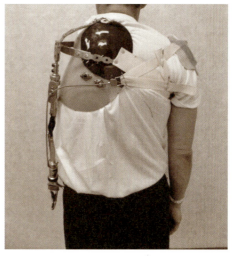

❶ 胸郭バンド式ハーネス
非切断側の腋窩や胸郭を一周するバンドで構成される．手先具の開閉など大きな外力の負担に耐えるために，確実な懸垂や固定（支持）を必要とする義手に使用される．

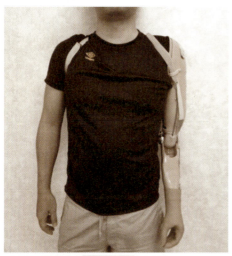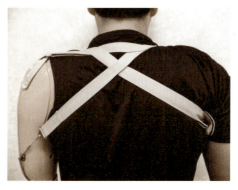

❷ 8字ハーネス
背部中央でベルトが交差し，非切断側の腋窩にかけたループと義手を支えるベルトで8の字を構成する．

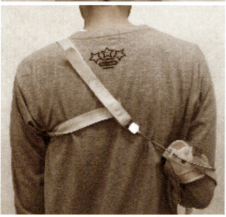

❸ 9字ハーネス
前方支持ベルトをなくし，腋窩ループから直接ベルトをつないでコントロールケーブルへの伝達のみを行おうとするものである．

図20 さまざまなハーネス

第1章 義肢総論

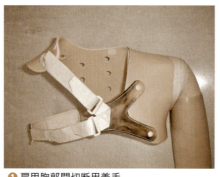

❶ 肩甲胸郭間切断用義手
断端の形状により義手を懸垂させるところがなく，懸垂のためには反対側の首にかかるように作製されることが多い．

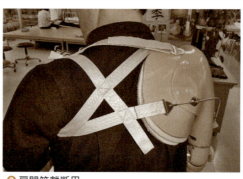

❷ 肩関節離断用
肩甲骨の内外転を障害しない程度に深くかけて作製する．また，ソケットの下縁で体幹への支持を行うことにより義手が外側へずれるのを防ぐ．

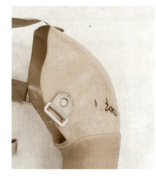

❸ 上腕骨頸部切断
十分に懸垂することが可能で，ソケットの前壁と後壁で断端を挟み込むようにすることで義手を使用するための支持性が向上する．ソケット上縁は義手操作の運動を妨げない深さとする．

図21　肩義手用ソケット

2) ソケット

　義手のソケットの役割は，インターフェース（義手と人との接点）と懸垂であり，重量を受けるための機能と操作するための支持面を形成することが重要である．懸垂は形状によって自己懸垂性があり，懸垂箇所の適度な締めつけと断端がしっかりと収納できる容積，断端の残存機能や義手操作のための身体の動きを伝え使用できる支持面を形成することが必要になる．

　ソケットには，断端に直接装着する内ソケットと，殻構造義手で，支持部本体となり内ソケットを支持固定する外ソケットがある．**図21〜25**で，義手による各種内ソケットの特徴について述べる．

3) コントロールケーブルシステム（能動義手の制御システム）

　コントロールケーブルシステムとは，能動義手の手先具や肘継手を操作するために，ハーネスで取り出した非切断側上肢帯や切断側の残存上肢帯・体幹の動きを，ケーブルによって手先具の開閉や肘継手の屈曲・伸展の操作に伝えるシステム全体のことである．コントロールケーブルシステムには，ケーブル，ケーブルハウジング，ケーブルハンガー，リテーナー，ベースプレート，ボールターミナル，クロスバー，クロスバーカバー，アンカープレート，前腕リフトレバーなど細かい部品で構成されており，一つひとつが義手の操作効率

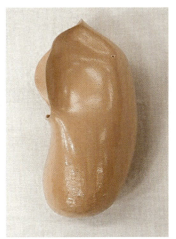 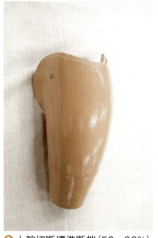 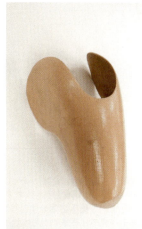

❶ 上腕切断短断端（30〜50％）
ソケットの上縁が肩峰を越えるように2.5〜4cm程度高くすることで義手の懸垂が可能である．断端を挟み込むようにすること，また内壁を平らにし腋窩部に痛みがない程度でしっかりとあてて支持することでソケットがずれにくくなり，義手の操作性が向上する．

❷ 上腕切断標準断端（50〜90％）
ソケット上縁を高くしすぎると断端の挿入が困難となるため，外壁を肩峰にかからない程度に低くする．義手操作時に上腕骨の骨端があたり痛みの原因になりやすいため，骨端より近位での支持性をしっかり高めることで操作性も上がる．

❸ 上腕切断長断端（90〜100％）
断端長が長く操作に必要な支持が十分に得られる場合は，ソケットの上縁を肩峰よりさらに低くし肩関節外転の障害にならないようにしたオープンショルダーとよばれるソケットがある．

図22　上腕義手用ソケット

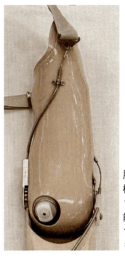

肘関節離断
標準断端と同じソケット形状で適応するが，ソケット上縁をさらに低く設定することも可能であり，肩関節の運動を妨げないようにする．また，吸着式ソケットを用いることも可能で，ハーネスの簡略化にもつながる．

図23　肘義手用ソケット

をよくするための役割がある．ケーブルの走行に深く関わっている部品もあり，取り付けの位置や角度を適切に設定することで義手の操作性は向上する．

① **単式コントロールケーブルシステム**

1本のケーブルで単一の機能（手先具の開閉）を果たす制御システムである．能動前腕義

第1章 義肢総論

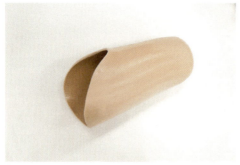

❶ 差し込み式前腕ソケット
短断端から長断端に適応があり，懸垂を上腕カフやハーネスで行う．顆上部をはずすことにより断端がもつ回旋機能を義手に活かすことができるようになる．顆上支持式では懸垂のために肘関節の伸展制限を受けるが，差し込み式では肘関節の動きを妨げない．

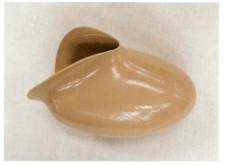

❷ 顆上支持式ソケット（ミュンスター式前腕ソケット）
顆上部まで深くソケットに断端を納める自己懸垂性前腕ソケットであり，ミュンスター大学で開発された．原則として，ソケットの全周が断端に全面接触するように全面接触ソケットが作製されるが，断端長に応じてソケットの上辺の深さ（トリミング）が変わってくる．一般的に短断端であるほどソケットの上縁は高く，長断端ほどソケットの上縁は低くなっている．前壁をしっかり押さえることにより支持性を得ることで義手の操作性も上がる．屈曲伸展運動で抜けにくい形状となっており，そのために肘関節の伸展が最大145°に制限され，屈曲も制限される．

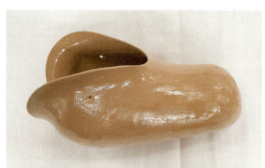

❸ 顆上支持式ソケット（ノースウエスタン式前腕ソケット）
顆上部まで深くソケットに断端を納める自己懸垂性前腕ソケットで，断端を挿入しやすいように顆部にリリーフを付けてある．ノースウエスタン大学で開発されたソケットは，ミュンスター式の欠点を補うために，前壁の開口部を断端長の45％まで広く取り，屈曲制限を受けにくい形状となっている．

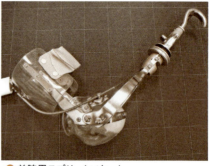

❹ 前腕用スプリットソケット
倍動肘ヒンジ継手，断端操作式能動単軸肘ヒンジ継手を用いる前腕義手用のソケットで，前腕支持部とソケットが連動しながら別々に動くようになっている．

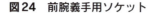

図24　前腕義手用ソケット

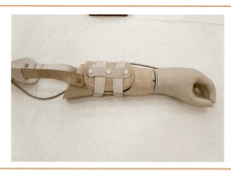

図25　手義手用ソケット
ソケットには差し込み式を使用することが多く，断端の回旋機能を義手操作に活かすことが重要である．ただし，断端末部が隆起しておりソケットに断端を挿入する際には奥まで入っていかないため，ソケットの狭くなっている部分に窓を開ける有窓式を使用する．懸垂は窓に蓋をしてベルトなどで留めることにより断端末部の隆起を利用することで可能になる．また，尺骨と橈骨の骨間部を押さえることにより断端の回旋機能をソケットに伝えることができる．

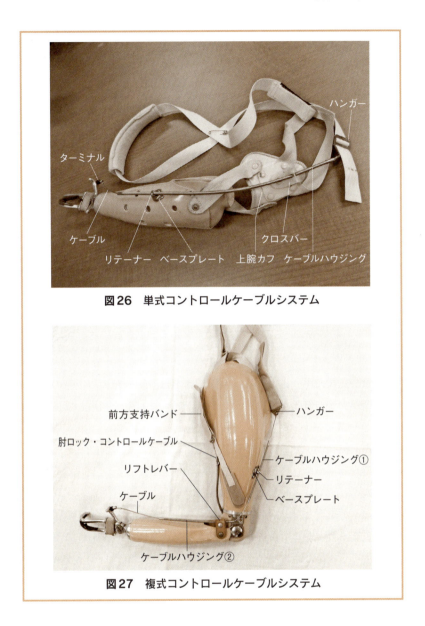

図26 単式コントロールケーブルシステム

図27 複式コントロールケーブルシステム

手，手義手，手部義手で用いられ，手先具の開閉操作のみを行う（図26）．

② 複式コントロールケーブルシステム

1本のケーブルで2つの機能（手先具の開閉と肘継手の屈伸）を果たす制御システムである．能動肩義手，能動上腕義手で用いられ，手先具の開閉操作と肘継手の屈伸運動を行う．2つの機能は同時に制御できず，後述する肘ロックコントロールケーブルを切り替えて制御する仕組みになっている（図27）．

③ 肘ロック・コントロールケーブル

前方支持バンドに固定され，肘継手の固定と遊動を切り替えるものである（図27）．固定の状態でケーブルを上方に引き，力を抜くとケーブルが戻り，遊動になる．また，遊動の状態でケーブルを上方に引き，力を抜くとケーブルが戻り，固定となる．1回の操作により，

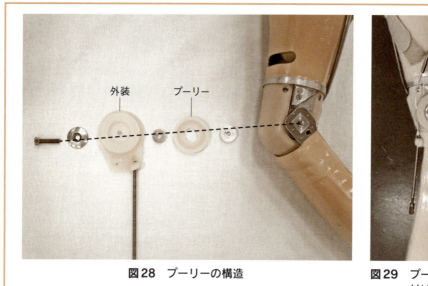

図28　プーリーの構造

図29　プーリー取り付け時

固定と解除が交互に繰り返される．上腕切断では，切断側の肩甲帯の動きを前方支持ベルトで捉えて操作する．肩義手では腰バンドにかけたベルトを利用して体幹の動きで操作する．

④肘プーリーユニット

　肩義手・上腕義手・肘義手の能動義手に用いることで，肘継手を屈曲する際に生じるケーブルのたるみを減らし，屈曲位でも効率よく使用できるシステムである．従来の前腕リフトレバーによる方式では，肘屈曲時に前腕リフトレバーが肘軸からずれていくことによるケーブルのたるみが原因となり，屈曲角度が大きくなるにつれ手先具の操作が困難となり制御効率を悪くしていた．そこで解決策として，肘プーリーユニットによる複式コントロールケーブルシステム（HRC方式．HRC：兵庫県立総合リハビリテーションセンターの略）が開発された（図28～30）．

⑤3重コントロールケーブルシステム

　単式コントロールケーブルを3組使用するシステムである．肩甲帯外転で手先具の開閉操作，肩関節の屈曲で肘継手の屈伸運動，肩関節の伸展で肘継手のロック操作を行う．

4）継手

　肩・肘・手関節を代償するものであり，種類によってさまざまな機能の違いがある．構造や材料により耐久性のよいものなどがあるが，大切なのは使用目的に合った継手の選択であり，適した継手の選択には，実際に義手に使用し，生活などの場で評価することが重要である．

①肩継手

　肩継手は，肩義手のソケットと上腕部を連結する機能があり，他動的にその角度を変位させるものが一般的である．各種肩継手を図31に示す．

2. 義手―基本構造・分類・部品―

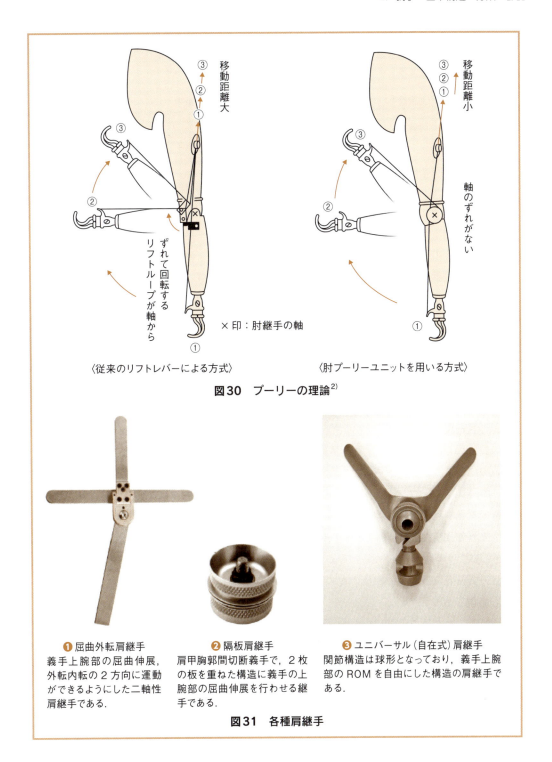

図30 プーリーの理論[2]

❶ 屈曲外転肩継手
義手上腕部の屈曲伸展，外転内転の2方向に運動ができるようにした二軸性肩継手である．

❷ 隔板肩継手
肩甲胸郭間切断義手で，2枚の板を重ねた構造に義手の上腕部の屈曲伸展を行わせる継手である．

❸ ユニバーサル（自在式）肩継手
関節構造は球形となっており，義手上腕部のROMを自由にした構造の肩継手である．

図31 各種肩継手

②肘継手

義手の上腕部と前腕部を結合するもので，肘継手には，肩義手や上腕義手に用いられる肘関節機能の代償を担うものと，前腕義手に用いられる義手本体と上腕カフなどを連結および

第1章　義肢総論

表4　断端長と義手の分類における肘継手の適応

断端長と義手の分類		能動義手	作業用義手	装飾用義手
肩離断	肩義手	能動単軸肘ブロック継手	・作業用継手	手動単軸肘ヒンジ継手
上腕　短・標準断端	上腕義手			
上腕　長断端		能動単軸肘ヒンジ継手		
肘離断	肘義手			
前腕　極短断端	前腕義手	(倍動肘ヒンジ継手)	・作業用継手	
前腕　短断端			・遊動単軸肘ヒンジ継手	
前腕　中断端		軟性たわみ式継手	・遊動多軸肘ヒンジ継手	
前腕　長断端				

牽引するものがある．肘関節機能を代償するものとして，装飾義手の骨格構造義手でよく用いられる遊動式や手動ロック式，また，能動義手で用いられるブロック型肘継手やヒンジ型肘継手に分類できる．断端長と義手の分類における肘継手の適応を**表4**に示す．また，各種肘継手を**図32**に示す．

③ 手継手

手継手は義手の前腕部と手先具を接続し，かつ，その向きを任意に変えられる機能を必要とする．固定方法や向き（角度）の変更調節の仕方によって形式が異なるものがある．各種手継手を**図33**に示す．

5）手先具

身体の「手」に相当する手先具は，その機能や形態によって，能動フック，能動ハンド，装飾ハンド，作業用手先具（作業に特化した手先具）の4つに分類される．

能動式では，コントロールケーブルシステムのケーブルを牽引することによって手先具が開くタイプは「随意開き式」とよばれ，ケーブルの牽引を緩めると，ゴムまたはバネの力で手先具が閉じる．一方，ケーブルの牽引で手先具が閉じるタイプを「随意閉じ式」とよぶ．さらに，ケーブルを緩めるとその位置で指の先が固定され，もう一度ケーブルを引っ張ると開いて元の位置に戻る機構のものを「ロック式」とよぶ．

① 能動フック

能動フックは，手鉤型の弯曲した金属製の指で手指のつまみ動作を代償し，細かい操作に長けている．身体の動きを力源として，コントロールケーブルシステムを介したフックの閉じ開きを随意に行うことができる．素材は主にアルミニウムかステンレス製で，サイズや形状もさまざまである．各部位の名称を**図34**に示す．各種能動フックを**図35**に示す．

② 能動ハンド

その形態が手を模したものであり，能動フックと同様に身体の動きを力源として，コントロールケーブルシステムを介して閉じ開きを能動的に行うことができる（**図36, 37**）．能動ハンドも同じく随意開き式と随意閉じ式がある．5本指のうち母指のみ可動型（**図38**），母指と対立した示指・中指の3指可動型（**図39**），5指すべて可動型がある．

③ 装飾ハンド

人の手の形態を模して作られており，塩化ビニール製やシリコーン製（**図40**）の装飾グ

36

2．義手─基本構造・分類・部品─

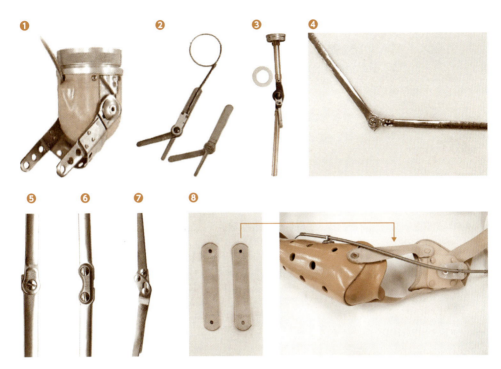

❶ 能動単軸肘ブロック継手
ケーブルを一定量上方に引っ張って戻すごとに，継手軸の回転が固定と解除を交互に繰り返す機構を内蔵する継手である．上腕義手（上腕長断端や肘離断を除く），肩義手，肩甲胸郭間切断用義手に用いる．回旋機能のあるターンテーブルを有している．
❷ 能動単軸肘ヒンジ継手
内側と外側の2組のヒンジ継手から構成される肘継手で，能動単軸肘ブロック継手を設置するスペースが確保できない肘関節離断や上腕切断長断端の能動義手に用いられる．肘コントロールケーブルを一定量引っ張って戻すごとに，肘の固定・解除を交互に繰り返す．
❸ 手動単軸肘ヒンジ継手
レバーやボタン操作によって，肘継手の屈曲角の固定と解除を行う．レバー操作のものは主に装飾用義手の骨格構造に用いられる．
❹ 遊動単軸肘ヒンジ継手（ロック式），❺ 遊動単軸肘ヒンジ継手
2本の筋金で構成された単軸の肘継手である．前腕ソケットと上腕カフを連結し，ソケットの支持性を高め，義手の懸垂の役割も果たしながら，肘関節の屈伸を可能とする．主に，前腕切断の作業用義手で上腕カフを用いる場合に，側方の動揺を抑え支持性を向上させる際に使用する．
❻ 遊動多軸肘ヒンジ継手
2本の筋金で構成された2軸の肘継手である．前腕ソケットと上腕カフを連結し，単軸に比べて多軸のため，より生体の動きに近く肘関節軸位への適合が良好である．さらに，屈曲角が大きいため肘関節の屈伸も行いやすい．
❼ 倍動肘ヒンジ継手
断端の屈曲運動を約2倍の角度に増幅して前腕部に伝えることが可能な継手である．そのため，肘関節のROMが十分に得られない前腕切断極短断端で主に肘の屈曲の可動性を補う目的で使用される．3本の筋金で構成された継手で，歯車式もしくはリンク式がある．前腕部とソケットが別々になっていて，ソケット部に取り付けられた筋金と前腕部に取り付けられた筋金が異なった動きをするため，スプリットソケットとともに使用される．欠点としては，机上でものを押さえることが困難となることである．
❽ 軟性たわみ式継手
ソケットと上腕カフを連結する肘継手であり，皮革や，ナイロン製のテープでたわむように作られている．

図32　各種肘継手

37

❶ 摩擦式手継手	 面摩擦式手継手 （ホスマーWE-500S）　　（構造）	摩擦式手継手は，手先具をねじ込むことによって締め付け固定力を得るとともに，適度に手先具の位置を回旋することができる義手である．おもに，面摩擦式手継手と軸摩擦式手継手がある． 面摩擦式手継手：面摩擦式手継手は，手先具をねじ込むことによって金属性のワッシャーでゴム製ワッシャーを面で圧縮し，その反発によって摩擦力を生じさせる．手先具を固定しながらも他動的にその向きを変えることが可能となる．重作業に適している．
	 1 軸摩擦式手継手　　2 軸摩擦式手継手（屈曲用手継手） （ホスマーWE-500N）　　（ホスマーFW-300）	軸摩擦式手継手：手先具をねじ込む部分を締めつけることにより，手先具のネジ部分との間に摩擦力を発生させる．手先具の固定と他動的な向きの変更を可能とする．
❷ 迅速交換式手継手	 （ホスマーFM-100）	手先具の交換を迅速に行えるようにした手継手である．手継手のスプリング機構やバヨネット機構により，押し込むことで装着し，また，レバーやリングの操作によりワンアクションでロックを取りはずすことができる．用途によって異なる数種類の手先具を手早く交換できるように作られた手継手である．手継手本体の他に専用のコネクタが必要である．
❸ 屈曲用手継手	 屈曲用手継手 （ホスマー　　（Ottobock FW-300）　　10V39）	手先具を屈曲し，掌屈位での固定を可能とする継手である（左）．肘屈曲の不足を補い，食事動作や排泄動作などを容易にする利点があり，両側上肢切断によく用いられる．屈曲角度は，0°，30°，50°の3つが可能である．軸摩擦式のため強い力には不利である．また，最近，屈曲・回旋・迅速交換の機構がある手継手もある（右）．手継手本体の他に専用のコネクタが必要である．ボタン操作により，15°，30°，45°の掌屈，15°の背屈，また，18°ごとに20か所で回旋し，手先具の交換もできる．構造が複雑なため重作業には適さないが，細かい作業には長けている．
❹ ユニバーサル（自在式）手継手	 1 ユニバーサル（自在式）手継手　　　　2 ユニバーサル手継手 （Ottobock 10V32）　　　　（Ottobock 10V39）　　　　　　　　　　迅速交換	
	関節構造は球形となっており，球形の直径方向に開けた穴に手先具をねじ込み，球面に摩擦力を加え，手先具の向きを任意に変えて固定できる継手である．自在に動かすことができる利点があるが，重作業には固定力が不十分であり不向きである．また，Ottobock社製の10V39は，ボタン操作により掌背屈，回旋，迅速交換を行うことができる．	

図33　各種手継手

2. 義手—基本構造・分類・部品—

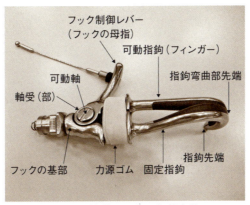

図34 能動フックの各部名称

❶ カンテッドタイプ	 ❶-(1)　❶-(2) （ホスマー88X）（ホスマー12P）	(1) 能動フックを正面からみたとき，2本のフックの先端が水平面に対して傾いている形のタイプである． (2) 小児用能動フックは，鉤の部分がコーティングしてあり安全性を重視している．
❷ ストレートタイプ	 （ホスマー555）	能動フックを正面から見たとき，2本のフックの先端が垂直形のタイプである．
❸ 重作業用能動フック	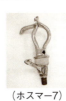 （ホスマー7）	重作業に適するよう，ステンレス製で作製された能動フックである．
❹ APRL-Sierra フック		随意閉じ式と随意開き式があり，フック開閉機構はゼンマイバネを力源とし，複雑である．随意閉じ式では，ケーブルを緩めるとその位置でフックが固定され，再度牽引すると開いて元の位置に戻る．セレクタルスイッチにより，完全開大か半開大かに固定する場所の選択が可能である．

図35 各種能動フック

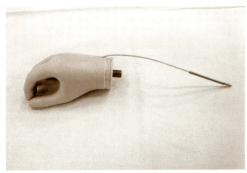

図36 能動ハンド（Ottobock 8K23）

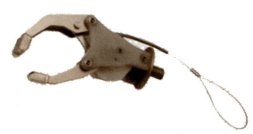

図37 能動ハンドの構造

39

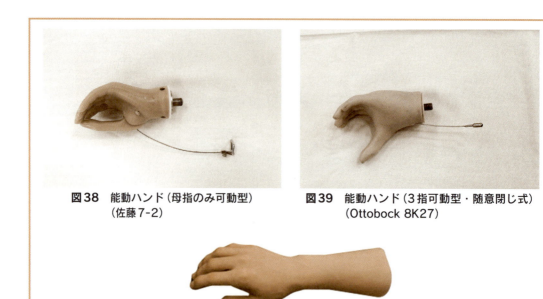

図38　能動ハンド（母指のみ可動型）
（佐藤7-2）

図39　能動ハンド（3指可動型・随意閉じ式）
（Ottobock 8K27）

図40　装飾用グローブ（シリコーン製）

ロープに芯材を入れたものが多く使用される．他動的に好みの肢位に手指形状を変化させることが可能で，軽量の物ならば手指にかけて把持することもできる．シリコーングローブとの組み合わせで非常にリアリティの高い装飾用ハンドとなる．

④ 作業用手先具（作業に特化した手先具）

個々の作業内容に特化してデザインされた手先具で，第二次世界大戦に日本で開発された「十五年式陸軍制式義手」のシステムを受け継いだ「作業用義手」に用いられる．主として農作業や山林木工作業において使用され，代表的な手先具に，曲鉤，鎌持ち金具，鍬持ち金具，物押さえ，双嘴鉤（そうしこう）などがある（図41①～⑤）．

また，海外の義肢パーツメーカーからも趣味やスポーツ用など個々の作業に特化した手先具が販売されている．マット用のシュルームタンブラー，鉄棒用のスインガーTD，ギター，バイオリン，ゴルフ，自転車，バスケットボール用などがある（図41⑥～⑦）．

参考文献
1) 澤村誠志・他：義肢学　第3版．pp283-328，医歯薬出版，2015．
2) 澤村誠志：切断と義肢　第2版．pp103-195，医歯薬出版，2016．
3) 三上真弘・他：最新　義肢装具ハンドブック．pp133-161，全日本病院出版会，2007．
4) 古川　宏：作業療法全書［改訂第3版］第9巻　作業療法技術学1　義肢装具学．pp27-82，協同医書出版社，2010
5) 陳　隆明（編）：筋電義手訓練マニュアル．pp10-21，全日本病院出版会，2006．
6) 柴田八衣子：上肢切断者に対する筋電義手の実践―社会参加の獲得，ロボットテクノロジーと作業療法．作業療法ジャーナル，51 (1)：2017．
7) 中島咲哉：義手の現状と問題点．JSPO，20 (1)：12，2004
8) 川村次郎・他：義肢装具学　第4版．pp95-99，医学書院，2009．
9) 澤村誠志・他：義肢学　第3版．pp253-257，医歯薬出版，2015．
10) 日本整形外科学会：義肢装具のチェックポイント　第8版．pp107-111，医学書院，2014．

（柴田八衣子・増田章人・中嶋友香）

2. 義手—基本構造・分類・部品—

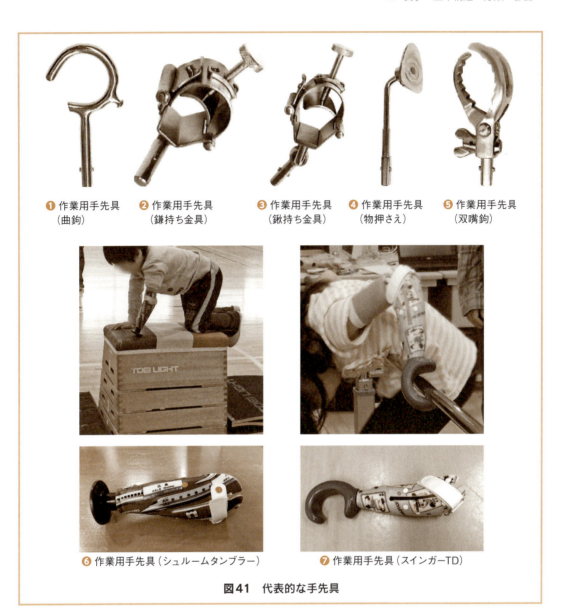

❶ 作業用手先具（曲鉤）　❷ 作業用手先具（鎌持ち金具）　❸ 作業用手先具（鍬持ち金具）　❹ 作業用手先具（物押さえ）　❺ 作業用手先具（双嘴鉤）

❻ 作業用手先具（シュルームタンブラー）　❼ 作業用手先具（スインガーTD）

図41　代表的な手先具

3 筋電義手

能動義手（体内力源義手）が身体の動きを力源としているのに対し，動力義手（体外力源義手）はその名のとおり外部からのエネルギーにより操作を行う義手である．現在，日本で使われる電動義手は筋電義手が主流であり，ここでは最も普及しているドイツのOttobock社製の前腕用筋電義手MYOBOCK®（マイオボック）を中心に紹介する．

1 構成部品

筋電義手の構成は，**図1**に示すように，①ソケット（内ソケット），②支持部（外ソケット），③電極，④ケーブル，⑤コントローラー，⑥バッテリーとバッテリーボックスおよび充電器，⑦継手（手継手・肘継手），⑧グローブ（インナーグローブ・アウターグローブ）⑨手先具（電動ハンド・電動フック），からなり，それぞれの基本部品を組み合わせて作製する（**図2**）．

2 筋電の制御システム

筋電とは，骨格筋の随意収縮によって発生する微弱な電位で，筋電義手はその筋電を入力信号として利用している．ソケット内部にある表面電極から筋電信号を採取し，それを筋電増幅器（アンプ）で増幅した信号を使って手先具操作のスイッチとしている．

筋電の制御方式を，学術的な分類とOttobock社で実用化されているものについて併記する．

1）on-off制御（Ottobock社：デジタルシステム）

筋収縮による筋電信号が定められた閾値を超えると，一定の速度で手先具の開閉が行われる制御方法である．

2）比例制御〔Ottobock社：DMC（Dynamic Mode Control）システム〕

筋電信号の速さや強さに比例し，手先具内のモーターに加える電圧が変化し，手先具の動きの速さを制御する．つまり，筋収縮の強さなどに比例して手先具の開閉速度が変化する制御方法である．筋をゆっくりと弱く収縮させると手先具の速度は遅く動き，反対に，筋を素早く強く収縮させると手先具の速度は速く動く．

表1に双方の利点と欠点を示す．

3 電極の数と手先具の操作方法（サイト・ファンクション）

1）2サイト2ファンクション

2つの電極（2サイト）を利用して2つの動き（2ファンクション）を制御する．前腕筋電義手では，手関節背屈筋群で手先具を開き，手関節掌屈筋群で閉じる操作を行う（**図3**）．上腕筋電義手では上腕三頭筋で手先具を開き，上腕二頭筋で閉じる操作を行う．

3. 筋電義手

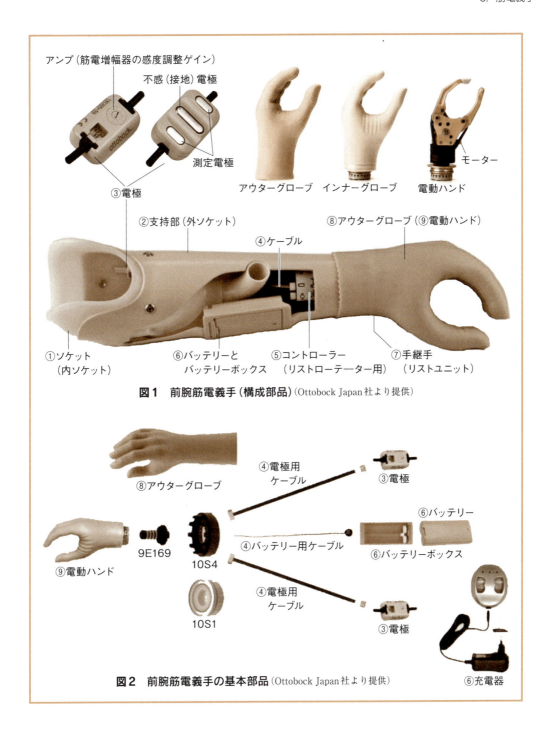

図1 前腕筋電義手（構成部品）(Ottobock Japan社より提供)

図2 前腕筋電義手の基本部品 (Ottobock Japan社より提供)

表1 on-off制御と比例制御の比較

	利点	欠点
on-off制御	・制御方法がシンプル ・弱い筋収縮でも操作が可能	・開閉速度が一定なため，ゆっくり把持するなど細かい制御がしにくい
比例制御	・開閉速度が調整できる ・細かな制御が可能	・筋電の強さや速さを調節できないと制御できないため，熟練を要する ・練習当初は，筋疲労が起きやすい

43

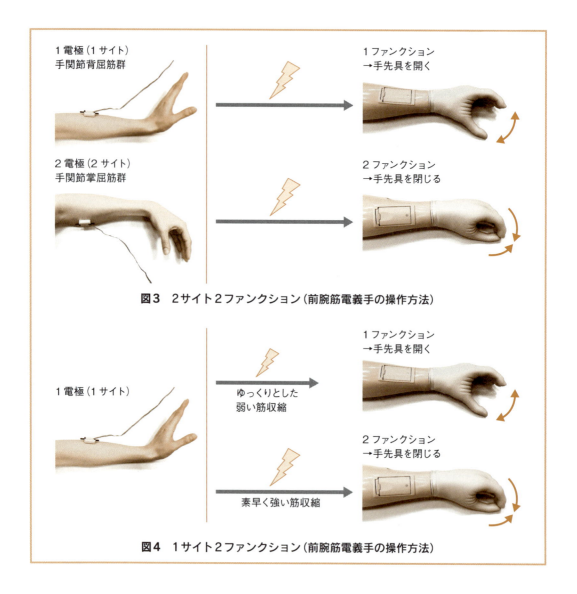

図3　2サイト2ファンクション（前腕筋電義手の操作方法）

図4　1サイト2ファンクション（前腕筋電義手の操作方法）

2) 1サイト2ファンクション

① Ottobock社：ダブルチャンネルシステム

　1つの電極で2つの動きを制御する．筋電信号の強さに応じ手先具の開閉操作を行う．たとえば，弱い筋電信号で手先具の「閉じる」，強い筋電信号で手先具の「開く」操作を行う．断端状態などにより電極を2つ設置できない状況で使用する（**図4**）．

② Ottobock社：EVO（electric voluntary open）システム

　1つの電極で，筋電信号が入力（筋肉が収縮）すると手先具が開き，筋電信号がなくなる（筋肉が弛緩する）と自動的に閉じるシステムである．一般的に，乳幼児の小児筋電義手に使用する．コントローラーに専用のコーディングプラグを接続することで，on-off制御や比例制御のプログラムの変更も可能である．

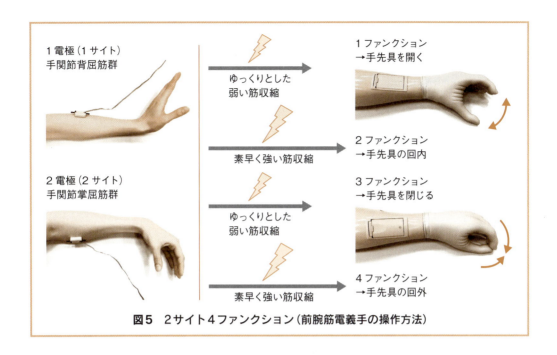

図5 2サイト4ファンクション（前腕筋電義手の操作方法）

3）2サイト4ファンクション（Ottobock社：4チャンネルシステム）

1電極2ファンクションのシステムを2つ使用し，手先具の開閉とリストのローテーション（回内外）の4つの動きを行うシステムである．たとえば，弱い筋収縮で手先具の開閉を行い，強い筋収縮でリストのローテーションの動きを操作する（**図5**）．

4 部品

1）ソケット（内ソケット）

前腕筋電義手のソケットは，懸垂のために顆上支持式（自己懸垂）で作製することが多い．また，断端に直接装着し，十分な筋電信号を獲得するために電極の安定性を確保することが必要となる．断端部で懸垂が不十分な場合は上腕カフを使用する．また，長断端・手関節離断者ではシリコーンライナーとピン・ロッキングシステムを用いることで懸垂性を高める場合もある．

筋電信号を安定して得るためには，筋の走行（筋の長軸方向）に応じて的確な位置に電極を設置すること，さらに電極と皮膚が適切に接することが必要となる．電極は皮膚に接触した状態で筋電を採取する．皮膚から離れてしまうと手先具が誤作動を起こす要因となるため，やや圧着するように設置する（**図6**）．

2）支持部（外ソケット）

ソケットと手継手や手先具をつなぎ，バッテリーとバッテリーボックスが組み込まれる．

3）電極

皮膚と接触し，筋電を採取する面には3つの接点があり，中央のアース（不感電極）と両側の測定電極からなる．反対面には筋電増幅器（アンプ）の感度調整（ゲイン）のダイヤルがあ

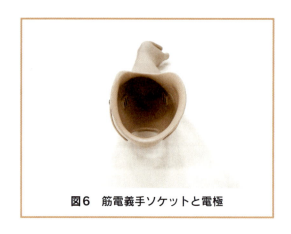
図6 筋電義手ソケットと電極

り，発せられる筋電信号の大きさに応じて調整が可能である（図1）．アンプの感度調整は，筋電信号が小さい際は感度を上げ，筋電信号が大きい際は感度を下げることで調整する．感度を高めることで筋電信号が拾いやすくなるが，反対に手先具の誤作動の原因ともなるため，適切な感度調整と安定した筋収縮を出力する練習が必要となる．

4）ケーブル
電極用ケーブルやバッテリー用ケーブルがある．

5）コントローラー
成人用の手先具には，ハンドの開閉用のコントローラーは内蔵されている．オプションとして，手継手を筋電で制御する場合は，専用のリストローテーターコントロール部品を使用する．

また，小児用はコントローラーを使用し，筋電制御方式に応じて専用のコーディングプラグを選択することで，成長に合わせたプログラムの変更を行うことができる．

6）バッテリーとバッテリーボックスと充電器
バッテリーは，成人用ではリチウムイオンバッテリーが，小児用ではニッケルバッテリーが用いられ，ともにバッテリーボックスで取りはずしをするものが一般的である．最近では，小児用で従来のものより小型化し内蔵型バッテリーとなったリチウムポリマー電池（マイオエナジーインテグラル）もある．

7）継手
手継手（リストユニット）や肘継手があり，手先具と義手本体をつなぐ．

① 基本的なリストユニット（手継手）
手先具の向きを調節する，いわゆる前腕回内・回外の機能を代償する．通常用の筋電ハンドでは，手先具を回すことで簡易に取りはずし可能なクイックチェンジ式があり，これは，義手の修理やメンテナンスが容易に行えるというメリットがある．

また，手関節離断用のハンドでは，ラミネーションリングを用い回旋する（**図7**）．これは摩擦式となっていて，切断者自身での着脱はできない構造となっている．

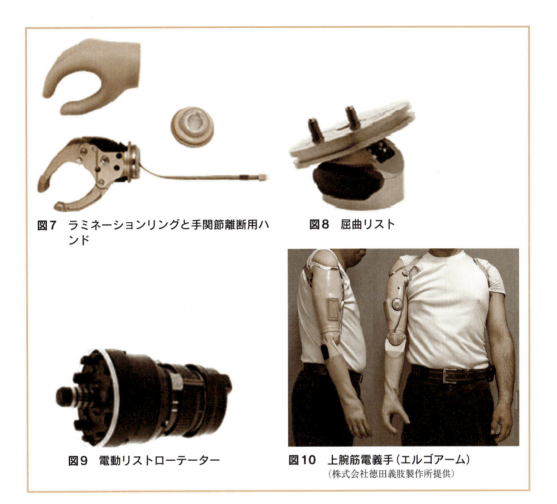

図7 ラミネーションリングと手関節離断用ハンド

図8 屈曲リスト

図9 電動リストローテーター

図10 上腕筋電義手（エルゴアーム）
（株式会社徳田義肢製作所提供）

② 屈曲リスト（手継手）

　成人用は，手動で手関節の掌屈・背屈を代償し（図8），手部部分切断用の電動ハンドのみに接続することができる．また，小児用では，摩擦式の球関節状の屈曲リストがあり，各方向に最大30°まで手動で動かすことができるマイオリノリスト2000®がある．

③ 電動リストローテーター（手継手）

　筋電制御により電動モーターで回内・回外を代償する機構であり，手先具の開閉操作と組み合わせるために2サイト4ファンクションなどで利用する．モーターが入っているため，他の手継手に比べ重くなる（図9）．

④ エルゴアーム電動（義手用肘継手）

　上腕筋電義手（図10）に使用する肘の屈曲補助機能と回旋機能を内蔵した能動単軸ブロック式肘継手で，容易に前腕部を屈曲させ任意の場所で固定できる．内蔵したリボンケーブルで，筋電信号やバッテリーの電力を手継手や手先具に伝えるため，ケーブルの配線が外側を通らず，外観がよく破損を予防できる．

8）インナーグローブとアウターグローブ

　成人用の電動ハンドは金属やモーター部分の本体に，まず，インナーグローブが被せら

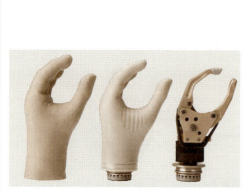

図11 左からアウターグローブ，インナーグローブ，電動ハンド（Ottobock社製）

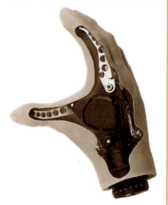

図12 Motion control社製のMCハンド

れ，その上からアウターグローブを使用する．グローブは防水効果と装飾性を高めるために使用される（**図11**）．グローブには男性用，女性用があり，肌の色も多様である．

9）手先具（電動ハンド・電動フック）

電動義手の手先具は，能動義手に比べ，把持力が強いことが利点として挙げられる．手先具の中には電動モーターが入っており，種類としては手の形をしたハンド型やフック型がある．サイズや特性もさまざまであり，断端長や体格や用途に合わせた選択が必要となる．ここでは，障害者総合支援法にて適用されている手先具を，製造メーカーごとに紹介する．

① 電動ハンド

拇指と示指・中指が対立の運動を行う3指駆動型が一般的である．

・Ottobock社（ドイツ）

3指駆動型のMYOBOCK Hand®（成人用）（図11）電動ハンドは，断端長や制御システム，操作速度などで選択することができる．各パーツシステムは成人用と小児用ともユニット化している．電動ハンドのサイズと適応年齢やその機能について**表2**に示す．

手部部分切断用の電動ハンドは，手先具をソケットに直接固定する．そのため，リストが存在せず，手継手の回旋機能がないため，ソケットの形状は前腕回内・回外の機能を伝達できるように作製する．

・Motion control社（アメリカ）

MCハンド（Motion control Hand）は，把持力が約98N，開き幅が広く，レバー操作で手継手の角度を変えることができる（**図12**）．また，筋電信号の自動調節機能をもつ「Utah ProControl 2」で制御し，パソコンと接続した状態で筋電の確認や制御方式を選択する．

② 電動フック

電動フックの特性の比較を**表3**に示す．

・Ottobock社（ドイツ）

バリプラス グライファーは，電動ハンドよりも把持力が強く，重作業に適している（**図13**）．標準断端用と手関節離断用があり，制御システムの選択が可能である．クイックチェ

3. 筋電義手

表2　電動ハンドのサイズと適応年齢や機能（Ottobock社製）

種類	適応年齢	サイズ	開き幅	把持力	重さ	断端長の適応
成人用ハンド	成人男性	7 3/4	100mm	90N～100N	457g	①標準断端用
	成人女性 成人男性	7 1/4	100mm	90N～100N	457g	②手関節離断用 ③手部部分切断用（屈曲リスト可）
	成人女性～13歳	7	79mm	90N～100N	355g	標準断端用のみ（屈曲リスト可）
小児用ハンド	13～10歳	6 1/2	58mm	35N	130g	標準断端用のみ （マイオリノリスト可）
	10～6歳	6	52mm	35N	125g	
	6～3歳	5 1/2	37mm	25N	115g	
	3～1歳	5	28mm	8N	86g	

表3　電動フックの特性の比較[3]より一部改変

	バリプラス　グライファー	ETD (electric terminal device)
製造メーカー	Ottobock社	Motion control社
長さ (cm)	17.1	16.2
重量 (g)	540	408
最大開き幅 (mm)	95	130
平均最大速度 (mm/sec)	200	157
把持力 (N)	0～160	100

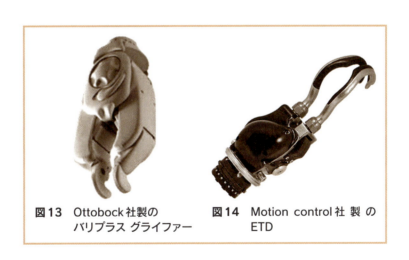

図13　Ottobock社製の
バリプラス グライファー

図14　Motion control社製の
ETD

ンジアダプタを使用することで，切断者自身で電動ハンドとの付け替えが可能となる．

・Motion control社（アメリカ）

　Motion control ETD (electric terminal device) は，重量は軽く，フックの形状はストレートタイプとなっている（**図14**）．

第1章　義肢総論

5　最先端の筋電義手の紹介

今日ではコンピュータ技術が発展し，モーターの小型化，パーツの軽量化も図られるようになった．そのため，手先具の駆動制御方法や手指，手継手の動きなどが多様化している．また，人の手の形状に近づいており，手指も細く，手掌が楕円形のものなど，従来のものに比べ外観もよくなっている．代表的な電動ハンドを紹介する．

1）Michelangelo hand（Ottobock社）

Michelangelo handは，4本の指と拇指がそれぞれ別々に作動する駆動装置が2つあり，メインの駆動装置はグリップ動作と把持力を統制する（**図15**）．チャンネル（電極）は2つで操作し，筋電信号により，ハンドの拇指のCM関節が掌側方向と橈側方向へとポジション切り替を行い，拇指と示指・中指が能動的に稼働し，環指と小指は他の指の動きに追随して動く．手継手に手関節を固定するロックモードと手関節の動きが掌背屈方向に自由なフレキシブルモードがあり，ロックボタンで手関節の掌屈・背屈・中間位での固定が可能である．フレキシブルモードでは机などに手を付くと手関節が背屈位へ動くため，より人の手に近い動きに見える仕様である．ハンドポジションはラテラルピンチ，ラテラルグリップ，指間でのつまみ，3点つまみ，対立位での握り，オープンパーム，ニュートラルポジションの7種類がある．

2）Be bionic hand（Ottobock社）

5つの電動モーターが手掌部に内蔵され，プログラムされた10パターンの把持形状から，4つの形状を選択して動作させることができる（**図16**）．サイズと色は，small（black），small（white），medium（black），large（black）があり，手継手も断端や機能に応じElectric Quick Disconnect，Short Wrist，Multi Flex Wrist，Flexion Wristの4つのなかから選択できる．Multi Flex Wristを使用することで，掌背屈それぞれ30°までの可動性があり，掌屈・背屈・中間位での固定が可能となる．各指に個別のモーターが内蔵されており，グリップは，Active Index Grip，Column Grip，Finger Adductionなどの14パターンがある．耐久性が高く，45kgまでの加重に対応でき，また，Ottobock社のMYOBOCK Hand®と付け替えて使用することができる．

3）i-limbカンタムとi-digitsカンタム（Touch Bionics社）

i-limbカンタムは，グリップパターンは精密ピンチ，ラテラルグリップ，握手の3種類があり，グリップパターンのコントロール方法はジェスチャー，アプリ，筋収縮，近接操作※の4種類がある（**図17**）．ジェスチャーはi-moテクノロジー（Touch Bionics社製の特許）を使用し動かす方向で自動グリップが可能，動かす方向に特定のグリップを登録することで握り方が変わる．手継手に屈曲リストを用いることで掌背屈にはそれぞれ40°までの可動性があり，手動ロック機構で固定とフリーにすることが可能となっている．5本の指はそれぞれ多関節となっており，個々の指で屈曲・伸展機能を有しており，独立した動きが可能となっ

※近接操作とは，グリップパターンを登録したbluetoothを搭載したグリップチップにハンドを近づけることで，グリップを変更する．

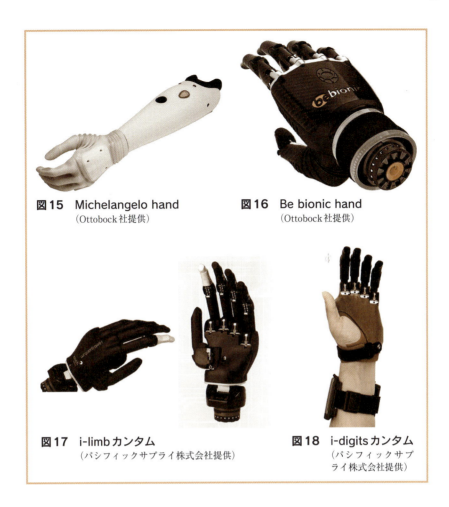

図15 Michelangelo hand
（Ottobock社提供）

図16 Be bionic hand
（Ottobock社提供）

図17 i-limbカンタム
（パシフィックサプライ株式会社提供）

図18 i-digitsカンタム
（パシフィックサプライ株式会社提供）

ている．それにグリップパターンを組み合わせて使用する．あらかじめ登録されているものとカスタムされたものを合わせると最大36種類のグリップパターンから選択できる．また，持った物を落とさないように自動つかみ（落下防止）機能も搭載している．

i-digitsカンタムは，手部切断/欠損用の筋電義手で，手関節より遠位〜MP関節より近位部の断端の場合に適応となる（**図18**）．

6 不具合と原因とその対応

筋電義手は能動義手に比べて作りが複雑であり，不具合の原因も多様である．そのため，故障の原因を把握し，不具合を予防することやトラブル時の対応を，義手を使用する切断者へ伝えることが必要となる．筋電義手の不具合と考えられる原因とその対応を**表4**に，故障を予防するための使用上の留意点を**表5**に示す．

第1章　義肢総論

表4　筋電義手の不具合と考えられる原因とその対応

不具合	考えられる原因	対応
・手先具の開閉がうまくいかない（※不随意に動く）	・電極の感度調整が不十分（感度が高い） ・ソケットや電極の不適合 ・手先具内部品の不具合	・電極の感度や接触を再確認し調整 ・ソケットの確認や調整 ・義肢装具士やメーカーに相談
・手先具の開閉がうまくいかない（※動かしにくい）	・電極の感度調整が不適切（感度が低い，または屈筋と伸筋のバランスが悪い） ・筋と電極の接触が不十分 ・ソケットの不適合	・電極の感度や接触を再確認し調整 ・ソケットの確認や調整 ・義肢装具士やメーカーに相談
・手先具の速度が遅い	・手先具内部品の磨耗 ・バッテリーの残量低下 ・バッテリーの経年劣化	・義肢装具士やメーカーに相談 ・バッテリーの使用年数を確認
・手先具が動かない（モーター音あり） ・手先具の把持力が弱い ・外力で手先具が動く	・手先具内部品の不具合や破損	・義肢装具士やメーカーに相談
・手先具が動かない（モーター音なし）	・スイッチが入っていない ・ケーブルの断線 ・バッテリーの消耗 ・モーターの故障・基盤の腐食	・スイッチの確認 ・電極を接触し手先具の可動確認 ・バッテリーの確認 ・義肢装具士やメーカーに相談
・手先具の指がぐらぐらする	・指の破断	・義肢装具士やメーカーに相談し修理
・手継手が簡単に回る ・手継手が硬くて回せない	・手継手の不具合	・義肢装具士やメーカーに相談し調整を依頼
・バッテリーの消耗が早い	・電極の感度が高い ・バッテリーや充電器の不具合	・電極の感度を確認し調整 ・義肢装具士やメーカーへ相談

表5　故障を予防するための使用上の留意点

メンテナンスや使用上の留意点	故障への影響
・使用後は手先具の指先を少し開けた状態にする（強く握りしめすぎる，または大きく開いた状態で放置しない）	・グローブの指先の余分な緩みや緩みの予防 ・グローブの母指と示指中指間の断裂の予防 ・手先具の指の金属疲労の予防
・バッテリーの取りはずしは，必ず電源を切って行う	・バッテリーのヒューズの破損予防
・長時間使用しないときはバッテリーを切る	・バッテリーの消耗の予防
・把持する物品の重量は10kg程度にする（成人用）	・過度な外力が加わることでの破損や故障の予防
・汗をかいた場合は，ソケット内や電極をタオルで拭き取り乾燥させる ・水を扱う場合は，手先具の内部や接続ケーブル，バッテリーに水が入らないようにする	・水分によるショートや汗による錆・腐食の予防
・義肢装具士による定期的なメンテナンスを行う ・メーカーによるオーバーホールを行う	・長期間の使用による部品劣化の確認 ・故障や破損の予防や早期発見

参考文献
1) 澤村誠志：切断と義肢　第2版. pp89-195, 医歯薬出版, 2016.
2) 川村次郎・他：義肢装具学　第4版. pp80-119, 医学書院, 2014.
3) 東原孝典：義肢学　第3版. pp314-335, 医歯薬出版, 2015.
4) Ottobock：オットーボック筋電電動義手システム.
5) パシフィックサプライ株式会社　https://www.p-supply.co.jp/products/553
6) ottobock. http://bebionic.com
7) 陳　隆明：筋電義手訓練マニュアル. 全日本出版, 2006.

（柴田八衣子・安藤　悠）

4 義手の適合判定（チェックアウト）

　完成した義手が，問題なく仕上がっているか，基本操作が可能であるかを確認し，必要に応じて義手の各部品などの調整を行う．義手が本来の動きなどを満たす仕様であるかを適合判定することは，義手の処方に携わった者の責任でもある．適合判定に使用する物品（バネばかり，角度計，巻尺，定規，木片［1辺12mm］など）を**図1**に示す．

1 義手の点検

　義手を装着する前に，完成した義手を点検する．
①処方された項目の条件がすべて満たされているか．
②ソケットの内面の仕上げが滑らかであるか．また，トリミングラインの処理が丁寧になされているか．
③継手や関連する部品などが正確に組み立てられているか．
④ハーネスの縫製は丁寧であるか．
⑤手先具の開閉や，能動義手の場合はコントロールケーブルシステムの可動に不具合はないか．

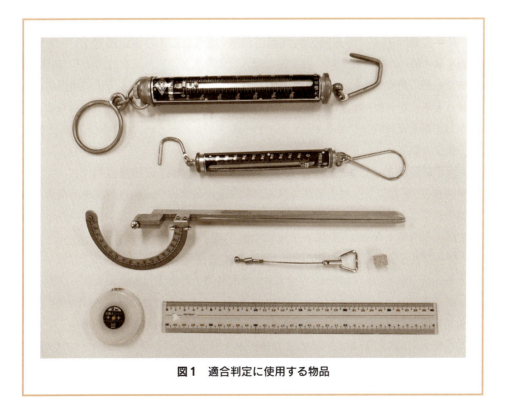

図1　適合判定に使用する物品

2 義手の長さ

片側切断の場合は，残存肢の肩峰から母指先端までの長さを基準とし，能動フックではフックの先端と合わせ，能動ハンドではハンドの母指先端を合わせる（**図2**）．ただし，作業用義手などの場合は，目的の作業時の肢位を考慮し長さを検討する．

3 前腕義手（能動義手）の適合検査

前腕義手（能動義手）の適合検査表を**表1**に記す．以下，前腕義手検査表の番号順ではなく，実施を推奨する順に記載する．手先具は，便宜上随意開き式能動フックを基準としての表記とする．

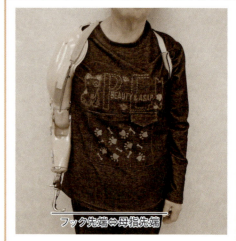

図2 義手の長さの基準

1）ソケットの適合確認/圧迫時の装着感（表1の検査番号⑦）

切断者は義手を装着し，肘関節90°屈曲位をとる．検査者は各運動方向に向かって義手（手先具）に外力を加える（**図3**）．切断者には，外力に抵抗する力を出すように指示する．その際，断端末端部や肘頭，内側上顆・外側上顆，トリミングライン部分など，皮膚とソケットとの接触部に痛みや不快感がないかを確認する．また，手先具を引っ張る力を加え，それに抵抗することでソケットが簡単に抜けることがないか確認する．

2）義手装着時および除去時の肘関節可動域の確認（表1の検査番号①）

義手装着時，および除去時の肘関節の最大屈曲角度と伸展角度を計測する（関節可動域測定法で計測．角度計の使い方は，日本リハビリテーション医学会の方法に準拠する）．義手の装着有無にかかわらず，肘関節の関節可動域（ROM）は同程度でなければならない（**図4**）．しかし，顆上支持式ソケット（ミュンスター式ソケット，ノースウエスタン式ソケット）では，多少の制限はやむを得ないこととする．

3）義手装着時および除去時の前腕回旋角度の確認（表1の検査番号②）

肘関節90°屈曲位で，義手装着時および除去時の最大回内・回外角度を計測する（**図5**）．前腕中断端より長断端で，たわみ式肘継手を使用している場合，義手装着時の回旋角度は，除去時の50％以上保たれているかを確認する．

4）ケーブルシステムの効率の確認（表1の検査番号③）

①手先具（指鉤先端）に12mmの立方体の木片を挟む．能動フックからケーブルをはずし，フックの制御レバーにバネばかりを取り付ける．ケーブルの方向にバネばかりを引っ張り，手先具を開く力を加え，木片が落下したときの力の大きさを測定する（**図6**）．

②手先具（指鉤先端）に12mmの立方体の木片を挟む．コントロールケーブルのハンガーにバネばかりを取り付ける．ハーネスの方向にバネばかりを引っ張り，手先具を開く力を加え，木片が落下したときの力の大きさを測定する（**図7**）．

4. 義手の適合判定（チェックアウト）

表1 前腕義手（能動義手）の適合検査

前 腕 義 手 （能 動 式） 検 査 表

氏 名：		年 齢： 歳 性 別：男・女
切断側：	長さ： B/E	義手の種類：ハーネス 末端装置
検査日： 年 月 日		検査者氏名：

検査番号	検査項目	成 績	標 準
①	義手装着時 および除去時の 肘関節可動域	除去時屈曲 ° 除去時伸展 ° 装着時屈曲 ° 装着時伸展 °	自動屈曲は装着時も除去時も同程度でなければならない ※ソケットのタイプ （ ）
②	義手装着時 および除去時の 前腕回旋角度	除去時回内 ° 除去時回外 ° 装着時回内 ° 装着時回外 °	装着時の自動回旋角度は除去時の1/2はできなければならない
③	ケーブルシステムの 効率の確認 （伝達効率）	手先具 kg ケーブル kg %	○伝達効率は, 70％以上はあるべきである
④	肘関節90°屈曲位での 手先具操作 （操作効率）	自動開き幅 cm 他動開き幅 cm %	他動的開大・閉鎖の程度まで, 自動的に完全に開大・閉鎖 できなければならない ○操作効率は, 100％
⑤	身体各部位 （口および ズボン前ボタン位置） での手先具操作 （操作効率）	口 cm 他動開き幅 cm % ボタン cm 他動開き幅 cm %	肘関節90°屈曲位での手先具操作（自動完全開閉）の70％はできなければならない ○操作効率は, 70％以上
⑥	引っ張り荷重 （下垂力, 張力） に対する安定性	cm	約20kgの牽引力で 断端からソケットが2.5cm以上 ずれてはならない
⑦	ソケットの適合確認 圧迫時の装着感		加圧力が不具合や痛みの原因 となってはならない
⑧	義手の重さ	kg	できるだけ軽量が望ましい

55

第1章　義肢総論

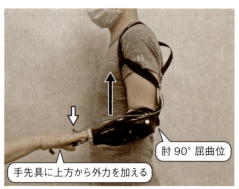

❶ 屈曲方向

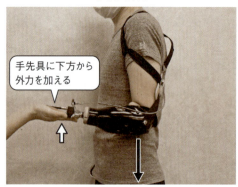

❷ 伸展方向

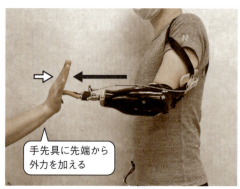

❸ 先端方向

図3　ソケットの適合確認　圧迫時の装着感

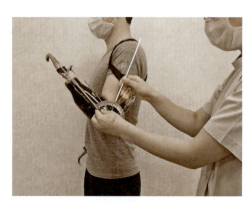

図4　肘関節の可動域測定

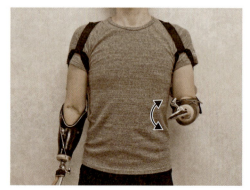

図5　前腕の可動域測定

伝達効率を以下の式から求め，70％以上の効率が確保されているか確認する．

$$伝達効率(\%) = \frac{A：手先具を直接開くために要した力（kg）}{B：コントロールケーブルシステムを介して手先具を開くために要した力（kg）} \times 100$$

5）肘関節90°屈曲位での手先具操作の確認（表1の検査番号④）

義手を装着し，肘関節を90°屈曲した状態で，手先具の最大開大ができるかを確認する

4. 義手の適合判定（チェックアウト）

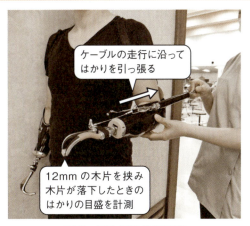

図6　手先具単体の計測

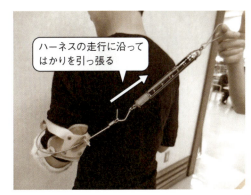 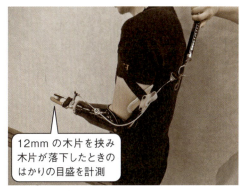

図7　ケーブルを介した計測

（**図8**）．他動的な最大開き幅の距離と比較し，最大開大率が100％かを確認する．

$$操作効率（％）＝\frac{手先具の開き幅（cm）}{他動的な手先具の最大開き幅（cm）}×100$$

6) 身体各部位での手先具操作の確認（表1の検査番号⑤）

義手を装着した状態で，口元，およびズボンの前ボタン（チャック）の位置で，手先具を開いたときに，手先具単体での最大開き幅に比べ操作効率が70％以上かを確認する（**図9，10**）．

$$操作効率（％）＝\frac{口元，およびズボンの前ボタンの位置での手先具の開き幅（cm）}{手先具単体での最大開き幅（cm）}×100$$

7) 引っ張り荷重（下垂力，張力）に対する安定性の確認（表1の検査番号⑥）

肘関節伸展位の状態で，手先具に約20kgの下垂力を加えたときに，断端と義手のずれが2.5cm以内であるか，ハーネスが破損しないかを確認する（**図11**）．計測位置は，肩峰から上腕カフまで，または上腕骨外側上顆からソケット上縁までの距離とする．

8) 義手の重さの確認（表1の検査番号⑧）

義手本体の重さをはかりで計測する．できる限り軽量であることが望ましい．

第 1 章　義肢総論

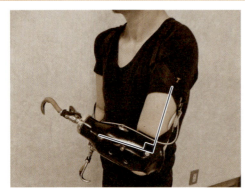
図8　肘関節90°屈曲位での手先具操作

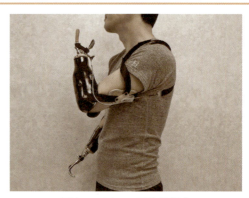
図9　口元での手先具操作

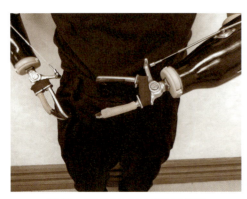
図10　前ボタンでの手先具操作

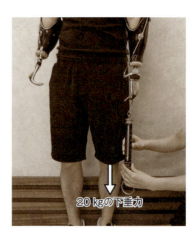
図11　下垂力に対する安定性

4　上腕義手（能動義手）の適合検査

　上腕義手（能動義手）の適合検査表を**表2**に記す．以下，上腕義手検査表の番号順ではなく，実施を推奨する順に記載する．手先具は，便宜上随意開き式能動フックを基準としての表記とする．

1）ソケットの適合確認／圧迫時の装着感（表2の検査番号⑬）

　切断者は義手を装着し，肘継手90°屈曲位で固定する．検査者は各運動方向に向かって義手に外力を加える（**図12〜15**）．切断者には，外力に抵抗する力を出すように指示する．その際，断端部や肩峰部，腋窩部に痛みや不快感がないかを確認する．

2）義手装着時および除去時の肩関節可動域の確認（表2の検査番号①，③）

　義手を除去した状態で，切断肢側の肩関節の最大屈曲，外転，伸展角度を角度計で測定する．また，義手を装着した状態で，肩関節の可動域を計測する．このとき，肘継手は伸展した状態でロックする．双方において，肩関節屈曲90°以上，外転90°以上，伸展30°，回旋45°の可動域が確保されているかを確認する．断端長が短い場合は，基準値に満たないこと

4. 義手の適合判定（チェックアウト）

表2　上腕義手（能動義手）の適合検査

上　腕　義　手　（能動式）　検　査　表

氏名：			年齢：　　　　歳　　性別：男・女
切断側：　　　　長さ：　　　　A/E　　義手の種類：ハーネス　　　　末端装置			
検査日：　　　年　　　月　　　日			検査者氏名：

検査番号	検査項目	成　績	標　　準
①	義手除去時の肩関節可動域	屈曲　　　　　　　° 外転　　　　　　　° 伸展　　　　　　　° 回旋　　　　　　　°	屈曲　90°（非切断肢：180°） 外転　90°（非切断肢：180°） 伸展　30°（非切断肢：60°） 回旋　45°（非切断肢：60°）
②	義手本体（前腕部）の 肘継手・屈曲角度	°	肘継手の他動的な完全屈曲角度は, 135°以上なければならない
③	義手装着時の肩関節可動域	屈曲　　　　　　　° 外転　　　　　　　° 伸展　　　　　　　° 回旋　　　　　　　°	屈曲　90°（非切断肢：180°） 外転　90°（非切断肢：180°） 伸展　30°（非切断肢：60°） 回旋　45°（非切断肢：60°）
④	肘継手の能動的な 屈曲可動域の測定	°	肘継手の能動的な完全屈曲角度は, 135°以上なければならない
⑤	肘継手の最大屈曲に要する 肩関節の屈曲角度の測定	°	肩関節の屈曲角度は, 45°を超えてはならない
⑥	肘継手を（屈曲90°位から） 屈曲するのに必要な力量	kg	引っ張る力は, 4.5kgを超えてはならない
⑦	ケーブルシステムの 効率の確認 （伝達効率）	手先具　　　　　　kg ケーブル　　　　　kg 　　　　　　　　　%	○伝達効率は, 50%以上はあるべきである
⑧	肘継手90°屈曲位での 手先具操作 （操作効率）	自動開き幅　　　　cm 他動開き幅　　　　cm 　　　　　　　　　%	他動的開大・閉鎖の程度まで, 　　　自動的に完全に開大・閉鎖 　　　　　　　できなければならない ○操作効率は, 100%
⑨	身体各部位（口および ズボン前ボタンの位置） での手先具操作 （操作効率）	口　　　　　　　　cm 他動開き幅　　　　cm 　　　　　　　　　% ボタン　　　　　　cm 他動開き幅　　　　cm 　　　　　　　　　%	肘関節90°屈曲位での 　　　手先具操作（自動完全開閉）の 　　　　　　　50%はできなければならない ○操作効率は, 50%以上
⑩	肘継手の不随意的動き		歩行時または, 肩関節外転（側方挙上）60°するときに, 肘継手が不随意に固定してはならない.
⑪	回旋力に対するソケットと 肘継手ターンテーブルの 安定性の確認		内側・外側の両側に共に, 1kgの引っ張りに抵抗できなければならない
⑫	引っ張り荷重 （下垂力, 張力） に対する安定性	cm	約20kgの牽引力で断端からソケットが2.5cm以上ずれてはならない
⑬	ソケットの適合確認 圧迫時の装着感		加圧力が不具合や痛みの原因となってはならない
⑭	義手の重さ	kg	できるだけ軽量が望ましい

59

第1章 義肢総論

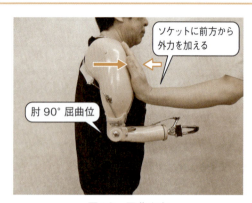

図12 屈曲方向

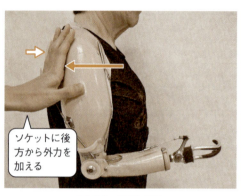

図13 伸展方向

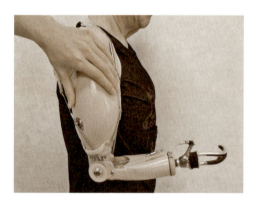

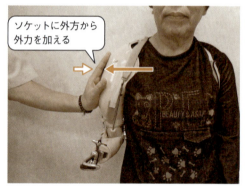

図14 外転方向

➡：装着者の運動方向
⇨：検査者の抵抗を加える方向

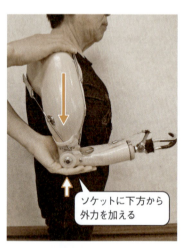

図15 下方向

もある.

3) 義手本体（前腕部）の肘継手・屈曲角度と肘継手の能動的な屈曲可動域の確認〔表2の検査番号②，④〕

①義手を装着した状態で，肘継手を他動的に最大屈曲させ，完全屈曲角度が135°以上で

60

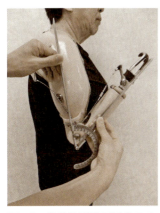 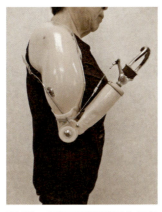 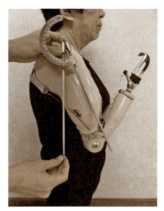

図16　他動的肘継手屈曲角度　　図17　能動的肘継手屈曲角度　　図18　肘継手最大屈曲時の肩関節の屈曲角度

あることを確認する（**図16**）．

②義手を装着した状態で，肘継手を能動的に最大屈曲してもらい，完全屈曲角度が135°以上であることを確認する（**図17**）．

4）肘継手の最大屈曲に要する肩関節の屈曲角度の確認（表2の検査番号⑤）

義手を装着した状態で，肘継手を能動的に最大屈曲してもらう．その際，肩関節の屈曲角度が45°以下であることを確認する（**図18**）．

5）肘継手を（屈曲90°位から）屈曲するのに必要な力量の確認（表2の検査番号⑥）

義手を装着し，肘継手がフリー（遊動）の状態で，検査者が前腕部を支え肘継手90°屈曲位を保つ．コントロールケーブルのハンガーにバネばかりを取り付け，ハーネスの方向へ力を加える（このとき，手先具が開いてしまうようであればテープで固定する）．肘継手が屈曲し始めたときのバネばかりの目盛りが，4.5kg以内であるかを確認する（**図19**）．

6）ケーブルシステムの効率の確認（表2の検査番号⑦）

義手を装着した状態で，肘継手を90°屈曲位でロック（固定）する．

①手先具（指鉤先端）に12mmの立方体の木片を挟む．能動フックからケーブルをはずし，フックの制御レバーにバネばかりを取り付ける．ケーブルの方向にバネばかりを引っ張り，手先具を開く力を加え，木片が落下したときの力の大きさを測定する（**図20**）．

②手先具（指鉤先端）に12mmの立方体の木片を挟む．コントロールケーブルのハンガーにバネばかりを取り付ける．ハーネスの方向にバネばかりを引っ張り，手先具を開く力を加え，木片が落下したときの力の大きさを測定する（**図21**）．

伝達効率を以下の式から求め，50%以上の伝達効率が確保されているか確認する．

$$伝達効率(\%) = \frac{A：手先具を直接開くために要した力(kg)}{B：コントロールケーブルシステムを介して手先具を開くために要した力(kg)} \times 100$$

第1章 義肢総論

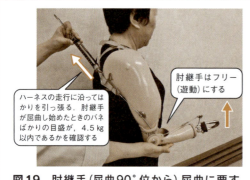

図19 肘継手（屈曲90°位から）屈曲に要する力

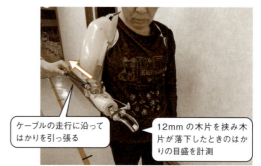

図20 手先具単体の計測

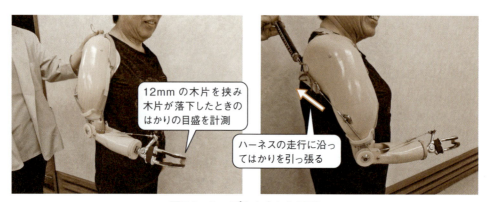

図21 ケーブルを介した計測

7）肘継手90°屈曲位での手先具操作の確認（表2の検査番号⑧）

義手を装着した状態で，肘継手90°屈曲位で手先具が最大開大するかを確認する（図22）．他動的な最大開き幅の距離と比較し，手先具の操作効率が100％であるか確認する．

$$操作効率（\%）= \frac{手先具の開き幅（cm）}{他動的な手先具の最大開き幅（cm）} \times 100$$

8）身体各部位での手先具操作の確認（表2の検査番号⑨）

義手を装着した状態で，口元，およびズボンの前ボタン（チャック）の位置で，肘継手をロック（固定）する．その際，手先具単体での最大開き幅と比べて操作効率が50％以上であるかを確認する（図23，24）．

$$操作効率（\%）= \frac{口元，およびズボンの前ボタンの位置でのフックの開き幅（cm）}{手先具単体での最大開き幅（cm）} \times 100$$

9）肘継手の不随意的動きの確認（表2の検査番号⑩）

義手を装着し，歩行時の腕の振りによって，もしくは肩関節60°外転した際に，肘継手が不随意にロック（固定）されないかを確認する．

4. 義手の適合判定（チェックアウト）

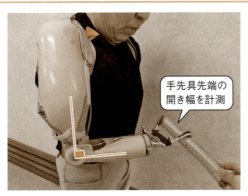

図22　肘継手90°屈曲位での手先具操作

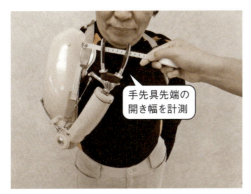

図23　口元での手先具操作

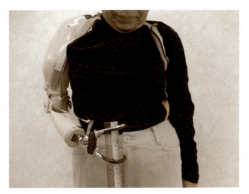

図24　ズボンの前ボタンでの手先具操作

10) 回旋力に対するソケットと肘継手ターンテーブルの安定性の確認（表2の検査番号⑪）

　義手を装着し，肘継手を90°屈曲位にロック（固定）する．肘継手軸から約30cm離れた位置（手先具の拇指を利用）で，肘継手ターンテーブルが回旋する方向（内側，外側）に力を加える（図25，26）．その際，1kg以上の引っ張る力に抵抗できるかを確認する．また，あわせてソケットは断端の周囲でスリップしないか，ターンテーブルが容易に緩むことがないかを確認する．

11) 引っ張り荷重（下垂力，張力）に対する安定性の確認（表2の検査番号⑫）

　義手を装着し，肘継手を伸展位にした状態で，手先具に約20kgの下垂力を加えたときに，断端とソケットの上縁からのずれが2.5cm以内か，ハーネスが破損しないかを確認する（図27）．

12) 義手の重さの確認（表2の検査番号⑭）

　義手本体の重さをはかりで計測する．できる限り軽量であることが望ましい．

第1章 義肢総論

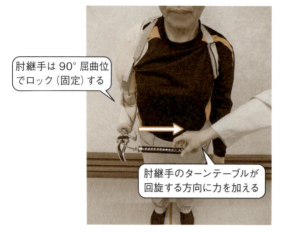

図25 内側への回旋力の確認

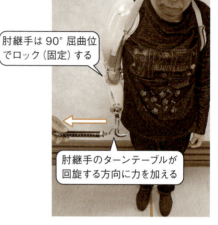

図26 外側への回旋力の確認

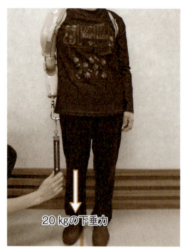

図27 下垂力に対する安定性

5 筋電義手の適合検査

前腕筋電義手の適合検査を以下に示す．

1）ソケットの適合確認／圧迫時の装着感

切断者は義手を装着し，肘関節90°屈曲位をとる．検査者は各運動方向に向かって義手（手先具）に外力を加える．切断者には，外力に抵抗する力を出すように指示する．その際，断端末端部や肘頭，内側上顆・外側上顆，トリミングライン部分など，皮膚とソケットとの接触部に痛みや不快感がないかを確認する．また，手先具を引っ張る力を加え，それに抵抗することでソケットが簡単に抜けることがないか確認する．

2）義手装着時および除去時の肘関節可動域の確認

義手装着時および除去時の肘関節の最大屈曲角度と伸展角度を計測する．義手の装着にか

かわらず，肘関節の可動域は同程度でなければならない．しかし，顆上支持式ソケット（ミュンスター式ソケット，ノースウエスタン式ソケット）では，多少の制限はやむを得ないこととする．

3) 義手装着時および除去時の前腕回旋可動域の確認

肘関節90°屈曲位で，義手装着時および除去時の最大回内・回外角度を計測する．手関節離断以遠の切断で手継手を使用していない場合は，義手装着時の回旋角度が除去時の50%以上保たれているかを確認する．

4) 肘関節90°屈曲位での手先具操作の確認

義手を装着し，肘関節を90°屈曲した状態で，手先具の最大開大ができるかを確認する．

5) 身体各部位での手先具操作の確認

義手を装着した状態で，口元，およびズボンの前ボタン（チャック）の位置や，肩関節屈曲方向や外転方向での上肢挙上，腰の位置など，さまざまな各部位で手先具の開閉をしたときに手先具操作ができるかを確認する．

6) 手先具の不随意的動きの確認

義手を装着し，歩行時の腕の振りによって，もしくは肩関節や肘関節を動かした際に，手先具が不随意に動くことがないかを確認する．

7) 引っ張り荷重（下垂力，張力）に対する安定性の確認

義手を装着し，肘継手を伸展位にした状態で，手先具で10kgの物品を把持した際に，顆上支持ソケットが容易に抜けることはないかを確認する．

8) 義手の重さの確認

義手本体の重さをはかりで計測する．できる限り軽量であることが望ましい．

参考文献
1) 澤村誠志・他：切断と義肢　第2版．pp103-195，医歯薬出版，2016.
2) 日本整形外科学会・日本リハビリテーション医学会（監修）：義肢装具のチェックポイント　第6版．pp91-119，医学書院，2003.
3) 日本義肢装具学会（監修），澤村誠志・他（編）：義肢学　第3版．pp217-335，医歯薬出版，2015.
4) 川村次郎・他（編）：義肢装具学　第4版．pp80-119，医学書院，2009.
5) 日本作業療法士協会（監修），古川　宏（編）：作業療法学全書　改訂第3版　第9巻　作業療法技術学1　義肢装具学．pp27-120，協同医書出版社，2010.
6) 清水順市・他（編）：リハビリテーション義肢装具学．pp66-82，メジカルビュー社，2017.

（柴田八衣子・岡本真規子）

5 上肢切断者の作業療法の流れ―義手操作能力の獲得と向上のために―

　ある日突然，不慮の事故または疾病により今まで当たり前に過ごしていた生活が奪われる．その時，切断者はどのようにして障害を受け止め，新たな生活を再建していくのか．ここでは，上肢切断者の生活の再建に義手を用いたリハビリテーションの流れを通じて作業療法の具体的な内容について紹介する．

　作業療法は，切断者の活動や参加の再獲得を目標とする．その手段として義手を用いることになる．義手を用いないという選択肢もあることを忘れてはいけないが，義手は適切な評価と訓練，義手の作製などを行うことにより切断者の生活に有効な道具となる．

　また，作業療法を実施するにあたりリハビリテーション関連職種の連携は欠かせない．上肢切断者へのリハビリテーションは，作業療法士，医師，義肢装具士，理学療法士，エンジニア，看護師，医療ソーシャルワーカーで構成される専門職チームで実施される．リハビリテーションの流れとおもに関わる職種を，**表1**に示す．各専門職がその知識および技術を活かし連携することで，効果的なリハビリテーションを提供することができる．以下に，それぞれの役割について述べる．

1) 作業療法士 (OT)

　切断者が義手という道具を日常生活のなかで自由自在に使いこなせるように，身体機能へのアプローチおよび義手訓練をはじめ，精神・心理面をサポートする．また切断者個々の環境に適した社会生活のためのフォローアップを行う．

2) 医師 (Dr)

　医学的管理と訓練経過など，リハビリテーションを統括する．さらに本義手の処方，申請に携わり，退院後も切断者の医学的管理を継続して行う．

3) 義肢装具士 (PO)

　義手を作製する．作業療法士と協働して本義手処方，作製に向けたデザインの決定，故障時のメンテナンスなど，継続的なフォローアップを行う．

4) 理学療法士 (PT)

　義手の操作に必要な身体機能の訓練を行う．関節可動域，筋力，バランスなど，切断肢に限らず全身管理を行う．

5) エンジニア (Eng)

　おもに筋電義手のパーツや訓練機器の開発と故障時の原因究明を担当する．また義肢装具士と連携し，日々進歩する技術の義手への応用および臨床導入を行う．

6) 看護師 (Ns)

　切断者の断端等の身体管理と病棟での日常生活を支援する．また家族も含めた精神・心理面をサポートする．

7) 医療ソーシャルワーカー (MSW)

　切断者の社会復帰のために社会資源を活用したサポートを行う．さらに義手処方に際して

表1 上肢切断者へのリハビリテーションに関連する職種とおもな役割

リハビリテーションの流れ	作業療法士	医師	義肢装具士	理学療法士	エンジニア	看護師	医療ソーシャルワーカー
①オリエンテーション	◎	◎				○	○
②義手装着前評価	◎	○	○	◎		○	
③義手装着前訓練（非切断肢の訓練・利き手交換，筋電制御訓練など）	◎			◎			
④訓練用仮義手の処方と作製	○	◎	◎				
⑤訓練用仮義手のチェックアウト	◎	◎	◎				
⑥義手操作訓練　1) 基本操作訓練	◎		○				
2) 応用操作訓練	◎						
3) ADL 訓練・IADL 訓練	◎		○		○	○	
⑦自宅および職場・学校での試用	◎		○		○		○
⑧本義手の処方と作製	○	◎	◎				○
⑨本義手のチェックアウト	◎	◎	◎				
⑩フォローアップとメンテナンス	◎	◎	◎		○	○	○

◎：おもに関わる　○：必要に応じて関わる

社会保障制度の利用を支援する.

1 オリエンテーション

オリエンテーションとは，リハビリテーションの流れや義手について切断者に説明し，義手全般に関する正しい理解と具体的なイメージをもってもらい，切断者のニーズを把握することでリハビリテーションおよび作業療法の方針を決定することである．おもに医師の診察や作業療法面接のなかで実施する．

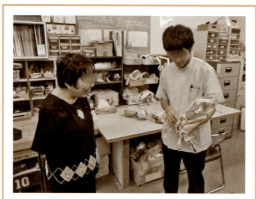

図1 作業療法士によるオリエンテーションの様子

　医師のオリエンテーションでは，切断レベル，切断部位，断端の状態（長さ・成熟度・皮膚の状態・断端痛の有無・筋収縮の有無），関節可動域（ROM），筋力，知的能力，意欲を確認する．オリエンテーション時の切断者は，義手に関する正確な知識をもっておらず，能動義手と筋電義手などさまざまな義手の使用方法，その利点や欠点を含め説明を行う．さらに，訓練の流れやその期間，義手の価格や公的支給制度についても説明する．

　作業療法士のオリエンテーションでは，ICFに基づいて切断者の心身機能や活動および参加面などの評価を並行して行う．セルフケアや仕事や趣味などの生活行為を生活のなかで遂行するためにはどのような義手が適しているか，将来的にどのような生活場面で義手を使用したいと考えているかなど，詳細な情報収集と分析が必要である．これらをふまえながら義手の説明や作業療法の説明，今後の展望などの説明を行う．また実際に義手（装飾用義手・作業用義手・能動義手・筋電義手など）に触れながら（**図1**），仕組みやその操作方法の理解を促す．さらに，すでに実生活で義手を使用している切断者と話をしてもらうことや，動画を用いて義手の使用場面を紹介することも有効である．

2　義手装着前評価

　義手装着前評価とは，義手を使用するために必要な心身機能・身体構造を中心とした医学的評価が主となる．そのため作業療法士のみならず医師や理学療法士も実施する．ここでは，作業療法における義手装着前評価について述べる．

　作業療法士は，心身機能・身体構造，活動と参加，環境因子や個人因子などICFの概念に基づいてさまざまな視点で切断者を評価する．そのため面接から始まり心身機能面や環境面など生活行為を獲得するために必要な情報を得なければならない．上肢切断における作業療法評価の項目について**表2**に示す．

　作業療法介入のためには，これまでの生活や仕事，どのような人生を送ってきたのか，そして，今回の受傷をどのように感じ捉えていて，さらに，今後の生活や人生について，どのようにしたいと考えているのかを丁寧に聴き取ることが重要である．

5. 上肢切断者の作業療法の流れ─義手操作能力の獲得と向上のために─

表2　上肢切断における作業療法評価の項目

1. 一般情報
   ① 年齢・性別
   ② 切断原因・既往歴や現病歴
   ③ 切断術：皮膚・血管・神経・骨・筋の処理
   ④ 主訴やニーズ
   ⑤ 受傷前の生活
   ⑥ 利き手の確認
2. 身体機能面
   ① 全身状態：健康状態，身長，体重，姿勢，バランス，体幹筋力，脊柱の状態（側弯症），視覚や聴覚の状態（障害の有無）
   ② 残存肢の評価：上肢長，関節可動域検査，徒手筋力検査，握力，STEF（簡易上肢機能検），片手動作や利き手交換（巧緻性・協調性・スピード・力の入れ方・筋の過緊張・姿勢）
   ③ 切断肢の評価：関節可動域検査，徒手筋力検査
   ④ 断端の評価：断端長（巻尺計測・骨の触診・X線），周径（巻尺計測），感覚検査（異常感覚有無も），疼痛（安静時や運動時痛・圧痛ポイント），幻肢（幻肢のタイプ，長さや肢位），神経腫，断端の成熟状態の把握（骨・皮膚軟部組織・傷・損傷組織・形状・柔軟性・血行状態・腫脹・皮膚温など），筋収縮の程度や萎縮，筋収縮による筋の形状変化
3. 精神・心理面
   ① 精神機能
   ② 知的レベル（義手操作における理解力や応用力）や教育レベル
   ③ 障害受容の程度（受傷と心理状態）
   ④ モチベーションの確認
   ⑤ 義手に対する機能上の要望
   ⑥ 外観上の要望
4. ADL（日常生活動作）
   ① 片手動作でのADL（利き手交換の程度）：
     書字スピード・筆圧・大きさ，箸，ボタン・ファスナー，紐結びなどの動作観察
     片手でどのように行っているか，時間がかかるか，工夫して行えているか，介助で行っているか
     （巧緻性・協調性・スピード・力の入れ方・筋の過緊張の程度・姿勢）
   ② 断端の活用状況（両手動作でのADL）：
     前腕部や断端末の使用状況，その巧緻性や姿勢など
   ③ 断端ケア：弾力包帯の自己巻きや傷の受け入れや管理，断端の衛生管理など
5. 社会的側面
   ① 職業（職種や業務内容や職場環境）や職業歴
   ② 学校（専攻や必要な要素）
   ③ 家庭での役割と家族構成
   ④ 趣味やレジャー
   ⑤ 自動車の免許（オートマかマニュアルか）や運転の必要性の有無
   ⑥ 経済状況
   ⑦ 家人の要望や考え
   ⑧ 義手支給体制
   ⑨ 義手の使用環境
6. その他
   ① 義手に対しての理解（理解の程度）

　義手装着前において最も重要なことは，切断肢（断端）の評価である．断端部の評価は，皮膚や軟部組織（筋肉，脂肪，神経，血管）の状態などの観察を視診と触診で行い，色，形，しわ，たるみ，腫れ，柔軟性，感覚など，また腫脹，発赤，浮腫，発汗などの変化を評価する．傷の治癒に伴い，循環障害に対するモビライゼーションや，断端形成を整えるためにさまざまなドレッシング法のアプローチを行う．なぜならば，義手の装着には断端の状態が最も影響を及ぼすからである．また切断肢の評価は，装飾用義手，能動義手，作業用義手，筋

69

第1章　義肢総論

電義手とすべての義手において共通している．傷の治癒過程を把握して，傷（縫合）の部位や大きさ，治癒過程，湿潤や乾燥の程度，瘢痕ケロイド，血腫などを確認する．一例として，切断肢（残存肢を含む）の評価のポイントと対応方法を**表3**に示す．

　さらに断端形態計測は，訓練用仮義手を組み立てるために必要なデータであり，断端周径は断端の成熟状態を知ることで訓練用仮義手や本義手の作製時期の判断材料となる（**図2, 3**）．

　また，この時期には訓練初期の緊張感の緩和や障害受容といった心理面のサポートを行うことも忘れてはならない．

3 義手装着前訓練

　義手装着前訓練の目的は，ROMの拡大と維持，筋力増強と維持，断端成熟の促進とケア，日常生活活動の改善などである．ROMの拡大は，義手操作に必要な関節運動の獲得およびリーチ範囲の拡大につながる．筋力増強は，日常生活を送るうえでも維持されるべきで，さらには義手の操作のためのコントロールケーブルの力源としても重要となる．そして，義手装着訓練をスムーズに開始するためには，断端形状の早期成熟は不可欠であり，弾性包帯によるソフトドレッシングが有効である．また，浮腫や異常感覚などは操作訓練の阻害因子となるため，できるだけ早期に問題を取り除いておくのが望ましい．

　また，非切断肢や姿勢バランスへのアプローチも行う．具体的には，利き手を切断した場合には利き手交換訓練を行うことが多い．義手は補助手としての役割が大切であるため，利き手交換訓練は義手を用いることで両手動作や日常生活動作などの習熟に効果がある．また，入浴など義手を使うことが難しい行為では片手動作での遂行動作の獲得や自助具の活用も有効である．

　特に筋電義手における装着前訓練では，能動義手などの装着前訓練に加え，筋電ハンドの動きを制御するための筋電信号の検出と制御訓練が重要となる．その内容を以下に説明する．また筋電義手訓練の流れについて**図4**に示す．

a. 筋電信号の検出と電極位置の選定

　筋電信号を採取する筋肉は，手関節掌屈筋群（おもに尺側手根屈筋）と，手関節背屈筋群（おもに長・短橈側手根伸筋）から選択する．これは，作業療法士が触診をしながら収縮している部位を絞り込み，その後MyoBoy®（Ottobock社）を使用して電極の位置を決定する．筋の走行に沿って電極を置くことが望ましいが，切断や損傷により筋の走行や部位がずれている場合も多く，解剖学的な位置は参考程度とする．電極の位置はソケットの作製にも影響するため，各々の筋出力が十分に可能かを確認し，最適な位置を義肢装具士と相談しながら決定することが重要である．

b. 筋収縮訓練

　筋収縮訓練の目的は，安定した筋収縮で屈筋と伸筋を分離収縮することができ，さらに分離した筋収縮を閾値に合わせて出力できることである．切断後間もない時期では，筋の損傷や萎縮などのため，十分な筋収縮が行えることは稀である．仮に十分に行えた場合でも，頻回の筋収縮により筋疲労が出現し，筋の分離収縮が不十分となり筋電制御の誤動作の原因となる．また筋の過剰緊張のため十分な収縮が出現しづらい場合もある．筋収縮訓練では筋疲

5. 上肢切断者の作業療法の流れ―義手操作能力の獲得と向上のために―

表3　切断肢（残存肢を含む）の評価と対応方法（装着前訓練）【前腕切断用】

評価項目と評価方法	評価のポイント	対応方法（装着前訓練の内容）
断端長 　巻尺計測 　骨の触診 　Ｘ線	＊残存している前腕部の長さが回内・回外機能（残存筋と可動域）に影響 　極短断端：回外筋が存在しないため，回内・回外は不可能，上腕二頭筋張力で回外位となる 　短断端：円回内筋が残存しているため，回内・回外は正常の60％程度可能 　長断端・手関節離断：円回内筋・方形回内筋とも残存，回内・回外は正常範囲可能	関節可動域の制限→前腕部のモビライゼーション（関節可動域の欄を参照）
周径 　巻尺計測 断端の状態 　視診・触診・嗅診	＊断端の成熟度や傷の状態 　断端成熟や傷の改善に向けたアプローチ 　ソケットの免荷部位や素材の検討選定	断端成熟不十分（浮腫）→ソフトドレッシング：弾力包帯 　→リジッドドレッシング：ギブスソケットでの仮義手訓練 　→マッサージ 　→モビライゼーション
感覚 　感覚検査 　触診（皮膚温）	＊触覚・温度覚や異常感覚部位の特定	異常感覚→脱感作訓練 　→マッサージ 　→モビライゼーション
疼痛 　疼痛検査	＊疼痛原因の追究 　筋の過剰収縮・神経腫・循環障害・異常感覚・幻肢痛などの確認	疼痛→リラクセーション，モビライゼーション 　→感覚再教育
幻肢 　問診	＊幻肢の肢位や長さ 　幻肢の変化による義手操作への影響	幻肢（痛）→残存肢と鏡を使用した再教育訓練
筋収縮・筋緊張 　触診 　視診	＊筋活動の程度 　筋活動による，ソケット内での断端の変化 　筋収縮の程度の確認	低緊張→筋収縮訓練 高緊張・筋硬結→リラクセーション・モビライゼーション 　→残存肢と鏡を使用した再教育訓練でのリラクセーション
関節可動域 　関節可動域テスト	＊義手操作のため両側の肩甲骨・肩関節・肘関節の動きを把握 　義手操作のリーチ動作に影響 　肩屈曲・外転　肘伸展→上・外側方向などのリーチ 　肘屈曲→口までのリーチなど体軸に向かう動作に影響 ＊各関節運動の評価 　三角筋下や肩甲胸郭の関節，肩甲骨の運動，胸鎖・肩鎖関節や靱帯 　肘や上下橈尺関節や靱帯についても評価する	関節可動域制限→モビライゼーション 　→リラクセーション ※肘関節は腕尺関節や腕橈関節に着目 ※前腕は近位橈尺関節や前腕骨間膜に着目 ※回外は上腕二頭筋や回外筋，回内は円回内筋に着目 ※切断肢だけではなく，残存肢や頸部・体幹・下肢の可動域も評価する
筋力 　徒手筋力テスト 　握力	＊残存肢・切断肢の筋力による義手操作	筋力低下→筋力増強訓練・神経筋再教育訓練 ※単一的な筋出力だけではなく，筋持久力・瞬発力なども把握する
姿勢・バランス評価 　姿勢検査 　バランス検査	＊円背などはハーネス調整に影響 ＊非対称性の評価	姿勢アンバランス→姿勢調整訓練 　→バランス訓練 　→体幹機能訓練

労には十分配慮しなければならない．

　まず，訓練開始時は，屈筋のみあるいは伸筋のみを収縮させる．残存肢で手指完全伸展位での手関節掌屈と背屈を行いながら必要な筋収縮を理解していく．その後，同様の動きを切断肢で行い，MyoBoy®を使用した訓練に移行する（**図5**）．

71

第1章 義肢総論

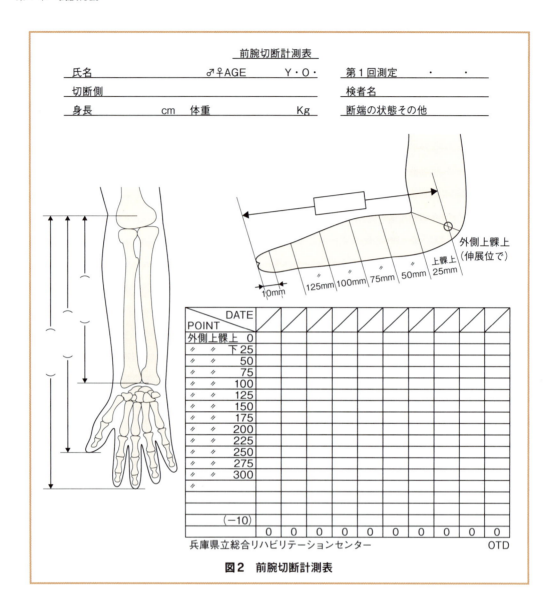

図2 前腕切断計測表

　筋収縮で重要なことは筋の弛緩である．筋肉を収縮させることを意識しすぎて弛緩がうまくできず，切断肢全体（肩甲帯，肩，肘関節など）に力が入ってしまうことがよく起こる．筋が弛緩した状態の学習は非常に重要であり，弛緩することを学習できるまでに時間を要することも少なくない．筋肉の収縮と弛緩それぞれの必要性を理解してもらう．また，過緊張の筋に対し，リラクセーションやモビライゼーションなど，徒手的なアプローチは非常に効果的である．

　訓練は，まず座位から開始する．そのほうがリラックスしやすい．前腕の肢位は中間位で行うことが多いが，幻肢のイメージや収縮しにくい筋を重視して肢位を検討するほうが筋収縮の感覚を再教育しやすいこともある．筋収縮訓練は，まず屈筋と伸筋それぞれの収縮を3秒間，瞬時に最大限に発揮できる訓練を行う．次に，屈筋と伸筋の筋収縮の分離収縮の訓練を行う．このときに，伸筋と屈筋のバランスをみながら，電極（筋電増幅器）の感度を調整

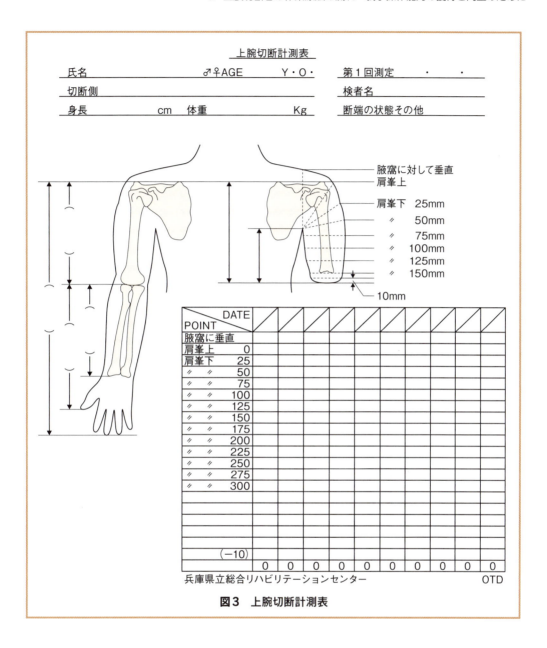

図3 上腕切断計測表

しながら低くしていき，その値を決定する．

　筋収縮が弱い場合などは，訓練室以外でもイメージトレーニングを行ってもらい，よりスムースな筋の収縮と弛緩が行えるよう促す．また，訓練初期には伸筋が弱く，伸筋の収縮を屈筋が追ってくることやその逆もあり，訓練や感度の調整によって分離収縮を確実にしていく．

　また，最大に努力した収縮で筋電信号を出力するのではなく，閾値を少し超える程度での収縮を学習し，筋電位の値を制御できるようにしていく．これらを行いながら電極の部位を最終決定する．

　筋電義手装着前の筋収縮訓練や装着訓練は，断端の収縮とハンドの動きのイメージを重なり合わせるための，知覚の再構築であると考える．そのため，筋収縮とハンドの動きの結び

第 1 章 義肢総論

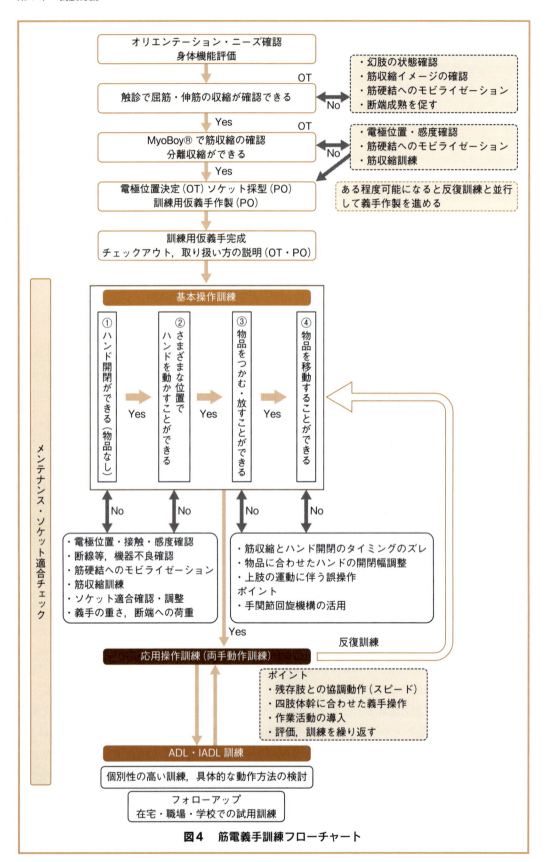

図4 筋電義手訓練フローチャート

5. 上肢切断者の作業療法の流れ—義手操作能力の獲得と向上のために—

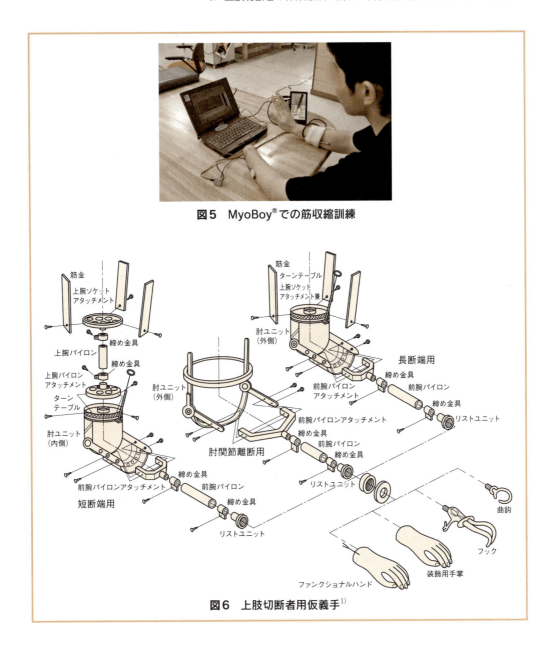

図5 MyoBoy®での筋収縮訓練

図6 上肢切断者用仮義手[1]

つきを理解し，学習することができるまで，十分な時間をかけて行うことが重要となる．

4 訓練用仮義手の処方と作製

　仮義手は，切断後に早期の装着訓練を行うための義手であり，さまざまな部品で構成される（図6）．

　ここでは，1969年に兵庫県立総合リハビリテーションセンターで開発された「モジュラー型訓練用仮義手システム」を紹介する．このシステムは，軽合金パイプを支持部材として，手先具，継手などが自由に組み合わせられる構造となっており，肩離断から手関節離断まで幅広く対応可能である．仮義手の性能は，本義手と比較して遜色のない機能を発揮できるよ

75

第1章　義肢総論

うに考案されている．

　ソケットは，創の良好な治癒と成熟断端の早期獲得を目的に，従来はリジッドドレッシング（ギプスソケット）を用いていたが，ソケット作製に正確な適合技術が要求されるため，現行では熱可塑性樹脂の素材を採用する場合もある．手先具や手継手も，義手の用途に合わせて種々交換しその機能を経験する．

　筋電義手（訓練用仮義手）の場合は，義手装着前訓練（筋収縮訓練）と平行して，訓練用筋電義手を作製し始める．まず義肢装具士が断端を採型してチェックソケット（顆上支持式）を作製，完成後，チェックアウトを医師および作業療法士とともに行い，装着時の断端や筋収縮の状態，その適応や電極位置などを決定する．制御方式や筋電ハンドの機種は，切断者の筋収縮の制御能力や性別や体格に合わせて選択する．切断者には義手の着脱方法や電源スイッチ，バッテリーの取り扱い方法，ハンドの回旋方法，その他の注意事項を説明する．

5　訓練用仮義手のチェックアウト

　「第1章-4．義手の適合判定（チェックアウト）」を参照されたい．

　訓練用仮義手は，切断者にとって初めての義手装着である．そのため丁寧な説明や指導を通じて義手の理解を促すことが大切で，ここでの理解度はその後の作業療法の実施に影響を及ぼす．また，仮義手は，本義手に向けた義手部品やデザインを検討する貴重な機会である．

6　義手操作訓練（能動義手・筋電義手）

　訓練用仮義手（能動義手または筋電義手）が完成すると，いよいよ義手を装着した訓練を進めていく．義手の脱着方法を習得し，装着に慣れた後に基本操作訓練が開始され，段階的に応用操作訓練→ADL訓練→IADL訓練へとステップアップしていく．そして最終段階では，自宅および職場や学校などでの試用を行い，本義手の作製に至る．

　訓練用仮義手を用いた訓練開始時は，評価・調整・訓練を繰り返しながら進められる時期である．義手の装着感，装着することによる断端の痛み，操作を行うことにより起こる非切断肢の痛みなどに注意を図る．

1）基本操作訓練

　基本操作訓練とは，義手を装着して身体を動かすことから始まる．基本操作訓練の目的は，義手の使用方法（義手の各部品がどのように動くのか）の理解と，その基本的な操作方法を獲得することにある．そして，手先具の開閉を行いながら徐々に物品の操作を行う．基本操作訓練はおもに義手を装着した上肢による片手動作であると考えてよい．

　ここでは，まず「能動義手の手先具の開閉」「上腕能動義手の肘継手操作」について説明をする．

能動義手の手先具の開閉

　能動義手では，肩関節屈曲と肩甲骨の外転の動きにより手先具の開閉を行う．能動フック（随意開き式）を例に動かし方を述べる．

76

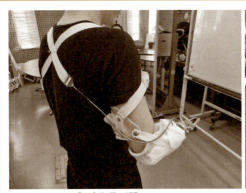 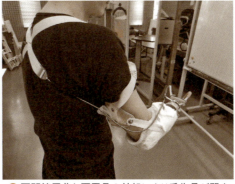

❶ 手先具が閉じている　　❷ 肩関節屈曲と肩甲骨の外転により手先具が開く

図7　手先具の開大

● 手先具の開大

　手先具の開大には，肘関節を90°屈曲し肩関節屈曲と肩甲骨の外転（前腕部をゆっくり前に押し出す）により手先具が開く（**図7-1, 2**）．メカニズムはコントロールケーブルが引っ張られることで手先具の開大が出現する．この際，切断肢の肩甲骨・肩・肘の動きのみで手先具を開くのではなく，非切断肢の肩を固定してより効率的に手先具の開閉を行う方法や，非切断肢の肩甲骨の外転や前方突出の動きによる手先具の開閉も学習したい．

● 手先具の把持力調整（prehension force・ラバーの枚数）

　訓練開始時は2枚程度から始め，切断者の状態により調整し，3枚（手先具の把持力：1.5kg）程度を目指す．切断肢の筋力が弱い場合は開大が困難となり，また断端痛が出現することがあるため注意する．開大が困難な場合は，断端や肩の動きを誘導しながら肩甲骨の動き（運動方向や速度）を誘導介助し操作を獲得する．

● さまざまな肢位での開大

　手先具を口元や頭上などさまざまな位置で開閉することにより，ハーネスやケーブルへ伝わる力も変動し，断端や身体の運動方向が微妙に変化することを学習する．

● 上腕能動義手での注意点

　訓練初期は，肘継手を屈曲90°程度に固定して両側の肩甲骨の外転・前方突出，肩関節屈曲の動きでフックを開大するように指導する．また，肘継手が解除（遊動）されているときは，同様の運動で肘継手が屈曲する．開大が困難な場合は断端や肩の動きを誘導しながら力の入れ具合（運動方向や速度）を誘導介助し操作を行う（**図8**）．次に，肘継手の角度を変え，さまざまな位置でのフックの開閉を行っていく．

上腕能動義手の肘継手操作（肘継手の固定と解除）

　上腕能動義手は複式コントロールケーブルシステムで，手先具の開閉に加えて肘継手の操作を習得する．複式コントロールケーブルシステムでは，ケーブルが引っ張られるときに肘継手が固定（ロック）されていると手先具が開大し，肘継手の固定が解除され遊動（アンロッ

第1章　義肢総論

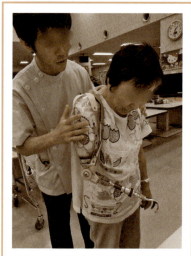

図8　上腕能動義手での手先具開大の誘導介助の様子

ク）していると肘継手が屈曲する．手先具の開閉は，単式コントロールケーブルシステムと同様であるが，肘継手の固定と遊動の操作（肘継手のロック・アンロック操作）に必要な身体の動きは，肩甲骨の下制，肩関節の伸展である．

● 肘継手の固定と遊動の操作（肘継手の固定・解除：ロック・アンロック操作）

　肘継手の固定と遊動の操作は同じ動きで行うことができる．その動きは，肩甲骨の下制，肩関節の伸展である．しかし，この動きは大変難しく，作業療法士の介入によって運動を促すこと（誘導介助）が必要となる．誘導介助の方法は，作業療法士が義手や断端に手を添えて，切断者の肩や義手ソケットの断端から動きを伝える．はじめにケーブルを緩め，一度ケーブルを引っ張った後，再度完全に緩めることで動作が終結する（図9）．引きっぱなしでは固定（ロック）が半がかりとなり，次の固定・解除（ロック・アンロック）操作ができないことを理解してもらうことが重要である．繰り返し正しい動作を作業療法士が誘導し（図10），鏡などでも自己フィードバックできるとよい．肘継手を遊動の状態から，肩甲骨の外転，肩関節屈曲の動きにより，切断者自身で前腕支持部を屈曲させていき前腕支持部を保持させ，肩甲骨の下制，肩関節の伸展により肘を固定させるという動作を繰り返し行う．

筋電義手（筋電ハンド）の動かし方

　筋電ハンドの制御方法は，装着前訓練で十分に習熟し理解できているため，ソケットおよび電極位置の適合さえ合えば難しいことではない．まず，義手の着脱方法を説明してソケットの適合を確認しながら，スムーズに義手を着脱できるかを確認する．装着時，断端のソケットへの挿入の仕方により，電極位置が少しずれてしまうことがあるので注意する．また，装着前訓練での筋出力と実際に装着した筋電ハンドの動きにずれがないか（マッチング）を確認する．そして，併せて電源スイッチの位置と操作方法，バッテリーの取り扱いや充電

5. 上肢切断者の作業療法の流れ―義手操作能力の獲得と向上のために―

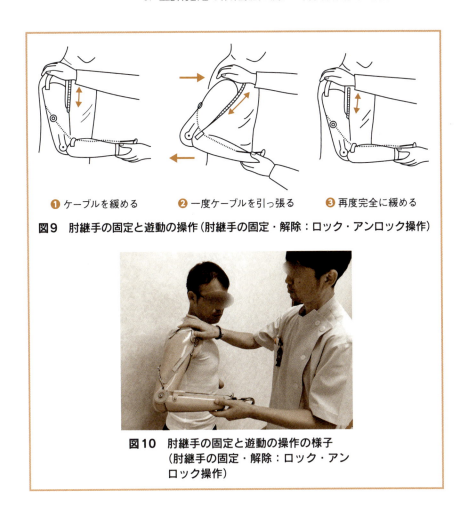

❶ ケーブルを緩める　❷ 一度ケーブルを引っ張る　❸ 再度完全に緩める

図9　肘継手の固定と遊動の操作（肘継手の固定・解除：ロック・アンロック操作）

図10　肘継手の固定と遊動の操作の様子
（肘継手の固定・解除：ロック・アンロック操作）

方法，ハンドの回旋方法，注意事項などの説明を行う．まず，誤動作をなくし，疲労が出にくい程度の軽い力で操作をスムーズに行えるようになることが重要である．

能動義手の装着方法

片側切断者の場合は，かぶりシャツを着る要領で行う場合と前開きシャツを着る要領で行う方法がある．いずれも，切断肢をソケットに挿入し，ハーネスが捻れないように気をつけながら非切断肢にハーネスの腋下ループを通す．かぶりシャツの要領で装着する場合は，ハーネスのクロス部分を持ち頭からかぶるように装着する．

両側切断者の場合には，義手を机などに置いた状態から両切断肢をソケットに挿入してリュックサックを背中に背負うような要領で行うとよい．義手の使用経験が長い切断者では机に義手を置かなくても片方の切断肢をソケットに挿入して前開きシャツを着る要領で他方の切断肢をソケットに挿入し，義手を装着することもできる．

基本操作訓練のプログラムの流れ

基本操作訓練プログラムは，能動義手および筋電義手と同様のプログラムで実施される．

作業療法士は，それぞれの義手の特徴と切断者の状態を把握して実施することが重要である．

ここでは，プログラムをステップ1〜4に分けて説明する．

●ステップ1　手先具の「開き・閉じ」

目的：手先具の動きを理解し，より自然でスムーズな操作を獲得する．

方法：立位で物品を使用せず，単純に手先具の開閉の訓練を行う．手先具を最大幅まで開く，開きや閉じを途中で止めるなどの動きを随意的に行うことができるように訓練する．

筋電義手は，装着前訓練と同様，作業療法士の指示に従い非切断肢の手指の屈曲伸展運動とともに筋電ハンドの開閉やその速度調節を行えるかを切断者とともに確認する．

●ステップ2　さまざまな肢位 (手先具の位置) での「開き・閉じ」

随意的な手先具の開閉が可能になってきたら，さまざまな肢位 (手先具の位置) での「開き・閉じ」の訓練を行う．

目的：上下肢および体幹の各関節運動と手先具とのコンビネーションを習熟する．

方法：

①身体に対して遠い位置，すなわち前方，側方，後方，頭上などで開閉する．

②身体に対して近い位置，すなわち頭部，口元，臍部，腰部などで開閉する．

③身体に対して遠い⇒近い位置という組み合わせで交互に手先具を操作する．またその逆のパターンも行う．

④座位から始め，立位や足元での開閉など姿勢を変化させる．

●ステップ3　物品を使用した「把持 (grasp)」と「放し (release)」

目的：さまざまな物品の特性を活かし，義手操作能力の向上を図る．

方法：机上に物品を置き，「握る」「放す」の反復訓練を行う．

「握り」訓練では，物品にリーチする際のプレポジション，重さによる断端への荷重，手先具の向き，上肢の使い方を経験する．真上からあるいは横からリーチするなど，方向や手先具の開閉幅が物品の形状によって異なることを学習する．また物品に合わせて非切断肢で手先具の向きを変える使い方 (手継手の回旋機構を活用する) や，手先具の向きの違いによる肩，肘関節の使い方を経験する．この段階になるとペグなど棒状の物を微妙に開閉しながら握り替えていくための制御，スポンジや紙コップなどの柔らかい物品を潰さないように把握する制御などを行う (**図11, 12**)．

次に，手先具を閉じた状態から物品の大きさに合わせて徐々に手先具を開きながらアプローチを行う制御など，切断者の能力に合わせて十分時間をかけ柔軟に対応する．対象物が遠方にある場合には，肘伸展の動きでフックを開大させることができるが，近位にある場合は，切断肢や非切断肢の肩甲骨の外転や前方突出の動きを使いフックを開大させる．このように，対象物の距離と開始する姿勢により動きが変わってくることを理解し，切断肢の動きと非切断肢の動き，またその両側の協調的な操作を学習する．

●ステップ4　物品の移動 (持ち運び)

目的：「取りにいく⇒握る⇒運ぶ⇒放す」までの一連動作を誤制御なくできる．

方法：運動方向は，①水平方向，②垂直方向，③水平方向と垂直方向を組み合わせた方向．①〜③のいずれの場合にも上下，前後，内外など，どの方向にも自由に動かすことがで

5. 上肢切断者の作業療法の流れ―義手操作能力の獲得と向上のために―

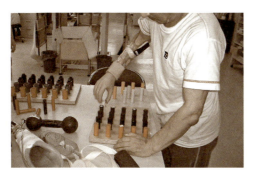
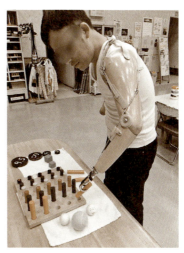

図11 ペグの握りと放し（筋電義手・上腕能動義手による基本操作訓練）

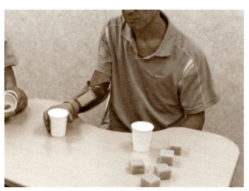

図12 スポンジや紙コップの握りと放し（筋電義手による基本操作訓練）

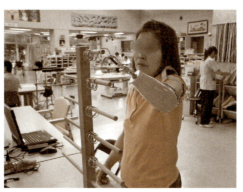

図13 リングを用いた垂直移動（能動義手による基本操作訓練）

第1章 義肢総論

きるように行う．ここでは，物品と上肢・体幹とのそれぞれの位置関係を学習する（**図13**）．

　上腕能動義手では，フックの操作と肘継手のコントロールを組み合わせた操作訓練をする．上腕能動義手は，1本のコントロールケーブルでフックと肘継手をコントロールする複合コントロールシステムを用いる．すなわち，フックで物を把持したまま，肘継手の固定・解除（ロック・アンロック）を行うという一連のコンビネーションを習熟することで，次の段階である応用操作訓練（両手動作）へ拡大を図る．

　筋電義手では，思いどおりの軌道でボールやお手玉を投げる訓練を行う場合がある．これは，手先具を開くタイミングを学習するために有効である．また非常に難易度が高い訓練ではあるが，投げられたボールやお手玉をつかむ訓練を行う場合もある．この目的は，上肢の動かし方や運動速度の変化に対応して，どのポイントでも自分の手のように手先具を操作できるようになることである．

　筋電義手の場合，過度の筋収縮を促すような訓練をしないよう注意しなければならない．筋疲労を起こした状態では適切な筋制御ができなくなるため，十分な休憩がポイントとなる．

2）応用操作訓練

　応用操作訓練とは，おもに非切断肢と義手との協調した両手動作訓練である．両手動作では，義手はおもに補助手としての役割がある．しかし切断者のなかには義手を利き手のように使用する方もいるので注意したい．また両側切断者の場合は義手と義手による両手動作訓練となる．

　目的は，義手で把持するために対象物を固定する方法などさまざまな両手動作に対応できるように，義手操作を学習することである．義手で物品を固定したり操作したりする方法は，その物品によってさまざまである．手先具のどの部分で押さえるのか，手先具を開いたまま押さえるか，手先具で把持するかなどを考慮し，さまざまな方法を獲得する．また，上肢のみの動作に着目せず，体幹・下肢の全身動作も指導する．姿勢は物品の持ち方に大きく影響を受けるため，基本操作訓練を参考に，場面に応じて選択できるように指導する．作業療法士はこれらのポイントをふまえ，目的とする動作に焦点を当て，切断者にアクティビティ（手工芸や木工など）を提供する．

応用操作訓練のプログラムの流れ

　応用操作訓練プログラムは，能動義手および筋電義手とともに同様のプログラムで実施される．作業療法士は，それぞれの義手の特徴と切断者の状態を把握して実施することが重要である．

　ここでは，プログラムをステップ1〜3に分けて説明する．

●**ステップ1　義手と非切断肢の協調した同じ動きの両手操作課題**

　目的：手先具と非切断肢が同様の動きを行い，物品の「握り」や「放し」を行うことができる

　方法：基本操作で行ったブロックなどの物品移動を非切断肢も義手と同じ動きで行い，義手でも非切断肢でも同じタイミングで物品の「握り」「放し」ができるように反復訓練を行う．

82

実際には，ブロックやお手玉を用いたり，薄い板や紙などの平面状の物品を移動させたりする．このような動作は，ズボンの上げ下げを行う動作や配膳などのお盆の操作などに役に立つ．

● **ステップ2　義手と非切断肢の協調した異なった動きの両手操作課題**

　目的：手先具と非切断肢が異なった動きを行い，物品の「握り」や「放し」を行うことができる

　方法：基本操作で行ったブロックなどの物品移動を，非切断肢と義手が反対する動きで行い，義手でも非切断肢でもスムーズに物品の「握り」「放し」ができるように反復訓練を行う．実際には，ブロックやお手玉を用いて行う．両上肢が異なった運動をタイミングよく行うことは難易度が高い．このような動作は，紐結びやカバンから物を取り出す操作などに役に立つ（**図14**）．

● **ステップ3　義手で物品を固定・保持して義手を操作する両手操作課題**

　目的：手先具と非切断肢が同じ動きや異なった動きを行い，物品の「握り」や「放し」を行うことができる．また物品の押さえなどの両手動作における補助手としての役割が果たせることができる．

　方法：応用操作訓練のステップ1と2を混合させながらさまざまな動きのパターンを行うアクティビティを導入する．基本的には「握り」「放し」の繰り返しである．課題に応じて，義手で物品の固定や保持など行いながら非切断肢で物品を操作したり，その反対の動作を行ったりする．作業療法では，マクラメや革細工，木工などさまざまな手段的作業を用いる．切断者はアクティビティを通じて作品の完成を経験し，成功体験をする．またその経験を重ねることで自己効力感を得ることもでき，次の訓練段階であるADL訓練やIADL訓練へよい影響を与えることができる（**図15〜17**）．

3) ADL訓練・IADL訓練

　義手の使用目的は，切断者の日常生活や家事活動などで実用的に活用できることである．そのためADL訓練は，できるだけ両手動作訓練の後半から始めることで早期のADL動作の獲得を目指す．ADL訓練やIADL訓練の実施により課題が明らかとなる場合は，応用操作訓練などを再度行うことが大切である．ADL訓練・IADL訓練は実生活で行うこともあるが，模擬的な場面を設定して行い，作業工程を分析しながら可能な動作と不可能な動作を明確に把握する．そして，不可能な動作については，義手の操作訓練のみでの対応でなく自助具や動作方法の検討なども加える．

　また，就労や就学に関しては切断者に情報を得ながら，模擬的な場面を設定して訓練を行う．就労後や就学後の実際場面での試用が必要となるため，事前に模擬的な試用を行い，作業療法士としてその課題や対応方法を検討しておきたい．すなわち，切断者の使用場面や目的に適した具体的な方法を検討し，ニーズに適した個別性の高い訓練を行うことが必要である．方法や場面に応じた義手の使用が可能になること，切断者の生活のニーズに適した役割が担えることが重要である（**図18〜20**）．

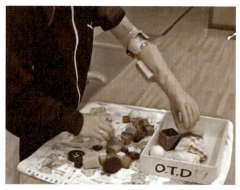

図14 義手と非切断肢が協調し異なった動きの両手操作課題（筋電義手による応用操作訓練）

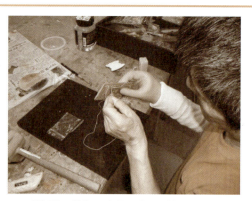

図15 革細工を用いた両手操作課題
（筋電義手・上腕能動義手による応用操作訓練）

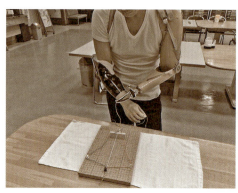

図16 マクラメを用いた両手操作課題
（筋電義手と上腕能動義手による応用操作訓練）

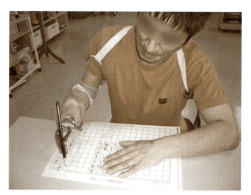

図17 書字課題を用いた両手操作課題
（能動義手による応用操作訓練）

7 自宅および職場，学校での試用

　義手操作訓練を終了する頃に，切断者とともに今後の方向性について検討を行う．作業療法で獲得した操作能力を，個々の生活の場である自宅や職場，学校など，それぞれの環境のなかで試用評価する．実生活で義手を使用することにより，入院中では体験できなかった生活環境での実用性を主観的および客観的に評価することができる．また同時に，1日の生活時間帯での実操作時間の変化や季節などを考慮した使用評価を行うことも重要である．そして，義手の実用性とさらなる問題点の確認を行う．その結果は，義手操作の再訓練や義手の部品選定などに活かす．また作業療法士にとってはさらなる義手操作訓練などの改善につながる大変重要な情報となる（図21～23）．

8 本義手の処方と作製

　本義手は，前述した義手操作訓練と自宅および職場，学校での試用をもって処方される．作業療法士，医師，義肢装具士，そして切断者自身の意見を集約して，よりよい義手を作製

5．上肢切断者の作業療法の流れ—義手操作能力の獲得と向上のために—

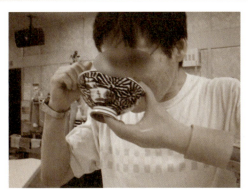

図18　食事動作課題
（筋電義手によるADL訓練）

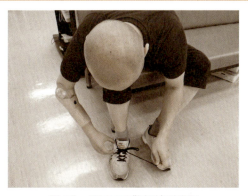

図19　足元での靴紐結び課題
（筋電義手によるADL訓練）

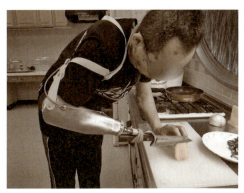

図20　調理課題
（能動義手によるIADL訓練）

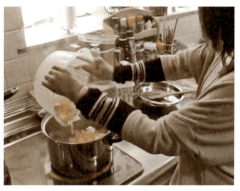

図21　在宅での調理
（自宅での筋電義手の試用）

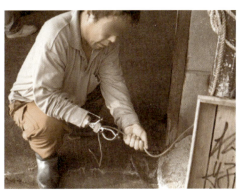

図22　漁師として網を編む
（職場での能動義手の試用）

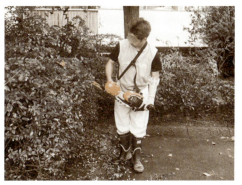

図23　造園業者として剪定する
（職場での筋電義手の試用）

85

第1章　義肢総論

する．また，近年ではソケットや支持部のデザイン（模様）もさまざまであり，切断者の希望に応じたデザインをすることも少なくない．

9 本義手のチェックアウト

「1章-4. 義手の適合判定（チェックアウト）」を参照されたい．

本義手は，切断者にとって実生活で使用する義手である．正確にチェックアウトを行い，もしも不都合があれば迅速な対応を心がける．また，チェックアウト後には，病棟生活や実生活で使用してもらいその感想や意見を聴き取る．

10 フォローアップとメンテナンス

定期的な外来診察時などを利用した作業療法士による聴き取り調査および訪問調査のフォローアップを実施することが望ましい．特に訪問調査を実施することは，生活のなかでの義手の使用場面を評価することで，その有効性や問題点などを把握・分析できる．

筋電義手のみならず能動義手でも，訓練中に獲得した能力を十分に活用できているか，困っていることがないかなど，切断者の心理面をも継続してフォローすることが大切である．

メンテナンスのために，義手を構成する部品の故障に対して敏速に対応できる体制をつくる．メンテナンスは能動義手や筋電義手を切断者が継続的に活用できるための条件であり，その役割はおもに義肢装具士が担う．作業療法士は，フォローアップ時の情報や義手操作の特徴などについて義肢装具士に伝えるという大切な役割を担う．

参考文献
1) 澤村誠志：切断と義肢．p456，医歯薬出版，2007．
2) 中村春基・他：義手の現状と今後の課題．作業療法ジャーナル．33：703-708，1999．
3) 陳　隆明（編）：筋電義手訓練マニュアル．全日本病院出版会．pp10-11，2006．
4) Hermansson LM, et al：Assessment of capacity for myoelectric control：a new Rasch-built measure of prosthetic hand control. *J Rehabil Med*, 37：166-171, 2005．
5) 溝部二十四・他：義手の訓練方法のポイントと指導のコツ：筋電電動義手．日本義肢装具学会誌，29（4）：240-245，2013．
6) 陳　隆明・他：上肢切断に対するリハビリテーションチームアプローチとリハビリテーション目標．日本義肢装具学会誌，29（4）：203-205，2013．
7) DS Childress, R F Weir："Control of limb prostheses [D.G.Smith, et al：Atlas of Amputations and Limb Deficiencies：Surgical, Prosthetic, and Rehabilitation Principles, 3rd ed]. Rosemont, IL：J. H. Bowker, 195：173-195, 2004．
8) Bouwsema H, et al：Learning to control opening and closing a myoelectric hand. *Archives of Physical Medicine and Rehabilitation*, 91（9）：1442-1446, 2010．
9) 柴田八衣子・他：筋電義手の装着訓練とメンテナンス—実際の症例から—．日本義肢装具学会誌，17（4）：249-256，2011．
10) 柴田八衣子・他：兵庫リハにおける筋電義手使用者の実例から（その2）〜断端評価と装着前訓練について〜．日本義肢装具学会誌17（特別号），72-73，2001．
11) 澤村誠志：切断と義肢．医歯薬出版社，2007．
12) 大庭潤平・他：片側前腕切断者における筋電義手と能動義手の作業能力の比較．総合リハビリテーション，34-37，2006．
13) 古川　宏・他（編）：作業療法学全書，改訂第3版第9巻作業療法技術学1義肢装具学．協同医書出版社，2009．

（大庭潤平・柴田八衣子・溝部二十四）

6 上肢欠損児（先天性上肢欠損児）の作業療法の流れ

　成人の切断の場合は，今まで存在していた身体部位の喪失，つまり，すでに獲得していた技能（機能）の喪失であるが，先天性欠損の場合は，生後よりその部分は存在しないため，初期から代償機能の獲得が必要であり，障害と共存しながらの支援となる．子どもは，自分が使えると思うものは使うが，使いにくいと思えば使わなくなる．子どもがいかに義手を実用的に生活のなかで使えるようになるか，子ども自身の"実感（体験）と習慣化"が鍵となる．特に，家庭生活のなかでの関わりが基本となるため，両親と子どもを含めた関係づくりが重要となる．

　子どもは成人と異なり，"成長する"という大きな特徴をもっている．それらをふまえ，小児切断における作業療法で大切なことは，①義手は子どもの成長に伴って継続的な確認や作り替えが不可欠である，②発達の時期によってアプローチの目標や獲得する動作が変化する，③成長や発達に合わせ，年齢・時期に応じた運動発達の側面や知的面の発達はもちろん，巧緻性やADL，学校生活や遊び，趣味活動や習い事に至るまで，活動や参加を含めた幅広い支援が必要である，ということである．また，両親だけではなく，ときには幼稚園や保育園，学校の教員との連携を総合的に実施することも重要な要素となる．

　ここでは，先天性上肢欠損児への，乳幼児からの前腕筋電義手アプローチについて述べる．

1 チームアプローチ

　古川ら[1]は，「小児切断のリハビリテーションは，各個人のもつ能力を十分に発揮するように，成長発達することを助けるための総合的アプローチであり，その成長過程の時々に子ども自身，保護者，兄弟，祖父母等家族を中心に作業療法士，医師，理学療法士，義肢装具士，工学士，教師，看護師，心理士，社会福祉士のリハビリテーション・スタッフが年齢に応じた適切な関与をする必要がある．そのため，継続して関与する欧米の例や旧東京都補装具研究所のように『小児切断クリニック』で継続的に関与するシステムが望ましい」と述べている．小児切断児には，成人同様にリハビリテーションチームでの取り組みが必要である．

2 義手訓練プログラムの概要

　訓練プログラムの流れについて，**図1**に示す．

3 義手訓練の実際

1）筋電義手装着の準備期

a. 初診・オリエンテーション

　オリエンテーションの目的は，両親や祖父母が義手全般について正確に理解し，かつ具体的なイメージをもったうえでスムーズにアプローチへ導入できることである．

第1章 義肢総論

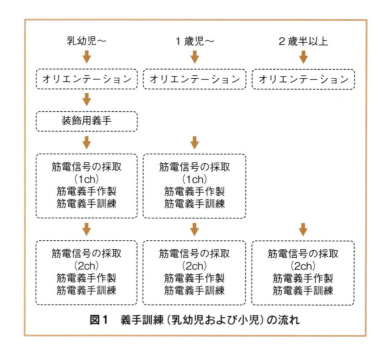

図1 義手訓練（乳幼児および小児）の流れ

　まず，初診時に主治医が医学的な評価から筋電義手の適応を判断し，訓練システムの流れ，義手の価格や公的支給制度の現状について説明する．次に，作業療法士が欠損肢断端（前腕）と非欠損肢での両手遊びを促す重要性や，日本の現状，筋電義手のシステム，訓練方法や実際の生活での使用場面等を，そして，義肢装具士が義手の作製や成長に応じた作り替え等について説明する．このように，関係するスタッフがチームとなりオリエンテーションを実施し，各々が筋電義手適応の評価を行い，その後情報を共有する．

　そして後日，医師は両親の意見を確認するために再診を設定し，筋電義手アプローチを開始することを再確認した後に，作業療法士と義肢装具士に処方をする流れとなる．

b. 装飾用義手（義手の導入）

　乳幼児への義手導入では，断端長や開始時期にもよるが，まずは装飾義手を用いる．当センターでは，ソケットは顆上支持で作製し，装飾用ハンドは佐藤技研のノーマルグローブ5-3（1号：1採用）を使用している（図2）．装飾義手は装飾性を補うだけではなく，家族や子どもが義手やその装着に慣れることを目的に，バランスのよい姿勢や装着のイメージ（手の長さのボディイメージ）等，身体のイメージを早期に促すために導入する．

c. 筋電の採取

　通常，乳幼児の筋電制御システムは，1電極のV-O（随意開き式）EVOシステムから導入する．一人座りができる生後6カ月頃をめどに筋電採取を開始し，義手を作製する．Ottobock社製MyoBoy®を使用し，前腕部の手関節伸筋群で筋電信号を採取し電極位置を決定する（図3）．

d. 筋電義手製作にあたって（parental switchについて）

　筋電義手は，MYOBOCK® System for Children's Prostheses Electrohand 2000 8E511 electrode-EVO（Ottobock社製）を使用し，顆上支持ソケットで作製する．構成は成人用の

6. 上肢欠損児（先天性上肢欠損児）の作業療法の流れ

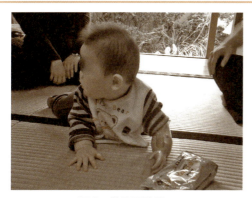

図2　装飾用義手　　　　　　　　図3　電極位置

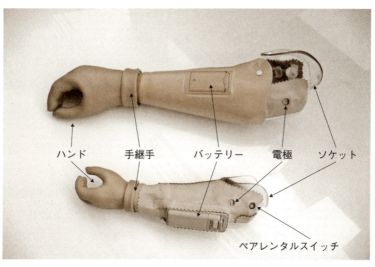

図4　成人用（上）と小児用（下）の筋電義手

筋電義手と同じである（**図4**）．

　乳幼児の訓練では，子どもが意図的に筋電信号を発生することは困難なため，外部にペアレンタルスイッチ（ハンドの操作を外部から行うもの）を組み込み，両親や作業療法士がそのスイッチを使用してハンドを開き，他動的に動かしながら義手の操作を学習する．

2）筋電義手訓練：1電極

a. 正中位での遊び

　装着訓練は，ハンドの動きを視覚的に認識することを目的に行う．座位で視野にハンドを入れ，ペアレンタルスイッチで操作しておもちゃを把持させ，そこを見ながら正中位での両手遊びから導入する（**図5**）．乳幼児期の子どもにとっては，遊びは生活の大部分を占め，「遊ぶことこそ仕事」といってもよい．そして，遊び方は成長するにしたがって変化する．子どもは遊びを通した体験のなかで，筋電義手を操作することを学習していく．

b. 放し（release）動作の準備期

　放し動作の準備期として大切なのは，ハンドを開くことを繰り返し行うことである．これ

89

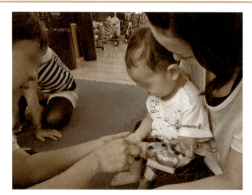
図5　訓練導入期

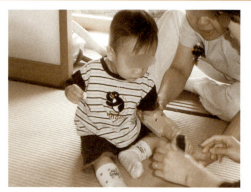
図6　誘導しながらの練習

は，両手遊びを促す際に，作業療法士がペアレンタルスイッチを操作して物を把持させると，握りたくない物は反対側の手で引っ張りながらハンドを開き取るようになる．このような動作の繰り返しのなかで，伸筋の筋収縮が発生しやすくなり，また筋収縮の発生により，ハンドが開きやすくなっていくことを経験により学習する．

c. 放し (release) 動作の定着

意識的に把持した物を放すアプローチに移行する．放し動作がしやすい肢位を介助することで，徐々に，把持させた物を随意的に目的の場所に落とすことが可能となる（**図6**）．順次，把持したものを相手に渡す，向きを整えてから入れる等の目的動作で成功体験を増やすことで，意図的に行えるようになる．意図的注意は4歳以降になると目立って発達するが，それ以前の子どもは一般的に貧弱である．しかし，興味のあることへの注意の持続は行え，子どもの視聴覚を刺激し，おもしろく興味をそそるような遊びの工夫が大切である．

d. 把持 (grasp) 動作の定着

放し動作が定着すると，次に把持動作に移行する．把持動作は，何も把持していないハンドを開き，対象物を把持することで，この動作は，「ハンドを開く」と，「ハンドが開いたタイミングでその指間に物を入れる」動きで，動作の認識とタイミングが重要である．ハンドを開いたタイミングに合わせ作業療法士がハンドにおもちゃを把持させる誘導介助訓練を繰り返す．このように，「把持動作ができる」ことを「子ども自身が見て体感する」ことで，筋収縮とハンドの動きが結び付き，動作の理解につながっていく．

e. 両手動作と把持動作

把持動作が行えるようになったら，さらに両手動作の場面を増やしていく．義手で支える・押さえるなどの補助手としての活用も重要である．遊びや生活のなかで筋電義手を使用し，両手を協調して使用することをたくさん体験してもらう（**図7**）．そして，ハンドでの把持と両手練習を継続していく．把持動作では，徐々に自分からハンドを動かし，「目的とする物品へ向かって把持する (reach)」ことができるよう促す．

6. 上肢欠損児（先天性上肢欠損児）の作業療法の流れ

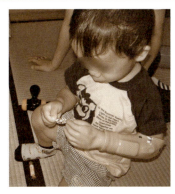
図7　両手動作場面

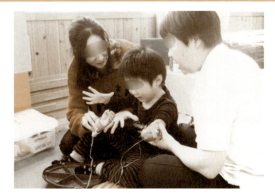
図8　2電極のための練習

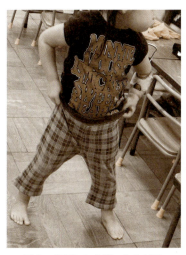
図9　両手でズボンをあげる

3）筋電義手訓練：2電極

a. 2電極への移行に向けて

　子どもによって差があり一概にはいえないが，2歳半頃より，大人と同じシステム（2電極）の検討を行う．これは，子ども・両親の希望や筋電出力により判断するが，おおむね3歳（～4歳）頃には2電極制御に移行する．物品（おもちゃ）を把持して両手で遊ぶことが日常的になり，義手の使用頻度が増えていくなかで，ハンドを開き続けたい希望や，把持物を落とすことへの不満の解消のためにも2電極へ移行する．移行には，筋電採取のために子どもの理解と意欲が必要なため，両親や子どもと話し合いを進めていく．

b. 筋収縮の分離訓練

　Ottobock社製のMyoBoy®を使用し，筋電採取と筋収縮訓練を行い，1電極で使用している伸筋と，新しく屈筋の部位を特定する．

　これは大人のシステムと同様で，手関節の掌屈と背屈の動きを分離する練習を行う．反対側の手も同時に動かし，動きのイメージをもってもらいながら行う（**図8**）．模擬義手を用い

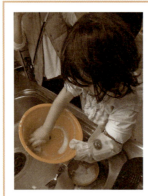
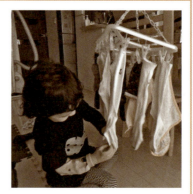

図10 お手伝い（洗濯）をする

て筋収縮と分離運動が可能となり，ハンドの操作が十分に行えることを確認し2電極用のソケット採型へ移行する．

c. 成長にともなった義手の活用

成長に応じた義手の活用が重要であることは，アプローチ全般を通していえることである．子どもの成長とその時期に応じた遊びや義手の活用体験によって，筋電義手を自分の身体の一部として取り込み，操作できるようになり，上達していく．さまざまな遊びや生活の動作のなかで，義手を活用する経験をもつことが大切である（**図9, 10**）．また，幼稚園や保育園への入園に伴い，社会性も広がり筋電義手の使用方法は変化していく．さらに，小学校入学後，学童期となりその使用方法は変化し続けるため，夏休みや冬休みなど，長期休暇の時期に定期的にアプローチを継続し，成長に応じた義手の調整とフォローアップを行うことが必要である．

参考文献
1) 東京都補装具研究所小児切断プロジェクト：小児切断者のすべて（Ⅱ）．pp8-10, 53-76, 東京都補装具研究所，1980.

（柴田八衣子）

7 義手に関する評価

　評価（evaluation）に類似した用語に測定（measurement）と査定（assessment）がある．測定は，評価のための客観的な基礎データであり，評価はこの客観数値を目標値と対比させそれを意味付けて活用する．身体の個々の器官の機能評価をevaluationとすれば，人間全体に関わる評価がassessmentと解釈できる．

　義手を使用する人は上肢切断者であり，その上肢切断者の評価を十分に行わずに義手の評価のみを行ったとしてもリハビリテーションとしての意味はきわめて少ない．すなわち臨床において上肢切断者の評価と義手の評価は一体であり，両者の評価なくして義手を使用する上肢切断者のリハビリテーションの効果を判定することは困難である．

　"義手の評価"と聞くと義手本体の工学的観点による実験・解析がイメージされるかもしれない．しかし，それよりも重要なことは上肢切断者が義手を使用した場合の効果を評価することである．実際の臨床場面では，対象者が義手を使用した際の活動時間の計測や観察等が行われている．それらの手法にも意味はあるが近年普及しつつある筋電電動義手などハイテク化が進む義手の適応などを考慮するとさらに客観的な結果を示すための方法が必要になっている．現在においては，義手使用の効果を示す方法を知ることは重要である．

　2009年に米国の義肢装具学術誌『The American Academy of Orthotists & Prosthetists』に義手の評価基準（Upper Limb Prosthetic Outcome Measures）で，Virginia Wright[1]により1970〜2009年までの義手に関する188論文のレビューが行われた．また作業療法士であるWendy Hillら[2]により義手の評価に関する各手法の位置付けについて報告がなされた．

　The American Academy of Orthotists & ProsthetistsでのUpper Limb Prosthetic Outcome MeasuresでWendy Hillら義手の評価基準検討会（Work of The Upper Limb Prosthetic Outcome Measures Group）が報告した評価方法の一覧を**表1**に示す．これは，成人および小児を対象としたICFに基づき，機能（Function）・活動（Activity）・社会参加（Participation）を評価するものである．なお，近年研究論文や学会発表等で使用され，かつ我が国においても使用可能な評価手法を，以下に紹介する．

1 Assessment of Capacity for Myoelectric Control[3,4] (ACMC)

　スウェーデンの作業療法士であるHermanssonらにより筋電義手の手先具操作能力の評価法である．Work of The Upper Limb Prosthetic Outcome Measures Groupの報告では，このACMCが義手使用者の機能面および活動面の評価方法として推奨されており，義肢に関する欧米での学会等で近年最も広く使用されている評価法のひとつとされている．この評価法の対象者は，年齢や切断レベルや切断側は問わず筋電義手を使用する者である．評価方法は，対象者が筋電義手で6種類の課題（テーブルセッティング課題や封筒の開封課題など）を遂行し，検者はその遂行場面の観察を行う．すべての課題に対して共通する22個の評価項

第1章 義肢総論

表1 Upper Limb Prosthetic Outcome Measures Group recommendations[2]

ICF-related component	Recommended	Consider
Function	ACMC[a, b]	AHA[b] Box and Blocks[a, b] DASH[a] Jebsen[a] SHAP[a] Sollerman[a, b] UBET[b] UNB Test[b]
Activity	ACMC[a, b] CHQ[b] COPM[a, b] PODCI/POSNA[b] PUFI[b] GAS[a, b]	AHA[b] CAPP-PSI[b] DASH[a] OPUS-UEFS[a, b] TAPES[a] UBET[b] UNB Test[b]
Participation	CHQ[b] COPM[a, b] DISABKIDS[b] GAS[a, b] PedsQL[b] PODCI[b] PUFI[b] WHOQOL[a]	CAPP-PSI[b] DASH[a] OPUS-UEFS[a, b] TAPES[a]

[a]Primarily intended for adult population
[b]Primarily intended for pediatric population
ICF, International Classification of Functioning Disability and Health；AHA, Assisting Hand Assessment；ACMC, Assessment of Capacity for Myoelectric Control；DASH, Disability of the Arm, Shoulder, and Hand Measure；Jebsen, Jebsen Standardized Test of Hard Function；SHAP, Southampton Hand Assessment Procedure；Sollerman, Sollerman Hand Function Test；UBET, Unilateral Below Elbow-Test；UNB Test, University of New Brunswick Test of Prosthetic Function；CHQ, Child Health Questionnaire；COPM, Canadian Occupational Performance Measure；CAPP-PSI, Child Amputee Prosthetics Project-Prosthesis Satisfaction Inventory；PODCI, Paediatric Outcomes Data Collection Instrument；POSNA, the Pediatric Orthopaedic Society of North America；PUFI, Prosthetic Upper Extremity Functional Index；GAS, Goal Attainment Scaling；PedsQL, Paediatric Quality of Life Inventory；OPUS, Orthotics and Prosthetics User Survey；UEFS, Upper Extremity Functional Status；TAPES, Trinity Amputation and Prosthetic Experience Scales.

　目が設けられている．内容は，Gripping（8項目），Holding（5項目），Releasing（6項目），Re-adjusting the grip（2項目）である（**表2**）．この各項目に対して検者は，観察にて「3：Extremely capable」，「2：Generally capable」，「1：Somewhat capable」，「0：Not capable」の4段階で評価する．評価結果をACMCホームページから入力することで，被験者の筋電義手遂行能力数値が算出される．

　ACMCは，講習会を受講することで使用が許可される．講習会は2日間行われ，講習会終了後に3症例のACMC評価課題が受講者に与えられる．受講するためには，筋電義手の機能に関する知識があること，筋電義手の操作訓練の経験があることという2つの条件がある．

7. 義手に関する評価

表2 ACMCの評価項目

Gripping	Releasing
With support Power grip,with support Precision grip,without support Adjusting grip force In different positions Timing Coordinating both hands Without visual feedback Adjusting grip force, without visual feedback	With support Without support in different positions Timing Coordinating both hands Without visual feedback
Holding	Re-adjusting the grip
With support Without support in motion Without visual feedback in motion,without visual feedback	Repetitive grasp & release Repetitive grasp & release,without visual feedback

2 Southampton Hand Assessment Procedure (SHAP)[5-7]

　イギリスのSouthampton大学が中心となって開発した，義手の使用（特に手先具）に関する評価バッテリーである（開発者らは，筋骨格系や神経疾患にも適応すると述べている）．ADL課題を手の把握型とその使用頻度に基づいて評価する．手の把握型とは，Spherical（球握り），Tripod（三点つまみ），Power（握力把握），Lateral（側面つかみ），Tip（指尖つかみ），Extension（並列伸展把握）の6つである．14個のADL課題（物品操作）ごとに遂行時間を計測する．評価時間は約20分程度とされている．結果は，健常者データである標準値を基準に点数化される．SHAPの購入者（使用者）に与えられたパスワード等を用いてSHAPのWebサイトで結果入力を行えば点数が表示される．SHAPのwebサイトでは動画で検査方法を公開しており，その映像を参考に評価を行うことが可能となっている．また，日本語版も開発され同webサイトで閲覧することができる（**図1**）．

3 Box and Block Test (BBT)[8]

　A Janeらにより，成人脳性麻痺患者のおおまかな手指巧緻性を評価するために開発された評価バッテリーである．同じ箱を隣同士に2つ並べ，一方に1辺2.5cmの木製ブロックを150個入れる．2つの箱の間には高さ15.2cmの仕切りがあり，対象者が1分間に何個のブロックを仕切りを越えてもう一方の箱に運ぶことができたかを数える．複数のブロックを一度に運んだら，その数を合計から引く．手先を使わないでブロックが仕切りを越えた場合はカウントしない（**図2**）．

4 Prosthetic Upper Extremity Function Index (PUFI)[9, 10]

　子ども用のテストバッテリーで，カナダのBloorview MacMillan Children's Centre（現：Holland Bloorview Kids Rehabilitation Hospital）が中心となって開発した．対象年齢は3〜18歳までで，3〜5歳用と6〜18歳用に分かれる．約20〜30分程度で行われ，対象の子ども

95

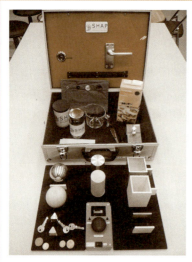

図1 Southampton Hand Assessment Procedure (SHAP)

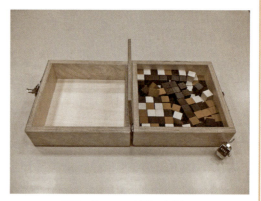

図2 Box and Block Test

と保護者にアンケート形式で聴き取りを行い，その結果をコンピュータに入力して結果等を解析する．3〜5歳用は26項目，6〜18歳用は38項目で構成され，おもに両手動作に着目したテスト内容である．カテゴリーは4領域で，セルフケア（例：靴紐を結ぶ），家庭内活動（例：クラッカーにジャムを塗る），学校（例：定規で線を引く），趣味やスポーツ（例：バットを振る）に分かれている．これらを，方法，義手ありのパフォーマンスと容易さ，義手の有用性，義手使用なしでのパフォーマンスの容易さの4項目で評価する．また，義手ありとなしでのパフォーマンスと容易さについては，「No difficulty」「Some difficulty」「Great difficulty」「With help from someone」「Cannot do with the prosthesis」の5段階で評価する．

5 ゴール達成スケーリング（Goal Attainment Scaling：GAS）[11]

　ゴール達成スケーリング（GAS）は，Kiresuk TJとSherman REがメンタルヘルスプログラムを評価するために開発し，1968年に論文として公表した．日本語版はなく，英語版のみである．年齢や疾患，障害種別の対象はなく，保健・医療・福祉・教育のサービスを受けるすべての人を対象としている．評価手法は，大きく3つの段階がある．①まず対象者の取り組む重要な課題を3〜5つ設定する．②次に改善の指標を示すゴール達成ガイドを作成する．達成ガイドの基準は，課題に対して介入後に対象者が到達すると予測される結果（到達目標）を基準値（0）として，それより高い結果を（＋1），最も高い結果を（＋2），予測より低い結果を（－1），最も低い結果を（－2）として決める．③一定の介入後に評価して得られた結果について公式を用いて計算し，50点を基準に評定を行う．

6 カナダ作業遂行測定 (Canadian Occupational Performance Measure：COPM)

1980年にカナダ保健福祉省とカナダ作業療法士協会が，カナダの作業療法実践の質の保障ガイドラインを発展させるために委員会を発足したのが始まりである．カナダ作業遂行測定とよばれ，作業遂行に対する対象者の捉え方の経時的な変化を調べることを目的に作業療法士が使うために作成された個人尺度である．評価手法は，まず①対象者が作業遂行に関する課題を決定する．②次にその課題の生活における重要度について10段階で評定をする．このように対象者の生活での作業遂行に焦点を当て，その具体的な課題と重要度を把握することができる．③その課題について現在の遂行度と本人の満足度を対象者自身が採点する．その後，介入等を行い適時に再評価を行うことで介入に対する作業遂行に関する効果を判定することができる．

7 その他の評価法

上肢切断者や義手に使用可能と考えられる評価法は，ここで紹介したもの以外にも存在する．しかし，上肢切断者や義手を対象としたものもあれば，上肢機能や疾患等を問わないものもあり，さまざまである．また，臨床場面でどの程度使用されているか不明なものや日本語に翻訳されていないものなど，実際に評価方法を熟知するためには課題はある．前述した評価法以外で，代表的な義手の評価を以下に示す．

1) 手先具に関する評価

University of New Brunswick (UNB) Test, The Jebsen Hand Function Test (JHFT)

2) 活動に関する評価

Upper Extremity Function Scale (UEFS), the Disabilities of the Arm Shoulder, and Hand (DASH), Development and measurement properties of the orthotics and prosthetics users' survey (OPUS)

3) Quality of life に関する評価

Nottingham Health Profile (NHP), Short Form (SF) -36 Health Survey, EuroQol five dimensions questionnaire (EQ-5D), The Trinity Amputation and Prosthesis Experience Scales (TAPES)

上肢切断や義手に関する標準化された評価方法の開発は，これからさらに発展すると考える．義手のハイテク化が進んでいるにもかかわらず，使用者が多様化し訓練効果を十分に判定する手法が少ない．他の疾患と比較して症例数の少ない義手使用者のケーススタディは重要である．さらに症例を集め，標準化された評価バッテリーで客観化かつ定量化された情報を積み重ねることが今後の上肢切断と義手の領域の発展につながる．

上肢切断と義手へのアプローチは，機能回復のみでなく残存機能を活かした動作や活動を含み，対象者の日常生活や社会生活などの行為やQOLにも及ぶ．

文献

1) Wright V：Prosthetic outcome measures for use with upper limb amputees：A systematic review of the peer-reviewed literature, 1970 to 2009. *J Prosthet Orthot* 21（4）：3-63, 2009.

2) Hill W, et al：Upper limb prosthetic outcome measures（ULPOM）：A working group and their findings. *J Prosthet Orthot* 21（4）：69-82, 2009.

3) Metcalf C, et al：A review of clinical upper limb assessments within the framework of the WHO ICF. *Musculoskel Care* 5（3）：160-173, 2007.

4) Hermansson LM, et al：Intra- and inter-rater reliability of the assessment of capacity for myoelectric control. *J Rehabil Med* 38：118-123, 2006.

5) Kyberd PJ：The influence of control format and hand design in single axis myoelectric hands：assessment of functionality of prosthetic hands using the Southampton Hand Assessment Procedure. *Prosthet Orthot Int* 35：285-293, 2011.

6) Kyberd PJ, et al：Case studies to demonstrate the range of applications of the Southampton Hand Assessment Procedure. *Br J Occup Ther* 72：212-218, 2009.

7) SHAP 日本語版　http://www.shap.ecs.soton.ac.uk/files/protocol_japan.pdf

8) Platz T, et al：Reliability and validity of arm function assessment with standardized guidelines for the Fugl-Meyer Test, Action Research Arm Test and Box and Block Test：a multicenter study. *Clin Rehabil* 19：404-411, 2005.

9) Wright FV, et al：Evaluation of the validity of the prosthetic upper extremity functional index for children. *Arch Phys Med Rehabil* 84：518-527, 2003.

10) Wright V, et al：The Prosthetic Upper Extremity Functional Index：development and reliability testing of a new functional status questionnaire for children who use upper extremity prostheses. *J Hand Ther* 14：91-104, 2001.

11) 原田千佳子：ゴール達成スケーリング（GAS）：OT ジャーナル，38（7）：591-595，2004.

12) Carswell A, et al. The Canadian Occupational Performance Measure：a research and clinical literature review. *Can J Occup Ther* 71：210-222, 2004.

（大庭潤平）

8 下肢切断・義足

1 下肢切断

1）切断原因とその背景

　下肢切断の切断原因には，おもに外傷，末梢循環障害，骨軟部腫瘍，重症感染，先天性の欠損が挙げられる．近年における高齢化や生活習慣の欧米化に伴う疾病構造の変化は，下肢切断の切断原因にも大きな変化をもたらしている．澤村[1]による兵庫県下の下肢切断者の疫学調査によると，下肢切断者数に変化はないが，外傷や骨軟部腫瘍による切断が減少し，末梢循環障害による切断が70％を占めるようになったと報告している．また，長島ら[2]の岡山県での調査においても，末梢循環障害が増加してきており，それに伴い切断時年齢も65歳以上が67.5％を占めていた．外傷に比べ末梢循環障害による下肢切断者は，加齢による生理的な認知機能および身体機能低下に加え，間欠性跛行などの影響で切断前から身体活動量が制限され，体力が低下している者も少なくない．また，虚血性心疾患や脳血管障害などの動脈硬化性疾患を併存する場合が多く，義足歩行を獲得するうえで難渋する．

2）切断部位の分類

　下肢切断部位の名称を**図1**に示す[3]．

3）理学療法評価

a. 医学的情報の収集

　安全な理学療法を提供するために，切断原因となった疾患や併存疾患の治療経過や治療内

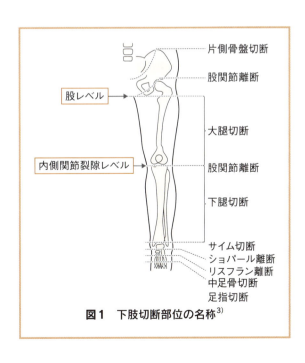

図1　下肢切断部位の名称[3]

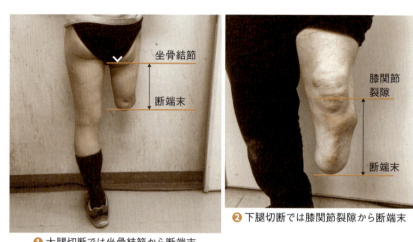

❶ 大腿切断では坐骨結節から断端末
❷ 下腿切断では膝関節裂隙から断端末

図2 断端長の計測

容,重症度について把握しリスク管理を行う.末梢循環障害は全身性の動脈硬化性疾患の一部であるため,切断肢以外にも動脈硬化に起因した虚血性心疾患や脳血管障害などの併存疾患を有する場合が多い.また,非切断側下肢にも虚血症状を伴う場合があるため循環状態を確認しなければならない.糖尿病を有する場合は,運動中の低血糖出現のリスクがあるため,インスリンの使用状況や血糖のコントロール状況について把握する.また,末梢神経障害,腎症,網膜症による視力障害といった糖尿病の合併症についても注意する.外傷では切断肢以外の外傷の有無,骨軟部腫瘍では生命予後,化学療法や放射線治療による副作用,易感染性などについて考慮する.

b. 社会的情報の収集

復職の必要性とその内容,切断前の生活スタイルや余暇活動の有無,住宅環境,家族状況,家族のニーズに関する情報は,義足のパーツ選択と関連する.また,義足を処方するにあたり,事前に経済的側面に関する情報を得ておくことも重要である.

c. 断端の状態

① 断端長:大腿切断では坐骨結節から断端末,下腿切断では膝関節裂隙から断端末までを計測する(**図2**).断端長により義足パーツを組み込むスペースが決定されるため,膝継手や足部などの義足部品の選択に影響する.

② 断端周径:周径の計測は断端の浮腫の増減,成熟度を評価するうえで重要である.新規切断では義足歩行練習開始時は断端周径の変化が大きく,ソケットの適合に問題が生じやすい.経時的に周径の変化を把握し,ソケットを修正しながら常に最適な適合状態を維持することが大切である.

③ 断端の形状:断端の形状はソケットとの適合や義足の自己懸垂機能に影響する.切断術後は大腿切断,下腿切断ともに断端遠位部が膨れた形状であることが多い.弾性包帯などを利用して円錐状に近づけていくことが大切である(**図3**).また,外傷による切断で

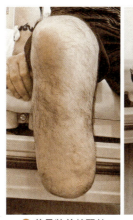 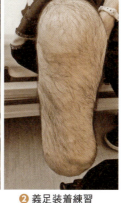

❶ 義足装着練習前　❷ 義足装着練習開始から8週後

図3　断端形状の変化（右下腿切断例）

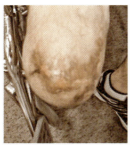 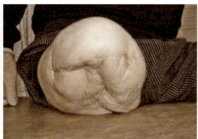 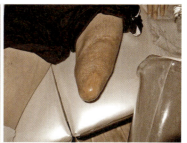

❶ 瘢痕，癒着（右下腿切断）　❷ 軟部組織の欠損（右大腿切断）　❸ 植皮（左大腿切断）

図4　不良断端例

軟部組織が一部欠損している場合，吸着式ソケットでは良好な懸垂性が得られない場合があるため注意する．

④ 皮膚の状態：歩行中のソケット内では断端に機械的な圧迫が繰り返されることになる．そのため，潰瘍や傷をつくらないためにも，十分な皮膚の可動性が求められる．外傷による切断では断端に癒着や瘢痕を形成し，植皮を行っている場合も少なくない．このような不良断端（**図4**）は皮膚の可動性に乏しく，脆弱であり傷が発生しやすいため，部位や範囲について評価する．

d. 筋力

切断術後のベッド上安静により，全身に筋力低下を起こしていることが多い．切断肢の筋力は義足のコントロールと義足側立脚期での姿勢制御，アライメント設定に影響する．筋力と義足歩行能力に関する報告も多く[4〜7]，筋力増強は義足歩行能力の向上に重要である．また，切断肢だけでなく非切断側下肢の筋力は歩行の安定性や義足非装着時の日常生活活動（ADL）に，上肢筋力は歩行補助具の使用や義足装着動作に影響するため重要な評価項目である．

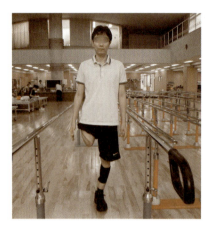
図5 片脚立位バランス（右大腿切断例）

e. 関節可動域（ROM）

大腿切断では短断端になるほど股関節屈曲・外転・外旋拘縮を，下腿切断では膝関節の屈曲拘縮を生じやすく，関節拘縮は，ソケットの形状やアライメント設定，義足への力の伝達効率の低下を招くため，義足歩行能力に大きく影響する．

また，切断により筋力のアンバランスが生じるとともに，長期間のベッド上安静や車椅子の使用，疼痛の回避により不良肢位をとりやすく，ROM制限を生じる．切断後のADLを考えると切断肢のみならず，全身のROM，柔軟性を評価する．

f. バランス能力（片脚立位）

大腿切断者では，非切断側下肢での能力が，義足歩行獲得の予後予測因子として重要である[8,9]．片脚立位能力の評価は簡単に実施でき（図5），また切断レベルに関係なく，義足非装着時の移動方法や立位動作を考えるうえでも，重要な評価項目である．特に，糖尿病患者は，健常者と比較して閉眼における姿勢不安定性が認められたと報告[10]されており，切断肢のみならず非切断側下肢にも運動機能障害が存在し，バランス能力に大きく影響する．

g. 体力

下肢切断者では，切断レベルが高位になるほど歩行時のエネルギー消費が増大する[11～13]ため，義足歩行を獲得するためには一定レベル以上の体力が必要である．

末梢循環障害による高齢下肢切断者は切断前から身体活動量が制限され体力が低下している場合が多いため，大腿切断などの高位切断の場合は，適切な体力評価に基づいた予後予測が重要である．

h. 疼痛

断端痛や幻肢痛の有無はソケットとの適合や義足歩行練習を進めていくうえで問題となる．神経腫や循環障害の有無，筋緊張異常など，痛みの原因について評価する．また，変形性関節症による関節痛や腰痛症など，加齢に伴い合併しやすい運動器疾患についても確認する．

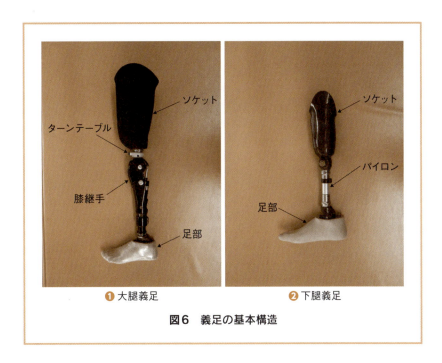

❶ 大腿義足　　❷ 下腿義足
図6　義足の基本構造

i. 心理的・精神的状態

切断者において抑うつや不安などの精神症状が30〜60%の頻度で発生すると報告されており[14]，義足歩行練習がスムーズに進まない等の問題が生じることがあるため，切断に対する障害受容や，情緒・精神面の問題を把握する．また，歩行練習や義足および断端の管理を行うための認知能力の評価も大切である．

j. ADL

下肢切断者は1日中義足を装着して生活することはない．入浴後は断端の浮腫によりソケットの装着が困難となるため，翌日まで義足を装着せずに過ごすことが多い．また，義足や断端のトラブルにより一定期間義足を装着できない場合も想定される．そのため，ADLを考えるうえでは，義足非装着時の立位バランス，移乗動作，移動能力などを評価しておくことが大切である．

2 義足

1) 目的と意義

義肢装具士法（1988年）によると，義肢とは「上肢又は下肢の全部又は一部に欠損のある者に装着して，その欠損を補てんし，又はその欠損により失われた機能を代替するための器具器械をいう」と定められており，義足の目的は失われた下肢の形態および機能を補完することである．何らかの移動障害を受けることになる下肢切断者にとって，切断前の日常生活および社会生活を取り戻すうえで，義足の果たす役割は大きい．

2) 義足の基本構造（図6）

市販されている義足は骨格構造型モジュラー義肢が主流である．これは人体の手足と同様に中心軸にはパイプなどの骨格が通り，これで外力を支持する．外観は発泡樹脂などの柔ら

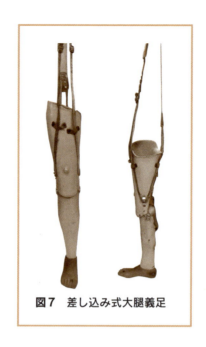

図7 差し込み式大腿義足

かい材料を被せた構造となっている．利点として，切断者に合わせてさまざまな部品の組み合わせを試用することが可能，義足完成後もアライメントの調整が可能，部品ごとに取り換えや修理が可能，外観に優れる，軽量であるといった点が挙げられる．

3）大腿義足

a. ソケット

ソケットは人体と義足との接触面であり，体重の支持，義足の懸垂，義足への効果的な力の伝達を担う最も重要な部分である．

① 差し込み式大腿ソケット：差し込み式大腿ソケットは，断端に袋を被せ，ソケットの中に差し込むようにして装着するソケットである．懸垂には腰バンドや肩吊り帯を使用する（**図7**）．ソケットの形状によっては解剖学的適合をしていないため，ソケット内側上縁による圧迫で会陰部に痛みが生じる，大腿内側の軟部組織にロールをつくるなど装着に支障をきたしやすい．特別な場合を除いて現在ではほとんど処方されていない．

② 吸着式ソケット：吸着式ソケットは，断端の周径より若干小さく作製されており，布を用いて断端をソケット内に引き込むように挿入し装着する（**図8**）．これにより，断端とソケット間に陰圧が生じ，遊脚相での大腿義足の懸垂が行われる．吸着式ソケットの利点は多く，差し込み式大腿ソケットに比べ軽く感じる，義足を人体の一部として感じる，差し込み式ソケットのように大腿内側の軟部組織にロールをつくらない，断端の力が義足に伝わりやすい，腰バンドが不要になるため妊婦や肥満者にも適応しやすい，良好な懸垂性が得られやすい，義足の回旋が起こりにくいなどの特長がある．吸着式ソケットはその形状により，四辺形ソケットと坐骨収納型ソケットに大別される．四辺形ソケットは上から見ると，ソケットの前後径に対して内外径を長くしたソケットで，ソケット後壁の坐骨支持部により，断端だけではなく坐骨結節でも体重を支持する仕組みになっている（**図9**）．この四辺形ソケットは，現在でも大腿ソケットの標準的なデザインとし

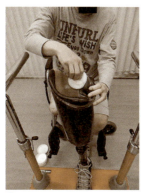
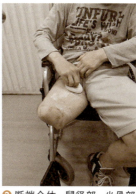
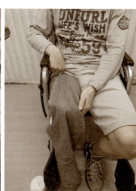

❶ タルクをソケット内側全面へ塗る　❷ 断端全体，鼠径部，坐骨部までタルクを塗る　❸ 断端に引き布を巻く．断端上部まで巻くように注意する

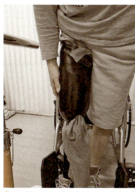
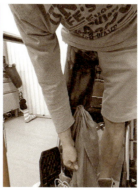
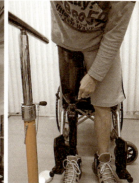

❹ 吸着バルブを外し，布をバルブ口から引き出しながら断端をソケットに挿入する　❺ 体重を義足に荷重しながら，引き布をまんべんなく引き抜いていく　❻ 吸着バルブを取り付け，荷重しながらバルブを押してソケット内の空気を抜く

図8　吸着式ソケットの装着方法（右大腿切断例）

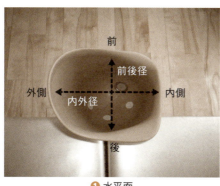
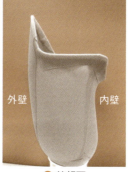

❶ 水平面　　❷ 前額面

図9　四辺形ソケット

て主流となっているが，歩行時に坐骨支持部が坐骨結節を突き上げることで不快感を生じたり，歩行立脚期にソケットが外側にズレることにより，ソケット内で大腿骨を内転位に保持することが難しく，骨盤の側方安定性が得られにくいため体幹側屈が生じやす

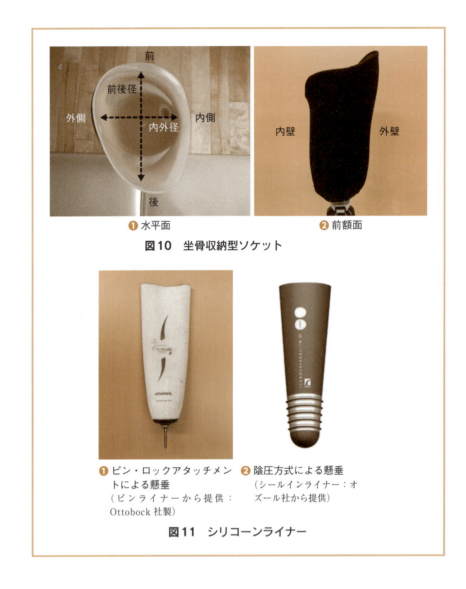

❶ 水平面　　❷ 前額面
図10　坐骨収納型ソケット

❶ ピン・ロックアタッチメントによる懸垂
（ピンライナーから提供：Ottobock社製）
❷ 陰圧方式による懸垂
（シールインライナー：オズール社から提供）
図11　シリコーンライナー

いなどの問題がある．これらの問題に対し，ソケットの前後径を広くし，内外径を狭くして坐骨結節をソケット内に収納したソケットが坐骨収納型ソケットである（図10）．また，坐骨収納型ソケットは四辺形ソケットに比べ外壁の高さが高く設計されている．坐骨枝がソケット内で骨性に固定されることにより，ソケットの外側へのズレが抑えられ，大腿骨を内転位に保持することが可能となるため骨盤の側方安定性が得られやすく，体幹側屈などの異常歩行が改善される．坐骨結節に疼痛や不快感を訴える症例や，歩行時に体幹の側屈が生じやすい短断端など大部分の大腿切断者に適応となる．

③ シリコーンライナーを用いた大腿ソケット：断端にシリコーンでできたライナーを装着し，ソケットに差し込んで装着するソケットである．懸垂方法は，ピン・ロックアタッチメントによる懸垂と，陰圧方式による懸垂に分けられる（図11）．吸着式ソケットに比べ装着が簡単なため，特に上肢機能に問題がある場合や，立位での義足装着動作が困難な場合や，吸着式ソケットが適さない短断端に有用である（図12）．

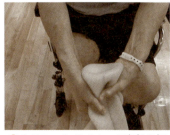
❶ シリコーンライナーの底部を押し出す

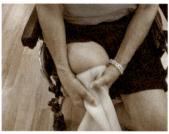
❷ ❶の状態で断端末に押し付ける

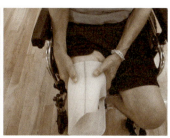
❸ ピンの向きに注意し，シリコーンライナーを断端に押し付けながらロールオンする

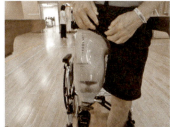
❹ 断端をソケット内へ挿入する

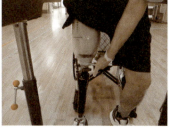
❺ アタッチメント内にピンをキャッチさせ，ソケット底部までしっかりと装着する

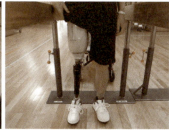
❻ 装着完了

図12　シリコーンライナーを使用した義足装着（大腿切断例）

b. 膝継手

膝継手は生体の膝関節に相当する重要な部分である．歩行中に求められる役割として，立脚相では，衝撃吸収，膝折れ防止，遊脚相では滑らかで十分な膝屈曲，歩行速度に応じた振り出しのコントロールが挙げられる．膝継手構造により単軸膝と多軸膝，機能により立脚相と遊脚相の制御機構に分類される．

① 構造による分類
- 単軸膝継手：1本の膝軸により下腿部が回転する構造になっている（**図13**）．
- 多軸膝継手：リンク機構を利用した膝継手でリンク膝ともよばれる（**図14**）．単軸膝継手に比べ，立脚相の安定性に優れており，膝折れの心配が少ない，椅子に座ったときの膝の前方への突出が少なく外観に優れている．遊脚相ではリンク機構により膝屈曲に伴い見かけ上，下腿部が短縮するため床とつま先のクリアランスが増加してつまずきにくいなどの利点がある．

② 機能による分類

立脚相制御機構
- 固定膝：膝継手を手動操作で固定することにより，歩行中に可動性をもたせないようにできる機構になっている．椅子に座るときなど，必要に応じて膝継手の固定を解除する．筋力が低下し膝継手の随意制御が困難な場合や，農作業や不整地での作業など，膝継手の安定性が求められる特殊な職業の場合に用いられる．

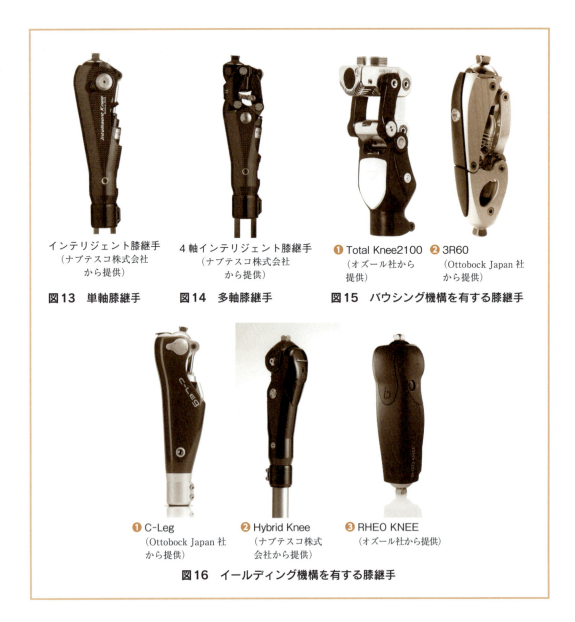

図13　単軸膝継手　　図14　多軸膝継手　　図15　バウシング機構を有する膝継手

図16　イールディング機構を有する膝継手

- 荷重ブレーキ膝：安全膝ともよばれ，立脚相で荷重された切断者自身の体重を利用し，膝軸とブレーキドラムの摩擦によって発生したブレーキトルクにより，膝軸を締め付けて膝折れを防ぐ機構になっている．
- バウンシング機構：いわゆる正常歩行にみられるダブルニーアクションを再現した機能である．義足側の立脚期初期に膝継手が軽度屈曲位となり安定する機構であり，多軸膝の複雑なリンク機構とゴムなどの弾性要素を組み合わせた膝継手がある（図15）．
- イールディング機構
  膝継手に組み込まれた油圧シリンダーや磁気粘性流体の抵抗を利用し，義足に体重を荷重すると，ゆっくりと膝継手が屈曲する機構である（図16）．これにより，階段を交互に降りる，膝継手を屈曲しながらスロープを降りることができる（図17）．

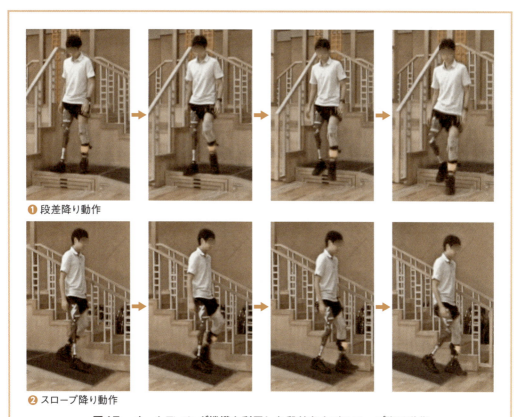

❶ 段差降り動作

❷ スロープ降り動作

図17 イールディング機構を利用した段差およびスロープ降り動作

遊脚相制御機構
- バネ制御装置：金属スプリングを利用して膝継手の屈曲に抵抗を与え，伸展を補助する機構．
- 機械的摩擦装置：膝継手軸の回転に対して抵抗するように一定の摩擦力を加える定摩擦膝継手と，膝の屈曲角度によって摩擦の強さを変動させる可変摩擦膝継手などがある．
- 流体制御装置：油圧シリンダーや空圧シリンダーにより遊脚期初期の膝屈曲や遊脚期後期の膝伸展に対し抵抗するように働き遊脚相を制御する機構．
- コンピュータ制御による速度追随機能：近年はコンピュータ制御機能を有する膝継手が多く開発されている．これにより切断者の歩行速度の変化に対し，油圧あるいは空圧シリンダーの内圧，磁気粘性流体を変化させることで，歩行速度に追随した下腿部の振り出しを制御することが可能となった．Ottobock社製C-Legやナブテスコ社製Hybrid Knee，オズール社製RHEO KNEEなどがこの機能を有する（図16）．

c. ターンテーブル

　日本の和式生活の特徴である靴の着脱やあぐら座位，横座りを容易にするための義足部品（**図18**）である．

第1章 義肢総論

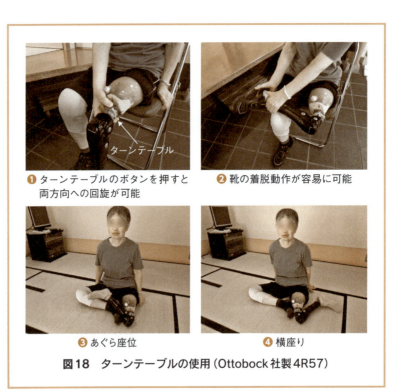

❶ ターンテーブルのボタンを押すと両方向への回旋が可能
❷ 靴の着脱動作が容易に可能
❸ あぐら座位
❹ 横座り

図18 ターンテーブルの使用（Ottobock社製4R57）

4）下腿義足
a．ソケット

① PTB（patellar tendon bearing cuff suspension type below knee prosthesis）：PTBソケットは内層の軟ソケットと外層の硬ソケットから構成されており，カフベルトにより義足の懸垂を行う（図19①）．荷重部位と除圧部位が存在する．荷重部位は断端に対し全面接触式ではあるが，痛みが生じやすい脛骨や腓骨頭などの骨突出部，ハムストリングス腱部では除圧を行い，膝蓋靱帯やその他の軟部組織で荷重する（図20）．膝屈曲位での歩行が特徴であり，踵接地時の衝撃緩衝作用がある，立脚相での体重支持面が広い，遊脚相への加速が容易，内外側への安定性が得られるなどの利点がある．

② PTS（Prothese Tibiale Suparacondylienne）：断端の荷重部位はPTBと同じ考え方であるが，懸垂にカフベルトを必要とせず，両側大腿骨顆上部および膝蓋骨上部までソケットで覆い義足を懸垂する（図19②）．PTBと比較してその形状から，歩行時の内外側安定性が増加する，短断端，動揺膝関節にも適応するなどの利点があるが，膝屈曲位で断端がソケットから抜けやすい傾向にあるため，日常的に膝屈曲位での作業が多い活動などでは不向きといえる．

③ KBM（Kondylen-Bettung Munster）：ソケットの内外側を大腿骨顆部上部まで覆うように伸ばし，膝蓋骨部が切り取られた形状をしたソケットである（図19③）．ソケットの大腿骨内顆部に楔状のものを挿入して義足を懸垂し，荷重部位はPTBと同じ考え方である．ソケットの形状からも，歩行時の膝内外側の安定性が増す，膝蓋骨部が切り取られているため膝屈曲位での外観がよい，膝立ちなどの姿勢をとりやすいなどの利点がある

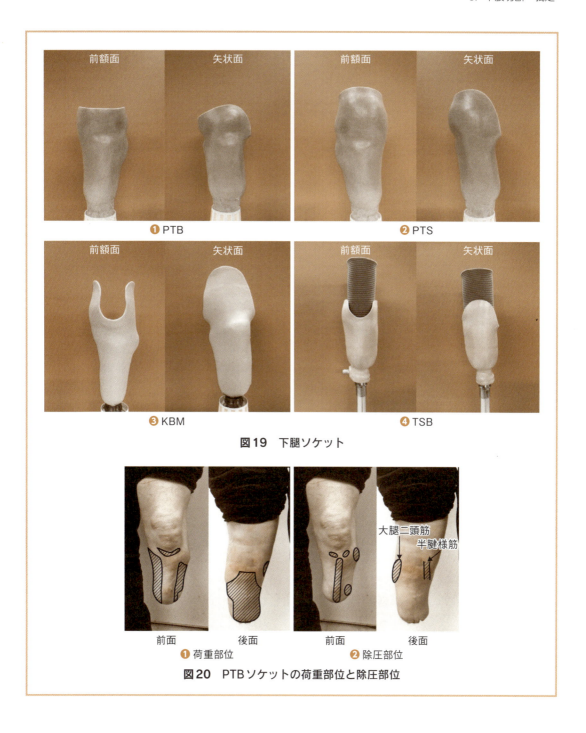

図19 下腿ソケット

図20 PTBソケットの荷重部位と除圧部位

が，PTSと同様に膝屈曲位でソケットが抜けそうになるなどの欠点もある．

④ TSB（Total Surface Bearing Suction Trans-tibial Prosthesis）：PTBのように，荷重が可能な部位と不可能な部位をはっきり区別するのではなく，断端全面で荷重を受けるソケットである（**図19④**）．荷重圧の分散と断端皮膚への剪断力を吸収する目的で，断端にシリコーンやコポリマー，ウレタンなどの素材でできたライナーを装着し，ソケットと

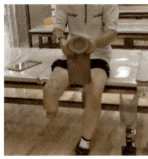
❶ シリコーンライナーの底部まで裏返す

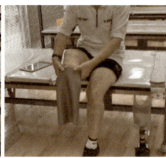
❷ 断端末とシリコーンライナー底部に隙間を作らないようにしっかりと圧着させる

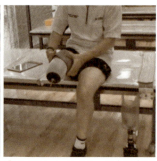
❸ シリコーンライナーを大腿部までロールオンさせる．ピンの向きが断端の中央からまっすぐ向いているか確認する

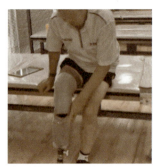
❹ 断端をソケット内に挿入し，アタッチメント内にピンをキャッチするまでしっかりと装着する

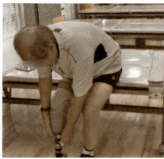

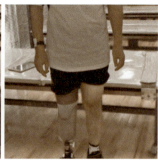
❺ 最後に義足に荷重してピンを奥までキャッチさせる

図21　シリコーンライナーを使用した義足装着（右下腿切断例）

の適合を図る方法であり，近年，飛躍的に普及してきている．ライナーが断端皮膚に密着することで優れた自己懸垂性を有するとともに，断端への衝撃吸収や剪断力の減少など断端皮膚を保護する役割がある．ライナーと義足の懸垂方法にはピン・ロックアタッチメントによる方法（**図21**），陰圧を利用して懸垂する方法の大きく2つに分類される．

5）足部

a. 単軸足部

単軸の継手により底背屈を行う足部である．軸の前後にあるゴム製のバンパーにより底背屈をコントロールする構造になっている（**図22①**）．

b. サッチ足部（SACH：Solid Ankle Cushion Heel）

足継手軸はなく，木製または金属製のキールが中心となりゴム製の足部とクッション性のある踵からなる．ゴムの圧迫により底背屈の動きを再現する構造になっている．単軸足部に比べて軽く，外観が優れている（**図22②**）．

c. 多軸足部

足部に複数の軸が存在し，底背屈だけではなく回内外および回旋の動きにも対応可能な構造になっている．これにより，凹凸のある不整地歩行でのショック吸収が容易となる（**図**

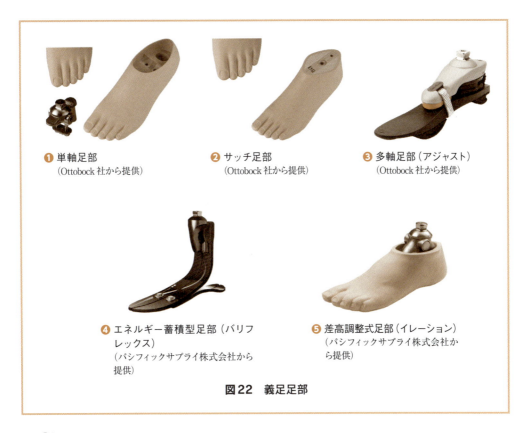

❶ 単軸足部
(Ottobock 社から提供)

❷ サッチ足部
(Ottobock 社から提供)

❸ 多軸足部（アジャスト）
(Ottobock 社から提供)

❹ エネルギー蓄積型足部（バリフレックス）
(パシフィックサプライ株式会社から提供)

❺ 差高調整式足部（イレーション）
(パシフィックサプライ株式会社から提供)

図22　義足足部

22❸).

d. エネルギー蓄積型足部

足部の内部にカーボンなどの弾性体が内蔵されており，歩行立脚期の荷重により変形した弾性体が元に戻る反発力を蹴り出しに利用し，前方への推進力を発揮する構造になっている．数多くの種類が発売されており，現在では足部を選択するうえで主流となってきている（図22❹)．

e. 差高調整式足部

足関節の底背屈角度を無段階で調整できるため，屋外から屋内の生活やスニーカーからヒールの高い靴への履き替えに対応できる（図22❺)．

6) 義足のアライメント

義足のアライメントとは，大腿義足ではソケットおよび膝継手，足部，下腿義足ではソケットと足部の前額面および矢状面，水平面上での相対的位置関係である．

アライメントには，組み立てた義足に靴を履かせて調整するベンチアライメント，平行棒内で実際に義足を装着し，静的立位姿勢を観察して調整するスタティックアライメント，実際の義足歩行を観察し調整するダイナミックアライメントがある．

調整はベンチアライメントから始め，スタティックアライメント，ダイナミックアライメントの順に実施する．大腿義足，下腿義足の矢状面および前額面のベンチアライメントを図23, 24に示す．水平面上のアライメントは，大腿義足ではソケット内側面が膝継手軸，足継手軸，トゥブレーク（toe break）と直角に交わり足部の進行方向と平行となる．

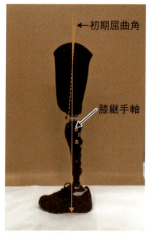
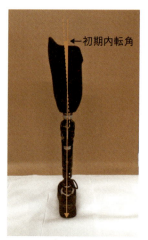

❶ 矢状面
ソケット前後径の中心からの垂線は膝継手軸の約10mm前方を通り，踵とトゥブレーク（toe break）の中心に落ちる．また，初期屈曲角を設定することで，股関節伸展筋力の伝達効率を向上させる

❷ 前額面
ソケット内外径の中心から内側へ10mmから床への垂線が膝継手と踵の中央を通る．初期内転角を設定することで外転筋力の伝達効率が向上し，骨盤の側方安定性へつながる

図23　大腿義足のベンチアライメント

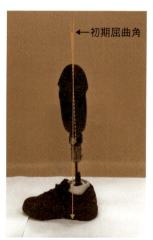
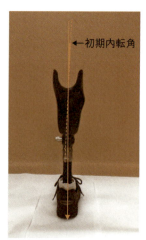

❶ 矢状面
ソケット前後径中心から落とした基準線は踵とトゥブレークとの中間点に落ちる．ソケット前面での体重支持面の増大と膝伸展筋力の効率を上げる目的で5°程度の初期屈曲角を設定する

❷ 前額面
ソケット中心線から約5°内転した角度で膝蓋靱帯中央を通る基準線が踵中心に落ちる

図24　下腿義足のベンチアライメント

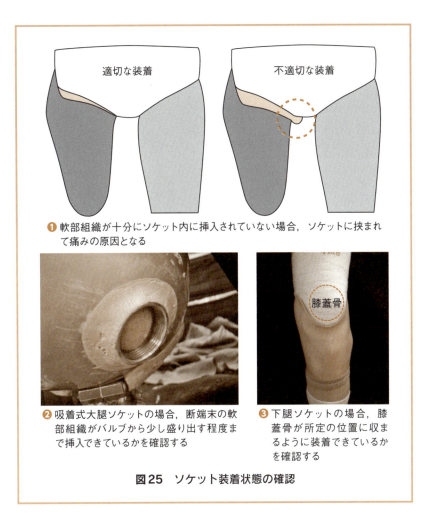

図25　ソケット装着状態の確認

　下腿義足ではソケット後壁と直角に交わる線を進行方向とし，この線に対して足部の方向を設定する．スタティックアライメントやダイナミックアライメントで起こる問題は必ずしも義足側のアライメントが原因とは限らない．ソケットの装着が不適切，また，歩き方に問題がある場合もある．アライメントを調整する前に，義足の装着状態が適切であるか，起こっている現象が切断者側の問題か，義足側の問題かを十分に検討して調整する．

7) 義足のチェックアウト

a. ソケットの装着状態の確認

　断端がソケットに正しく収納されているか確認する．大腿切断の吸着式四辺形ソケットの場合，坐骨枝や恥骨下枝に圧迫による痛みを生じることなく，坐骨がソケットの坐骨支持部で支持できているか，軟部組織がソケット内に十分に挿入されているか，断端末とソケット底部の間に隙間がないか確認する．下腿切断でPTBソケットの場合，ソケット前面の所定の位置に膝蓋骨が位置しているか，脛骨骨稜や脛骨下端前面部，膝蓋骨下縁，ハムストリングス腱部に圧迫による痛みを生じないか確認する．

　数分間の装着後に断端の圧迫痕を確認すると適合状態を理解しやすい（**図25**）．また，断

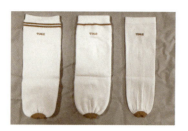

図26 断端袋
シリコーンライナーに用いる断端袋の一例(左から厚~薄)

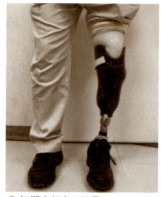

❶ 初期内転角の不足
初期内転角が不足している場合、足底の内側が浮き上がる。断端の内側近位部と外側遠位部に圧迫を感じる

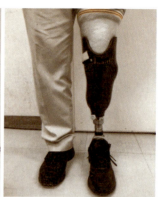

❷ 初期内転角調整後
初期内転角の調整により、足底が接地し床面に対してパイロンは垂直となる

図27 下腿義足の内転角の調整

端の成熟に伴う断端周径の減少や,断端浮腫による周径の日内変動がある場合はソケットとの適合に問題が生じやすく,適合状態を確認し必要なソケット修正を行う.ライナー使用例では,断端袋(**図26**)を使用して適合状態を調整することも大切である.

b. 義足長の確認

義足長は両足を10cm程度開いた静立位で両側の上前腸骨棘または腸骨稜の高さを比較して確認する.大腿切断の場合,歩行遊脚相での義足のつま先と床とのクリアランスを確保する目的で,義足側を1cm程度短くすることが多い.

c. スタティックアライメントの確認

スタティックアライメントは両足を10cm程度開いた静立位で確認する.下腿切断・大腿切断の前額面上のアライメントは,床面に対し義足のパイロンが垂直か,パイロンの外倒れや内倒れによる不安定感がないか確認する.異常があれば初期内転角の設定あるいは足部に対するソケットの前額面上での位置関係に問題がある可能性がある.下腿切断の矢状面上では,膝の前方への不安定性や過伸展がないかを確認する.問題があれば初期屈曲角あるいは足部に対するソケットの矢状面上での位置関係に問題がある可能性が考えられる.たとえば,パイロンの外倒れがあり,側方への不安定感を訴える場合は初期内転角の不足が考えられる(**図27**).大腿切断の矢状面上のアライメントは,膝継手が完全伸展位で保持できるか,骨盤や腰椎の姿勢アライメントに問題はないか,坐骨の突き上げによる痛みがないかなどを確認する.異常があれば初期屈曲角の設定に問題がある可能性がある.たとえば,足を揃えた立位で膝継手を完全伸展位で保持することが困難であり,骨盤の前傾と腰椎の前弯が増強する場合は初期屈曲角の不足が考えられる(**図28**).水平面上では足部の向き,大腿切断では膝継手軸が進行方向に対して直角であるかどうかを確認する.

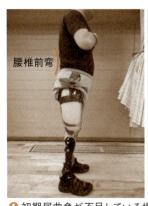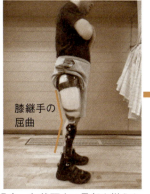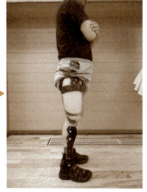

❶ 初期屈曲角が不足している場合，矢状面上で足部を揃えた立位となると，坐骨の突き上げを伴う過度の腰椎前弯や膝継手の屈曲が生じやすく，伸展位保持が困難となる

❷ 初期屈曲角の調整により，腰椎前弯が改善し，膝継手の伸展位保持が可能となる

図28　大腿義足の初期屈曲角の調整

3 下肢切断のリハビリテーション

1）理学療法の実際

① 良肢位の保持とROM運動：創が閉鎖すれば早期から不良肢位の排除に向けた教育的介入を病棟看護師と協力して行うことで，ROM制限の発生を最小限に予防する．ROM制限があれば，徒手的な伸張運動により積極的に改善を図る．下肢切断者自身で行えるような伸張運動の指導も有効である（**図29-1, 2**）．

② 筋力増強運動：切断肢の筋力増強運動は創が閉鎖してからできる限り早期より開始する．最初は疼痛に注意し自動運動から始め，徐々に，徒手的抵抗運動，重錘やゴムバンド，バルーン等を用いた抵抗運動，断端に対して自重を用いたブリッジ運動など，状態や能力に合わせた筋力増強運動を選択し実施する（**図30**）．

　大腿切断では股関節伸展筋が義足側立脚初期での膝継手のコントロールに，股関節外転筋が体幹，骨盤の側方安定性に影響する．下腿切断でも股関節周囲の筋力が義足側立脚期でのバランスに，膝関節伸展筋も股関節周囲筋とともに立脚期での体重の支持機能として重要である．

③ バランス練習：切断後，義足歩行練習開始までに座位でのバランス練習や，非切断側下肢での片脚立位バランス練習，下腿切断であれば断端や膝関節に問題がない限り，四つ這い位や両膝立ち位でのバランス練習を積極的に実施する（**図31**）．

④ 全身持久力運動：体力の低下を最小限にするためには，病棟看護師と協力して早期の離床を促し，まず車椅子でのADL自立に向けて支援するとともに，適切な体力評価に基づき心肺運動機能のリスクを把握したうえで全身持久力トレーニングを行う．

　当院では，片脚エルゴメータ運動負荷試験による嫌気性代謝閾値（anaerobic thresh-

第1章 義肢総論

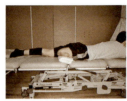 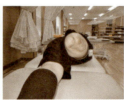 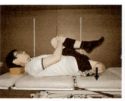 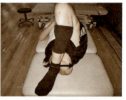

❶ 股関節屈曲拘縮の予防のため，腹臥位になるよう指導する
❷ 術後早期から股関節の伸展内転自動運動を開始する
❸ トーマス肢位を利用した股関節屈筋群の自己ストレッチ
❹ 非切断側下肢を利用した股関節外転筋のストレッチ

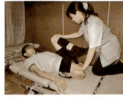 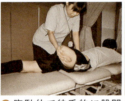 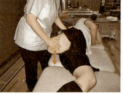 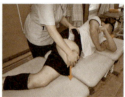

❺ トーマス肢位を利用し，徒手的に股関節屈筋群をストレッチ
❻ 腹臥位で徒手的に股関節屈筋群をストレッチ
❼ 側臥位で骨盤を固定し，股関節伸展位で徒手的に股関節を内転（大腿筋膜張筋のストレッチ）
❽ 側臥位で骨盤を固定し，股関節屈曲位で徒手的に股関節を内転（中殿筋のストレッチ）

図29-1　良肢位とROM運動（大腿切断）

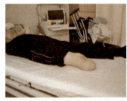 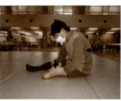 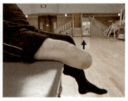 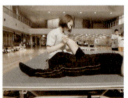

❶ 膝関節屈曲拘縮の予防のため，ベット上での膝関節伸展位保持を指導する
❷ 長座位でのハムストリングスの自己ストレッチ
❸ 術後早期から膝関節伸展の自動運動を開始する
❹ 理学療法士によるハムストリングスのストレッチ

図29-2　良肢位とROM運動（下腿切断）

old：AT）検出時の心拍数を運動強度として設定し，全身持久力トレーニングを実施している（**図32**）．1回の運動時間を30分，運動頻度を週3〜5回，6週間実施することで最大酸素摂取量とATの有意な増加を認めている[15]．

⑤ 義足歩行練習

- 平行棒内での基本的な歩行練習：義足歩行練習は平行棒内での立位，バランス練習から開始し，段階的に進める．大腿切断は膝継手のコントロールが必要なため，下腿切断に比べて課題の難易度は高くなるが，重要なポイントは大腿切断，下腿切断ともに共通している．ポイントは義足側立脚期での義足への十分な体重移動とそれに伴うバランス制御であり，安定した義足側立脚期が獲得できれば，二重振り子運動によるスムーズな義足側遊脚相が保証される．大腿切断の基本的な義足歩行練習を**図33**に示す．異常歩行を習慣化させないためにも，基本的な歩行練習を平行棒内で繰り返し練習してから平行棒

8. 下肢切断・義足

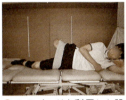 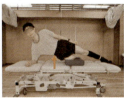 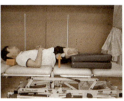 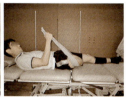

❶ セラバンドを利用した股関節外転筋の筋力増強運動
❷ 自重を利用した股関節外転筋の筋力増強運動（ブリッジ動作）
❸ マットを利用した股関節伸展筋の筋力増強運動（ブリッジ動作）
❹ セラバンドを利用した股関節伸展筋の筋力増強運動

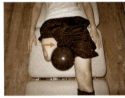 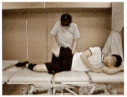 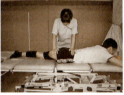

❺ ボールを利用した股関節内転筋の筋力増強運動
❻ 徒手抵抗による股関節外転筋群の筋力増強運動
❼ 徒手抵抗による股関節伸展筋群の筋力増強運動

図30-1　筋力増強運動（大腿切断）

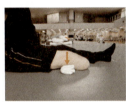 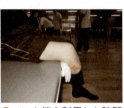

❶ タオルを利用した大腿四頭筋セッティング
❷ ベット端を利用した膝関節屈筋群の筋力増強運動

図30-2　筋力増強運動（下腿切断）

外歩行練習へ進める.

- 応用歩行練習（階段昇降，スロープ昇降，障害物のまたぎ動作）：階段昇降動作は大腿切断，下腿切断ともに昇りは非切断側下肢から昇り義足側を揃え，降りは義足側から降りて非切断側を揃える二足一段が基本的な方法である．身体機能の高い切断者，大腿切断者でイールディング機構を有する膝継手を使用する場合は一足一段での交互昇降も可能である．スロープ昇降は，下腿切断や身体機能が良好で膝継手のコントロールが可能な大腿切断であれば平地歩行と同様の歩行パターンで昇降可能である．身体機能が低く，膝継手のコントロールが不十分な大腿切断者の場合，昇りは非切断側を大きく踏み出して義足側を揃え，降りは義足側を踏み出して非切断側を揃える．勾配が急なスロープの場合は，非切断側下肢をスロープの上側にした横向きで昇降すると膝継手の膝折れを防ぐことができ安全に昇降できる．溝や障害物のまたぎ動作は非切断側下肢からまたぎ，義足側を揃える（**図34**）.
- ⑥ ADL：切断者個々における家庭での役割や職業，余暇活動，社会参加などを考慮し，切断者と家族のニーズを把握したうえで義足の使用目的を明確にし，具体的な使用方法を決定していくことが大切である．また，高齢下肢切断者の場合，長年築き上げてきた切

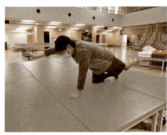
❶ 四つ這い位でのバランス練習

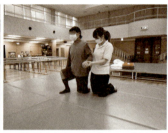
❷ 膝立ち位でのバランス練習

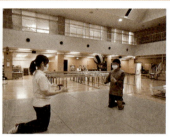
❸ キャッチボールを利用した膝立ち位でのバランス練習

図31-1　バランス練習（下腿切断）

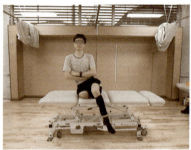
❶ 座位でのバランス練習

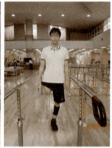
❷ 非切断側下肢での片脚立位バランス練習

図31-2　バランス練習（大腿切断）

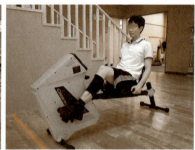
図32　座位型自転車エルゴメータを利用した全身持久力トレーニング

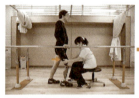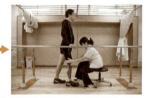
❶ 膝継手の屈曲に抵抗させ，股関節伸展筋による膝継手の随意制御を学習させる

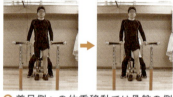
❷ 義足側への体重移動では骨盤の側方移動を伴いながら行い，体幹は側屈が生じないように注意する

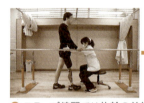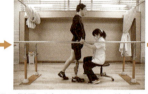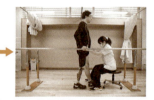
❸ ステップ練習では体幹の前傾や側屈が生じないように注意しながら，義足足部の踵から前足部まで股関節伸展を促しながらスムーズな体重移動を指導する

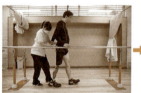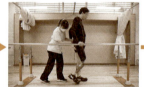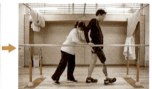
❹ 股関節を十分に伸展し義足足部のつま先に荷重した状態から，二重振り子運動により大腿部を前方へ振り出す

図33　大腿切断の義足歩行練習

8. 下肢切断・義足

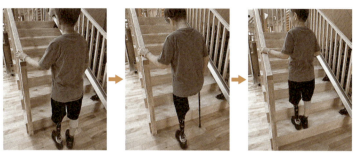
❶ 階段昇り：非切断側下肢から昇り義足側を揃える二足一段

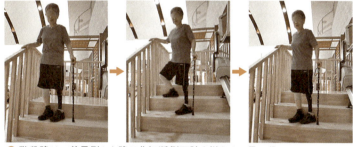
❷ 階段降り：義足側から降り非切断側下肢を揃える二足一段

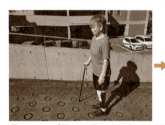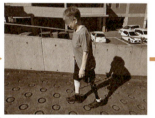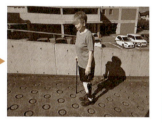
❸ スロープ昇り：非切断側下肢を踏み出し，義足側を揃える．

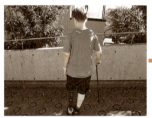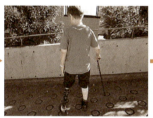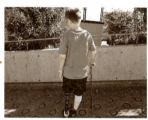
❹ スロープ降り：非切断側下肢をスロープの上側にした横向きで義足を横に踏み出し非切断側下肢を揃える

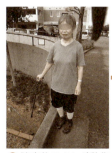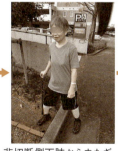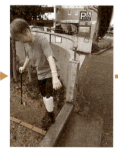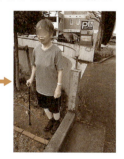
❹ 障害物のまたぎ動作：非切断側下肢からまたぎ，義足側を揃える

図34　応用歩行練習（左大腿切断例）

121

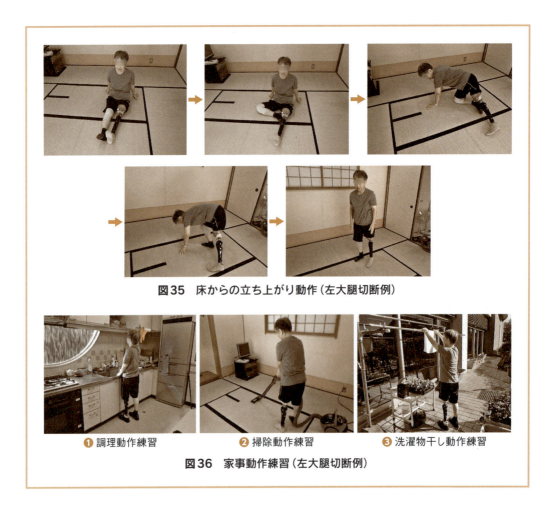

図35 床からの立ち上がり動作（左大腿切断例）

❶ 調理動作練習　❷ 掃除動作練習　❸ 洗濯物干し動作練習

図36 家事動作練習（左大腿切断例）

断前からのライフスタイルがあり，新たな方法や環境への適応能力が低下していることを念頭に置いて介入する．下肢切断者の義足の使用目的を具体的に挙げてみると，①入浴・就寝以外に装着して生活する，②外出時のみ装着する，③外出時と屋内での手段的日常生活活動（IADL）などに使用する，④移乗動作などに使用する，⑤身体機能維持を目的に義足歩行を行う，⑥装飾用として装着するなどがある．義足歩行だけではなく，和式生活の特徴である畳や床からの立ち上がり動作（図35）や義足装着下での家事動作（図36），義足非装着下での移動方法（図37）など，切断者の身体機能や動作能力，住環境を考慮したADLおよびIADL練習を入院中から実施する．

⑦断端管理：断端はソケットを介して義足に力を伝達し，義足をコントロールする重要な役割を担っている．同時に，ストレスが繰り返される部位でもあり，ソケットとの適合不良や装着方法が不適切な場合，骨突出部や体重支持部に水泡や傷が発生しやすい．また，ソケット内の密閉された環境は不衛生になりやすく，カビや菌が増殖しやすい．断端に傷がある場合は感染が重症化する恐れもあるため，特に糖尿病を合併する高齢下肢切断者は注意が必要である．断端の皮膚トラブルが家事動作や仕事に悪影響を及ぼし，断端に問題が発生すると，義足歩行や義足を装着してのADLやIADLが困難となる．地

8. 下肢切断・義足

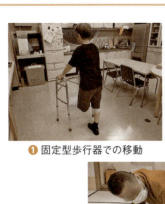
❶ 固定型歩行器での移動

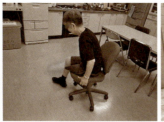
❷ キャスター付き椅子での移動

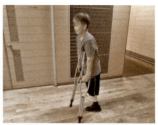
❸ 松葉杖歩行

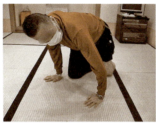
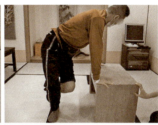
❹ 四つ這い移動および四つ這い位からの立ち上がり動作
（左下腿切断例）

図37　義足非装着での移動方法

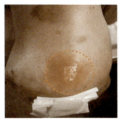
❶ 脛骨下端前面の表皮剥離

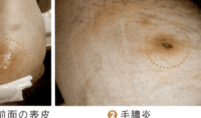
❷ 毛嚢炎

図38　断端のトラブル

域生活を送る下肢切断者の多くは断端に何らかの問題を抱えているが[16〜18]，実際の生活では断端に問題があっても義足を装着せざるを得ない場合が多く，傷や皮膚の状態が悪化してから病院や義肢製作所を訪れる場合が多い．退院後の在宅生活で義足を快適に使用するためにも，断端のトラブルを未然に防ぐ必要がある．起こり得る断端のトラブル（**図38**）やケアの方法について切断者や家族に十分に説明し理解を促すことが大切である．傷の見方やケアの方法，ソケットやシリコーンライナーの洗浄方法（**図39**）などを義足歩行練習と並行して指導することにより，断端を観察する習慣が定着し，傷の処置方法や義足装着が可能か否かの自己判断がある程度可能になる．

参考文献
1) 澤村誠志：切断の動向．総合リハ 26（8）：797-799，1998．
2) 長島弘明，他：虚血性下肢切断―岡山県民の実態調査―．リハビリテーション医学 28（6）：495-500，1991．
3) 澤村誠志：切断と義肢．第2版，医歯薬出版，2016，p197．

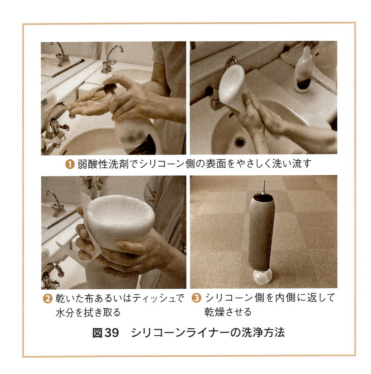

図39 シリコーンライナーの洗浄方法

① 弱酸性洗剤でシリコーン側の表面をやさしく洗い流す
② 乾いた布あるいはティッシュで水分を拭き取る
③ シリコーン側を内側に返して乾燥させる

4) Klingenstierna U et al：Isokinetic strength training in below-knee amputees. Scand J Rehabi Med 22：39-43, 1990.
5) Nadollek H et al：Outcome after trans-tibial amputation：the relationship between quiet stance ability, strength of hip abductor muscle and gait. Physiother Res Int 7：203-214, 2002.
6) Schoppen T et al：The timed "up and go" test：reliability and validity in persons with unilateral lower limb amputation. Arch Phys Med Rehabil 80：825-828, 1999.
7) Powers CM et al：The Influence of Lower-Extremity Muscle Force on Gait Characteristics in Individuals With Below-Knee Amputations Secondary to Vascular Disease. Phys Ther 76：369-377, 1996.
8) 陳　隆明：高齢下肢切断者のProsthetic Rehabilitation Outcomeに影響する因子，リハビリテーション医学 40：13-17，2003.
9) Chin T et al：％ VO_{2max} as an indicator of prosthetic rehabilitation outcome after dysvascular amputation. Prosthetic Orthot Int 26：44-49, 2002.
10) Van Geffen JA et al：Effect of flat insoles with different Shore A values on posture stability in diabetic neuropathy. Prosthet Orthot Int 31：228-235, 2007.
11) Gonzalez EG et al：Energy expenditure in below-knee amputees correlation with stump length. Arch Phys Med Rehabil 55 (3)：111-119, 1974.
12) Gailey RS et al：Energy expenditure of trans-tibial amputees during ambulation at self-selected pace. Prosthet Orthot Int 18 (2)：84-91, 1994.
13) Waters RL et al：Energy cost of walking of amputees：influence of level of amputation. J Bone Joint Surg Am 58 (1)：42-46, 1976.
14) 渡辺俊之：四肢切断者への心理的アプローチ．理学療法 24 (3)：508-511，2007.
15) 陳　隆明，他：下肢切断者における全身持久力訓練— AT（Anaerobic Threshold）検出時の心拍数を指標とした運動処方—．リハビリテーション医学 34 (1)：55-59，1997.
16) Meulenbelt HE et al：Determinants of skin problems of the stump in lower-limb amputees. Arch Phys Med Rehabil 90：74-81, 2009.
17) Meulenbelt HE et al：Skin problems of the stump in lower-limb amputees：1.A clinical study. Acta Derm Venereol 91：173-177, 2011.
18) 林　義孝，他：下肢切断者に関する疫学的研究．日本義肢装具学会誌 15：163-170，1999.

〔高瀬　泉〕

第 2 章

義肢各論（事例）

1 前腕能動義手の使用により「生きがいである農作業」が可能となった事例
〈前腕切断・能動義手〉

1 事例紹介

仮名：K氏　年齢：70歳台前半　性別：男性

生活歴：長年，工作機器を用いた金属加工をおもな職務として鉄工所に勤務していた．定年前の数年間は，優れた金属加工技術を他の技術者に指導する立場にあった．住まいは山間部にあり，鉄工所に勤務する傍ら，住居前にある畑でさまざまな農作物や観賞用の花を栽培していた．性格は温厚・真面目で何事にも前向きに取り組み，一家の大黒柱としてしっかりと家族を支えていた．趣味はカメラ撮影で孫の成長や栽培している農作物，育てた花などを撮っていた．定年退職以降は，朝から夕方まで農作業をし，週に1回はカラオケ教室に参加していた．

家族状況：妻，長男夫婦，孫（2人），愛犬（1匹）と同居していた．妻は専業主婦であり，農作業のパートナーでもあった．長男夫婦はともに仕事をもっており，日中は家にいなかった．孫は中学生と小学生であった．

経済状況：収入は農作物の収益と年金で，長男夫婦と同居しており経済的な問題はなかった．

2 医学的情報

疾患・障害名：左前腕切断（44％短断端）

合併症：特記事項なし．

現病歴：X年Y月，勤務していた会社から「若い技術者に金属加工技術を指導してほしい」と依頼があった．久しく機械に触っていなかったため，指導日までに機械へ触れておこうと思い会社に出かけ，練習をしていた．数回，練習を繰り返した後に作業着が機械に巻き込まれ左前腕部を不全切断した（**図1①**）．すぐに救急搬送され，再接着術が試みられたが，血管の損傷が激しかったため，断端形成術が施行された（**図1②**）．作業療法は，受傷から3日目に開始となった．

既往歴：20歳台の前半に右示指を切断（中節骨レベル）した．指義手は作製していなかった．その他の特記事項はなかった．

他職種からの情報

- **医師** 「農作業の獲得を希望している．退職後の事故ではあるが労働災害として認定されると思われる．断端部の創や残存機能の問題はない．夜間痛に対しては痛み止めを処方している．能動義手作製にて農作業復帰を目指す」
- **看護師** 「清拭時に介助をしている．服はジャージ類を着ている．その他のセルフケアは自立している」
- **理学療法士** 「残存機能の問題はないが，筋耐久性と筋力の向上を目指す」

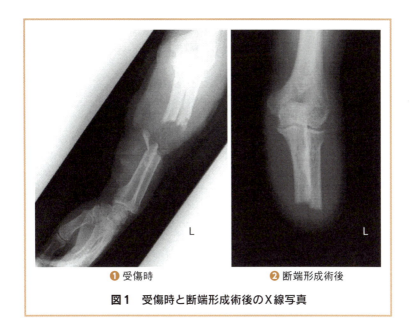

❶ 受傷時　　❷ 断端形成術後
図1　受傷時と断端形成術後のX線写真

3 作業療法評価

主訴：農作業ができるようになりたい．

第一印象：切断のショックはあるものの「切断したこと」を受容していた．しかし，病棟では右手のみで時間がかかることにイライラするなどの様子もうかがえた．切断した左上肢は非利き手側であったが，義手がないと農作業ができないことを医師による義手のオリエンテーションからイメージしていた．積極的に作業療法に取り組もうとする姿勢がうかがえた．

1）作業療法評価のポイント

K氏は「農作業は必ずできるようになりたい」との強い意思をもっていた．問診では農作業の具体的工程や農作業以外の生活様式を聴き取り，それらを分析して能動義手の役割を明確にし，その内容をK氏と共有した．切断肢は，断端長と周径，断端部の評価（形状・皮膚・創の有無と場所・表在感覚・筋の状態・神経端痛の有無），幻肢と幻肢痛の評価から断端の成熟度，断端の日常生活活動（ADL）への参加度，能動義手のパーツの検討を行った（断端部の評価は創閉鎖後に実施した）．また，肘・肩関節部の関節可動域（ROM）と筋力が体内力源として活用できるかを評価した．非切断肢は，ROMと筋力を評価した．ADLはセルフケアを中心に能動義手を使用する場合としない場合の評価を行った．心理面の評価は，問診を基軸としたが，毎日の何気ない会話を大切にし，表情や言動から総合的に行った．

評価結果を表1に示す．

2）作業療法方針・予後予測（評価のまとめ）

K氏は機械によって左前腕切断（44％短断端）を受傷した70歳台の右利きの男性であった．職業は無職で，現在は「農作業」を生きがいとしていた．キーパーソンは妻であり，農作業のパートナーでもあった．心身機能の大きな問題はなかったが，今後の能動義手の使用をふ

第2章　義肢各論（事例）

表1　評価結果

	初期評価（X年Y月）	最終評価（X年Y月＋9週）
主訴・ニード	農作業がしたい.	
身体計測（断端長）	断端長10.5cm，44％前腕短断端	断端長10.5cm，44％前腕短断端
周径（断端部）	断端端から5cm：27.5cm	断端端から5cm：24.5cm
断端評価 　形状 　皮膚 　創 　表在感覚 　筋の状態 　神経端痛	 円柱型 問題なし 皮膚処理痕のみ 触・痛・温度覚の問題なし 夜間の断端先端部の痛み（＋） 軽度低緊張 なし	 円錐型 問題なし 問題なし 触・痛・温度覚の問題なし 夜間の断端先端部の痛み（－） 軽度低緊張 なし
幻肢・幻肢痛	実大型，幻肢痛（－）	なし
筋力（MMT） 　非切断側 　切断側	 すべて5 すべて5	 すべて5 すべて5
関節可動域 　非切断側 　切断側	 制限なし 肘関節屈曲120°，その他制限なし	 制限なし 肘関節屈曲120°，その他制限なし
心理面	ショック，混乱と苦悩	適応
ADL （セルフケア）	食事：自立 更衣：Tシャツ・ジャージで自立 整容：爪切り以外は自立 入浴：洗体以外は自立 トイレ：自立	食事：自立 更衣：Tシャツ・ジャージで自立 整容：爪切りは自助具使用で可能 入浴：洗体は自助具使用で可能 トイレ：自立
義手の役割	農作業に必要な工程は，「剪定」「軍手類の着脱」「紐結び」「一輪車での運搬」などであった．特に「紐結び」と「剪定」は，頻繁な手先具のつまみと離しが必要とされた．	

　まえた全身耐久性や，体内力源である肩甲帯や肩関節周囲筋のさらなる筋力向上が必要であった．断端部には軽度の浮腫が残存していたが，その他は問題がなかった．活動の問題は，農作業における「剪定」「軍手類の着脱」「紐結び」などの両手動作，爪切り動作や清拭動作の困難であった．参加の問題は，車の運転困難による移動範囲の制限であった．受傷前は自ら車を運転し，カラオケ教室にも出かけていた．しかし，家族は受傷後の車の運転に対して猛烈に反対をしており，車による移動は妻が行うこととなっていた．環境は，車による外出不可があるものの，困ったときは近隣住民がいつでも協力してくれる状況にあった．今後の方針は，断端成熟の促進，残存機能の維持・向上を図りながら，基本・ADL・応用（実用）訓練により能動義手の習熟度を高めること，最終的には農作業が可能となり，K氏が生きがいをもちながら生活できることを支援していくことであった．

　作業療法の課題分析を**表2**に示す．

4 作業療法計画と実施

1）目標とその解説

a. 長期目標

　長期目標は，「農作業ができるようになること」であった．農作業はK氏にとって「したい

表2　作業療法の課題分析

	心身機能構造	活動	参加	環境
利点	筋力・ROM制限なし	片手動作可能（利き手残存）	妻のサポートがある	近隣住民のサポートがある
問題点	断端部に軽度の浮腫（＋） 全身耐久性と筋力のさらなる向上	両手動作困難 爪切り動作困難 清拭動作困難	車の運転困難	
予後予測	早期義肢装着法により断端成熟が見込まれる 能動義手の基本・ADL・応用（実用）訓練により全身耐久性・筋力の向上が見込まれる	能動義手により両手動作が可能となる 自助具により爪切り・清拭動作可能となる	妻のサポート（可能なときは長男夫婦のサポート）を受ける	現状の関係を継続する

作業」でありこれが継続してできることはK氏の自尊心を保つうえで非常に重要であった.

b. 短期目標

短期目標は，以下の①～④とした.

① 断端の削痩（shrinkage）に伴う断端成熟の促通：浮腫による断端部の周径の変動は，ソケット不適合の原因となる．断端の成熟度は本義手作製の目安となり，早期社会復帰を可能とする.

② 訓練用仮義手による基本・ADL・応用（実用）訓練を通して能動義手の習熟度を高めること：基本訓練では能動義手操作に必要な基本的知識と技術を習得する．ADL訓練では，セルフケアや手段的日常生活活動（IADL）に適した操作能力を習得する．応用（実用）訓練では各種作業場面に適した操作能力を習得する.

③ 能動義手の使用後（1日の終わり）に断端管理ができること：断端部の創は，能動義手の装着と使用を妨げる原因となる．日常的に習慣化された断端チェックは，創の予防と早期発見につながる.

④ セルフケア動作の獲得（能動義手が使用できないときのセルフケア動作を含む）：爪切り動作は能動義手では困難である．また，入浴時に能動義手は装着しない．これらの動作には自助具を紹介・作製して対応する.

2) 作業療法内容

4つの短期目標に対して以下の①～④のプログラムを実施した.

①断端マッサージ（切断肢のROM訓練含む），②訓練用仮義手の作製と基本・ADL・応用（実用）訓練，③断端管理法の習得（弾性包帯の巻き方と断端チェックの方法），④爪切り・清拭動作訓練（自助具の作製と使用）

3) 作製した訓練用仮義手について（図2）

訓練用仮義手のハーネスはスリング用平ベルトを用い8字ハーネスとした．カフは皮革を用い，肘継手はたわみ肘継手とした．ソケットは熱可塑性プラスチックキャストを用い差し込み式とした．幹部や手継手，手先具にはモジュラー型訓練用仮義手システム（啓愛義肢材料販売所）を用いた．力源ゴムは把持力を4.0kg重で調整した．コントロールケーブルシステムは，単式コントロールケーブルシステムとした.

第2章 義肢各論（事例）

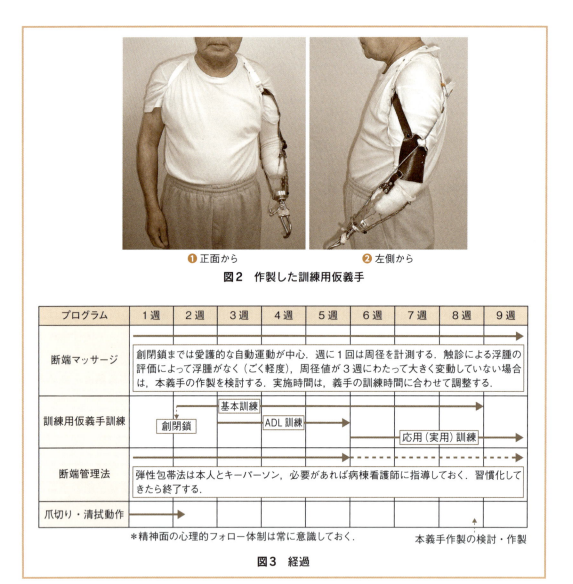

❶ 正面から　　❷ 左側から
図2　作製した訓練用仮義手

図3　経過

4）経過（図3）

　訓練用仮義手は，受傷後10日目の創閉鎖を確認した後に作製した．それまでは，断端マッサージ，断端管理法，爪切り・清拭動作訓練を実施した（図4）．断端管理は，習慣化するまで繰り返し指導した．

　訓練用仮義手からの経過は①基本訓練期，②ADL訓練期，③応用（実用）訓練期でまとめた．

① 基本訓練期：能動義手の基本構成とパーツの理解，能動義手の着脱法と手先具（能動フック）の基本操作を習得した後，いろいろな物品を「つまみ」「放し」させた．能動フック開閉の基本操作はすぐに理解できたが，物品の形状や能動フックを動かす高さ，距離の違いで体幹側屈などの代償を用い，正確性に欠けていた．基本訓練の時間は徐々に短くしていったが，ADL訓練期から応用（実用）訓練期に入っても継続した．

130

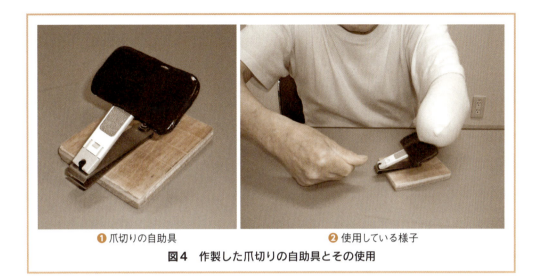

❶ 爪切りの自助具　　　　❷ 使用している様子
図4　作製した爪切りの自助具とその使用

② ADL訓練期：能動義手を使用する食事動作（お椀の保持・フォークとナイフの使用）や整容動作（歯磨き粉を歯ブラシに付ける），更衣動作（義手の上から上衣を羽織る・チャック・紐結び・靴下）を実施した．一度でできる場合とそうでない場合があるため何度も繰り返した．

③ 応用（実用）訓練期：「木工」を導入し，ノコギリ使用時の能動フックの使い方などを習得させた．また，「農作業に必要な動作（工程）」を模擬的に設定し，実施した．この時期に試験外泊を実施した．試験外泊後にはK氏から「能動フックの使い方を工夫した点」の報告を受けるようになった（図5）．

5）作業療法の結果・効果と考察

訓練用仮義手の利点は2つある．1つは「早期より断端部の筋収縮が筋のポンプ作用を促進し，末梢循環を改善すること」である．これによって断端部の浮腫は軽減し，周径値は急激に細くなる．しかし，早期においては夜間の弾性包帯による十分な管理が必要となる．断端はそれらの管理が十分にできることで成熟し，周径値が安定してくることで本義手の作製を検討することができる．ソケットの適合を考えるうえでは，断端周径値の安定は重要である．K氏は受傷後8週目で本義手作製の検討を行うことができた．訓練用仮義手のもう1つの利点は，「能動義手を早期から試用できることで義手の習熟時期が早くなること」である．K氏においては受傷から6・7週目の応用（実用）訓練期には自ら能動フックの使い方を工夫するなどの行動がみられている．

しかしながら，能動義手を装着し使用することは，切断者にとって決して楽なものではない[1]．よって，「試用できる」ということは「訓練途中でのプログラムの中止や変更も可能である」と位置付け，その旨を作業療法開始時のオリエンテーションで伝えておくことで切断者は安心して作業療法プログラムに臨めると考える．

K氏は，「したい作業」と「能動義手の役割」が共有できていた．現在でも，起床時から能動義手を装着し，趣味活動（図6）や農作業（図7）で積極的に使用している．

131

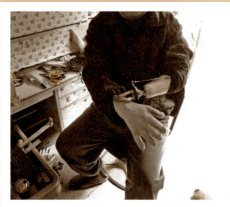

図5 軍手着脱動作

報告内容：軍手の端をつまむとき（能動フックを開くとき）は肘を伸ばして身体より少し遠くで操作しつまんだら両手を手前に寄せると軍手がはずれにくくやりやすい

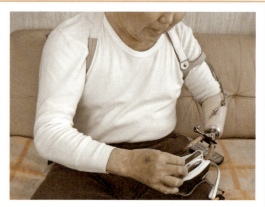

図6 趣味のカメラ動作

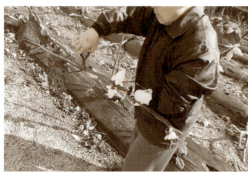

❶ 剪定作業

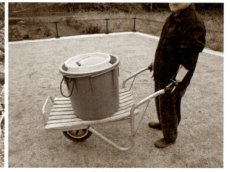

❷ 運搬作業

図7 剪定作業と一輪車による運搬作業

5 まとめ

　義手は失った上肢（手）の機能を補填するものである．しかし，能動義手は，手先具で物品をつまんだり，離したり，引っかけたりすることのみで，手の機能の再現性は極めて低い．それでもこの義手がなければ，K氏においては「農作業の再獲得」は困難であったかもしれない．義手の給付体系を含めた現状は，決して満足いくものではないと思われる．しかし，義手を提供する作業療法士は，切断者のことばに傾聴し，その人にとっての義手の役割を，現実性をもって明確に打ち出し共有することができなければならない．義手は切断者の可能性を「高めるもの」であることを再認識してほしい．

参考文献

1) 妹尾勝利・他：肘関節運動を力源とした前腕能動義手制御システムの開発（第2報）―体験用能動義手における筋電図学的分析と酸素摂取量の検討―．義装会誌，26：252-259, 2010.

（妹尾勝利）

2 上腕能動義手を用いて農業に復帰できた事例

〈上腕切断・能動義手〉

1 事例紹介

仮名：N氏　年齢：40歳台　性別：男性

生活歴：高校まで実家で過ごし，部活は中学・高校ともに野球部であった．大学卒業後，就職して靴の販売店員を始めたが30歳台後半で退職した．その後，友人の紹介により農業を開始し，師匠（友人の義父）の元で働き始めた．また，1年間新規就農研修へ臨み，現在は農業を始めてから4年経過している．

家族状況：婚約者と2人暮らしである．

2 医学的情報

疾患・障害名：左上腕切断・長断端（88％）

現病歴：X年11月，仕事中に脱穀機に左前腕を巻き込まれた．その後，ドクターヘリにてB病院に救急搬送され，手術を行った．12月より自宅療養していたが，復職希望のため，義手作製と訓練目的で当院へ入院となった．

他職種からの情報

- **医師**　「入院時，断端創部は治癒してきており，幻肢・断端痛ともにない状態である」
- **看護師**　「安定した断端成熟を保つため，弾性包帯を訓練時間以外で巻き，断端成熟を促す」
- **理学療法士**　「筋肉のストレッチを中心に開始．また肩関節自動運動時，肩甲帯挙上での代償動作がみられたため，正しい運動方向の誘導を行う」
- **義肢装具士**　「本義手作製時は本人の要望（農業に適応したもの）に沿うように作製する」

3 作業療法評価

主訴：早く（農業に）復職したい．

第一印象：身長は高く，体格は中肉中背である．性格は明るく，義手操作訓練を前向きに捉えている印象を受ける．

1）作業療法評価のポイント

作業療法の初期評価の結果を**表1（左）**に示す．

身体機能面では，切断側のROM・筋力ともに義手操作を阻害する大きな問題はなかった．皮膚状態は痛み・異常感覚ともになかったが，数カ所に創部があった（**図1**）．また先端に浮腫があり，断端中間下部で周径が細くなる部分があったため，毎日皮膚状態の確認と周径の測定をし，断端成熟の経過を記録した．

N氏は「早く復職したい」と，早期復帰の意欲が高かった．復職に向けて年間スケジュールを聴き取り，作物による播種（種を蒔く時期）・収穫の時期の把握を行った（**表2**）．また，

表1 評価結果

	初期評価（X+1年1月）	最終評価（X+1年4月）
断端長	28.5cm　長断端（88%）	著変なし
周径	腋窩に垂直　　　　約42cm 肩峰下17.5cm　　約26cm 肩峰下22.5cm　　約27cm 肩峰下27.5cm　　約25cm	腋窩に垂直　　　　約42cm 肩峰下17.5cm　　約26cm 肩峰下22.5cm　　約25cm 肩峰下27.5cm　　約25cm
ROM	著明な制限なし	著変なし
筋力	体幹・両上下肢共にMMT5レベル	著変なし
感覚	特に異常感覚なし	著変なし
疼痛	安静・運動時ともになし	著変なし
幻肢	幻肢はみられない	著変なし
精神面	前向きで訓練に対して意欲的	農業復帰へ意欲的
ADL	残存上肢で自立	自立（両手動作場面では義手使用）

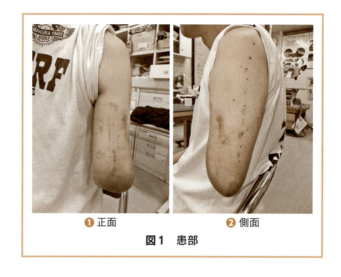

❶ 正面　　❷ 側面
図1　患部

使用する機械・道具と動作方法の確認をした（**表3**）．師匠と2人で農業に従事しているため，役割分担の確認も行い，早期に復職できるよう流れを考えた．

2）作業療法方針・予後予測（評価のまとめ）

切断肢の状態は良好で，N氏は義手操作訓練に対して前向きであった．ニーズは仕事が忙しくなる時期（春）までには復帰したいとのことであった．

医師とともに仮義手ソケット作製後，仮義手装着訓練を開始する方針とした．作業療法では，仮義手での操作方法の習熟・義手を用いての仕事のイメージ形成・パーツ選択の検討を目的とした．内容は，仮義手での基本操作訓練を行い，その後，日常生活訓練へ移行し，まずは生活場面で使用できることを目標とした．時間は，週5日40分間の作業療法と訓練時間以外に自主練習を行うようにした．本義手処方前は，農業で行う動作の分析と動作練習，適したパーツ選択の再検討が必要とされると予測し，年間を通して仕事で義手を使用できることをゴールとした．作業療法の課題分析を**表4**に示す．

表2　各種作物栽培の年間スケジュール

	米	ニンニク	早生豆	小豆	黒豆	ピーマン	トマト
4月	草刈り，播種		畝立て，播種			草刈り	
5月	田植え	摘蕾，収穫	播種，定植		草刈り，肥料	畝立て，定植	定植
6月	水管理		除草		畝立て，播種	わき芽かき	誘引
7月	草刈り，防除		収穫	畝立て，播種	土寄せ，除草	収穫	収穫
8月	水抜き		収穫	畝立て，播種	土寄せ，除草	収穫	収穫
9月	稲刈り	定植，畝立て		除草	除草	収穫	
10月					枝豆販売	収穫	
11月		芽かき，追肥，除草		収穫	収穫	収穫	
12月		芽かき，追肥，除草			収穫，選別	堆肥散布	
1月	耕転	芽かき，追肥，除草	堆肥散布		選別，堆肥散布		
2月	耕転				選別		
3月		追肥，除草	草刈り				

表3　使用する機械と動作方法

	使用する機械・道具　義手での操作	動作方法
田植え・稲刈り（図8②）	トラクター：左　変速レバー 田植え機：左　前後進レバー コンバイン：左　主・副変速レバーの操作	肩関節外転・外旋，肘屈曲位でレバーを把持し，肩肘関節屈曲・伸展でレバーを前後に動かす．
草刈り（図8①）	草刈り機：両手でレバーを把持	肩関節屈曲・内外旋で動かす．
畝立て	鍬：両手で鍬の柄を把持	肩関節内旋・肘屈曲位で柄を把持し，肩関節屈曲・伸展で土を耕す．

表4　作業療法の課題分析

	心身機能・構造	活動	参加	環境
利点	・断端部の状態が良好． ・幻肢痛や痛みがない． ・筋力が保たれている． ・訓練意欲があり，前向きである．	・日常生活は右手のみで自立．	・農業の仕事に就いている．	・師匠から信頼を寄せられ，早期復帰を望まれている． ・仕事復帰後，困難な作業は師匠が手助けをしてくれる．
問題点	・断端部に数カ所創部がある． ・肩関節自動運動時，肩甲帯での代償動作が出現する．	・義手操作訓練時，代償動作が出現する． ・操作時，必要以上の力を出し，コントロールしようとする．	・複数の機械や道具に対応する操作能力が必要である．	・仕事は師匠と2人で行っている．
予後予測	・良好な断端の状態を持続し，訓練に意欲的に取り組める．復職後も，前向きに仕事を続けられると予測する．	・能動義手の使用により，両手活動が可能となり，日常生活でできる動作が増える． ・操作時，肩甲骨・肩関節を協調的に動かし，効率的に操作できる．	・農業の際に義手を使用することができる．	・可能な限り手助けなしで病前と同等の仕事内容を行える．

第2章　義肢各論（事例）

表5　経過

	1カ月	2カ月	3カ月
基本操作訓練	———————————————————————————————————→		
両手動作訓練	———————————————————————————————————→		
ADL訓練		——————————————————————————→	
IADL訓練		——————————————————————————→	
職業前訓練		——————————————————————————→	

4　作業療法計画と実施

1）目標とその解説

・リハビリテーション目標：農業で，播種・収穫時期に合わせた仕事内容を行える．

・長期目標（3カ月）：復職へ向け，仕事内容を想定した義手操作が行える．

・短期目標（1カ月）：義手を使用したADL動作を行える．

2）作業療法内容

①オリエンテーション・評価

②義手装着前訓練

③仮義手作製

④仮義手装着訓練：●基本操作訓練（能動フックでの開閉・物品操作コンビネーション訓練）

　●両手動作訓練（玉のれん・折り紙・木工・版画）

　●日常生活動作訓練（更衣・調理・掃除・洗濯等）

　●職業前訓練（農業）（ほうきで掃く・はさみ操作・車・機械の操作等）

⑤本義手装着訓練

⑥職場訪問

3）経過（表5）

a. 仮義手ソケット作製・義手操作前訓練

　断端は，肩峰下17.5cm-周径26cm，肩峰下22.5cm-周径27cmで周径差がみられた．そのため，ソケット作製時，肩峰下17.5cm部分にガーゼを巻き，ソケットに周径差が生じないようにした．作製後，パーツ選択を行い，肘継手を単軸肘ヒンジ継手，手継手を面摩擦式，手先具を能動フックにした（**図2**）．

　N氏は，義手の機構の理解が良く，肘のロック・アンロック操作，手先具の開閉を早期に習得できたが，ロック操作時に過剰な力で肩甲骨や肩関節を動かす様子があった．そのため，肩甲骨下制・肩関節伸展運動の力加減を徒手誘導で指導し，同時に切断側と非切断側の協調的な動きができるよう操作練習を行った．また，ハーネスのクロスポイントの位置の調整も行った．

　仮義手のチェックアウトを**表6（初期評価結果）**に示す．

2. 上腕能動義手を用いて農業に復帰できた事例

表6　チェックアウト

検査項目	初期評価結果	中間評価結果
義手除去時の肩関節可動域	屈曲　100° 外転　95° 伸展　40° 回旋　45°	屈曲　100° 外転　95° 伸展　40° 回旋　45°
義手本体の肘継手・屈曲角度	130°	135°
義手装着時の肩関節可動域	屈曲　90° 外転　100° 伸展　30° 内旋　45°・外旋　30°	屈曲　120° 外転　120° 伸展　30° 内旋　45°・外旋　45°
肘継手の能動的な屈曲可動域の測定	135°	140°
肘継手の最大屈曲に要する肩関節屈曲角度の測定	35°	30°
肘継手を（屈曲90°から）屈曲するのに必要な力量	4kg	4kg
ケーブルシステムの効率の確認（伝達効率）	90%	95%
肘継手90°屈曲位での手先具操作（操作効率）	開大　10.5cm 100%	開大　10.5cm 100%
身体各部位（口およびズボン前ボタンの位置）での手先具操作	口　10.5cm 100% ボタン　10.5cm 100%	口　10.5cm 100% ボタン　10.5cm 100%
肘継手の不随意的動き	なし	なし
回旋力に対するソケットと肘継手ターンテーブルの安定性の確認	抵抗可	抵抗可
引っ張り荷重（下垂力，張力）に対する安定性	2cm	1cm
ソケットの適合確認圧迫時の装着感	痛み・不快感なし	痛み・不快感なし

b. 仮義手による義手操作訓練

　物品操作訓練では，小さいブロックをつまむ・離す訓練から開始し，段階付け，徐々に大きい物や形状・硬さの異なる物の順で行った．またコンビネーションコントロール訓練を行った際，適切な位置に肘継手を屈曲させロックすることが難しく，非効率的な動きがみられた．よって，鏡やビデオで確認・修正し，自主練習でも繰り返し，習得していった（**図3, 4, 5**）.

　約1カ月経過後，断端先端の浮腫の軽減がみられ，肩峰下22.5cm-周径25cmとなった．そのため，再度ギプスを巻き直し，ソケットがより適合した仮義手で訓練を継続した．ソケットは，肩関節の運動自由度を上げるため，オープンショルダー式にした．パーツは単軸肘ヒンジ継手でケーブルの走行を円滑にするためプーリーユニットを使用，継手は迅速交換式・屈曲用手継手，手先具は能動フック，ハンドを両者で用途に合わせ交換して使用した．

c. 職業前訓練

　農業では，両手で米や土を運ぶ・道具を把持する動作があるため，座位・立位で両手動作訓練を重点的に行った．屈曲用手継手を使用することで，正中位を保ち協調的に行えた．またADL動作ではネクタイ・ベルトを締めやすく，約1カ月後には生活場面でできる活動が増えた．

　その後，農業で必要となる動作練習を開始した．動作は，ほうきで掃く・鍬で土を耕す・

137

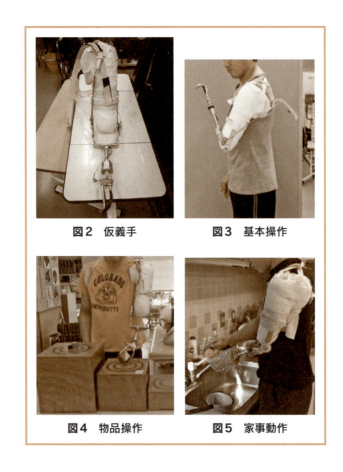

図2　仮義手　　図3　基本操作
図4　物品操作　　図5　家事動作

コンテナを両手で持つ・紐を結ぶ等であった（**図6**）．能動フックと能動ハンド両者を試用した．紐結びは能動フックの方が素早く結べ，ほうきや鍬の柄の把持は能動ハンドが行いやすかった．ハンドの種類は，随意閉じ式ハンド（VC）の方が手先を閉じるとロックがかかり，操作時の固定力があった．

機械は，田植え機・コンバイン・トラクターの乗車が必要であった（**表3**）．動作確認を行うと，内外旋の運動角度低下により，動作が制限されたため，N氏は内外旋可能なパーツを望んだ．よって，本義手のパーツ選択の肘継手は能動ブロック継手・ターンテーブル，手継手は屈曲式・道具に合わせて向きの変更可能な回旋式・使用用途に合わせフックとハンドを交換できるように迅速交換式を選択した．また，ケーブルの強度を高めるためヘビーデューティーを使用し，ソケットは数カ所穴を開け，通気性を良くした．これらのパーツ選択で本義手処方を行った（**図7，表6（中間評価結果）**）．

d．職場での様子

実際に職場訪問をして動作確認を行った（**図8**）．道具・機械の操作は各作物の播種・収穫に合わせて対応でき，円滑に使用できていた．また年間計画や金銭管理面もN氏が担っており，師匠から「仕事スピードも速く，とても助かっている」と信頼を寄せている言葉が得られた．

2. 上腕能動義手を用いて農業に復帰できた事例

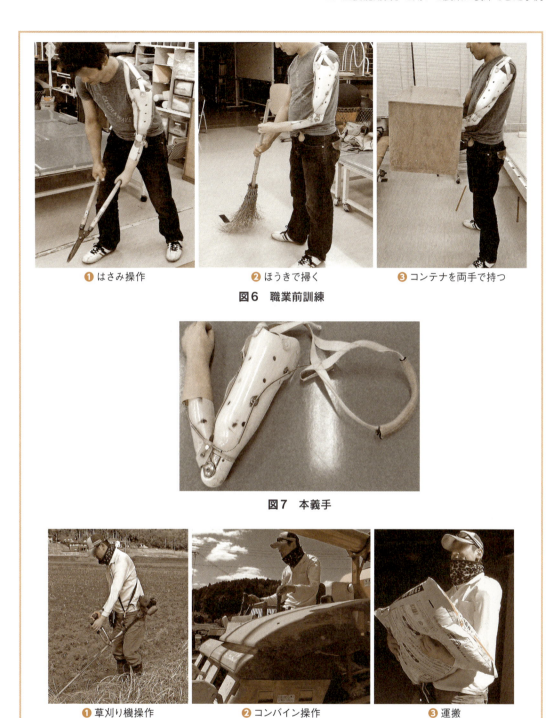

❶ はさみ操作　　❷ ほうきで掃く　　❸ コンテナを両手で持つ

図6　職業前訓練

図7　本義手

❶ 草刈り機操作　　❷ コンバイン操作　　❸ 運搬

図8　職場での動作確認

4）作業療法の結果・効果と考察

最終評価を**表1（右）**に示す．

N氏は，年間を通して能動義手を仕事で使用できている．春は各作物の播種・定植，夏秋

第2章　義肢各論（事例）

は収穫で，機械や道具の使用頻度が高い時期も自身で遂行可能である．

　柴田ら[1]は「仮義手でのギプスソケットは浮腫の軽減等断端成熟を促すことができ，本義手と同じ機構を有しているため，能動義手の構成を理解しやすい」と述べている．N氏は，仮義手装着を行うことで，断端成熟を促すことができ，断端状態を円錐型で良好に保てた．また，義手の機構の理解が良く，自主訓練も意欲的に取り組み，基本操作の習熟が可能であったため，応用動作訓練への移行がスムーズであったと考えられる．

　また，「職業復帰に向けて必要とされる動作のシミュレーションをし，必要に応じて職場訪問を行い，適切な義手について検討しなければならない」とも述べている．仮義手訓練で，農業で必要とされる動作を明確化・場面想定を行ったことにより，本義手処方時，仕事に適応したパーツ選択が可能であったと考える．今後も職場で効率良く使用の継続をするためには，定期的に職場を訪問し，義手の適応状況の確認が必要と思われる．

　N氏を通して，仮義手訓練前に復職に必要な動作を具体的に抽出することと，訓練では，ニーズおよび就労に応じた各パーツの試用をした訓練計画をすることの大切さを再認識した．

5　まとめ

　農業への復帰を望むN氏は，農業の師匠と2人で多種多様な作物を育成（栽培）していた．作業療法の介入にあたり，農業の年間スケジュールや必要な動作を具体的に抽出し，さらに訓練用の仮義手段階で複数のパーツを試用し動作確認を行った．それにより復職に適したパーツ選択と動作獲得ができた．

　その後，「農業で使用できるようになってから，義手が左手になったと感じる」との発言が聞かれた．本人にとって，「血の通った義手」になるためには，切断者が生きがいを感じていた場所で，いかに効率良く代償できる義手を使用するかが重要だと感じた．

　N氏は，能動義手を使用することで，自らの役割を取り戻すことができ，また職場で師匠との信頼関係を再興することが可能となった．作業療法士は，上肢切断者が社会復帰に至るために，義手の機能をふまえ，対象者のニーズに適応した義手を処方するための部品（パーツ）の選定を行う役割を担っている．そのため，復帰後に具体的に義手を使用する場面や動作方法を把握し，仮義手の段階で各パーツの試用を行い，さまざまな動作の評価や練習を進めることが不可欠である．

参考文献
1) 古川　宏（編），日本作業療法士協会（監修）：作業療法技術学1—義肢装具学［作業療法学全書　第9巻　改定第3版］．協同医書出版社，2009.

（折出　優）

3 右肩甲胸郭離断術後にニーズに合わせた義手を検討し主婦業が可能となった事例

〈肩甲胸郭間離断・能動義手〉

1 事例紹介

仮名：A氏　年齢：20歳台後半　性別：女性

生活歴：20歳台前半で結婚し，専業主婦として夫を支えながら家事・育児を行っていた．明るく社交的で，友人も多く，家族との時間を何より大切にしている．

家族状況（初診時）：店舗を経営する夫と就学前の息子2人（6歳・2歳）の4人で暮らしている．また，自宅の近くに夫の実家があり，義理の母が家事や育児，A氏の通院などを手伝っていた．A氏が治療開始後，夫は休暇を取り家事・育児に協力していたが，3カ月後より休日出勤や夜勤も含めたフルタイムで復職予定である．

経済状況：夫の収入で生活を送っており，経済的な問題はなし．

2 医学的情報

疾患・障害名：右腋窩部悪性軟部腫瘍摘出，右肩甲胸郭間離断（**図1**）．（C5以外腕神経叢切離，鎖骨・肩甲骨内側1/2，肩甲挙筋残存）

合併症：なし

現病歴：次男出産後，右腕の痛みが続き，医療機関での検査の結果，悪性軟部腫瘍と診断され，腋窩リンパ節を含む右肩甲胸郭間離断術を勧められる．その際，主治医より切断術後の選択肢のひとつとして義手を紹介され，当施設を受診，入院中の切断者の義手操作訓練を見学する．その後，切断術を受けることを決断し，X年Y月右肩甲胸郭間離断術を施行．術後の経過は良好で，自宅へ退院し，2カ月後に義手作製と操作訓練を目的に当院受診．育児のため，長期の入院は難しく，外来リハビリテーションで理学療法・作業療法が処方された．

既往歴：特になし

他職種からの情報

- **腫瘍内科主治医**　「悪性軟部腫瘍の病状は落ち着いており，投薬治療は必要ない．再発や転移がないか定期診察でフォローアップする．義手操作を想定し，断端部には肩甲挙筋を残した」
- **整形外科主治医**　「断端部の状態に合わせて義手操作訓練を開始する．外来リハで対応し，必要時に短期入院も検討する．訓練の進行状況や方針などチームで密に連携していく」
- **理学療法士**　「左右頸部・肩甲骨・胸郭・体幹の筋力・可動性低下あり．義手操作に向けて機能向上を図る」
- **義肢装具士**　「女性であり，断端部は胸元で皮膚も柔らかい．義肢は大きく，重くなるため，負担が少なくなるよう，支持面が広いフォークォーター型のソケットを作製する．操作方法や経過を見て，材質や形状を検討していく」

第2章　義肢各論（事例）

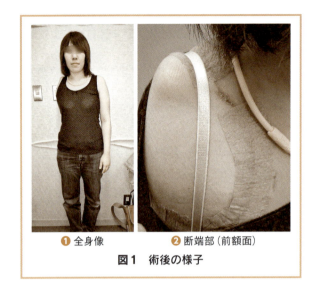

❶ 全身像　　　❷ 断端部（前額面）

図1　術後の様子

3 作業療法評価

　主訴：自分のことは片手でできるようになったので，家族のために家事ができるようになりたい．今は左手と口を使っているがとても大変．

　第一印象：前向きで訓練意欲も高く，家族のために主婦としての役割を果たしたいと強く願っていた．

1）作業療法評価のポイント

　身体機能面は，能動義手の使用に向けて残存機能を最大限使用できるよう，切断側の肩甲・胸郭帯に加え，頸部や体幹・非切断側の残存機能の評価も実施した．

　ADL・IADL面では，すでに自宅で生活しており，片手動作で家事を行っているため，実際に「している動作」について，その方法や環境・時間・労力・満足度など主観的な面について聴き取り，改善を希望する動作や内容を具体化した．

　また，疾患の特性から再発の不安もあり，心理面への配慮も心がけた．

　評価結果を**表1**に示す．

2）作業療法方針・予後予測（評価のまとめ）

　A氏は，道具の利用や口を使った固定など，自分で工夫して家事を行っていた．しかし，身体的負担や時間・労力の増大，衛生面に課題があり，両手動作の獲得を求めていた．また，人目が気になり一人での外出を避けており，生活範囲が狭まっていた．そこで，多彩な両手動作が必要となる家事動作では，能動義手や自助具を利用した動作の質的改善を目指し，外出のために装飾用義手の使用を検討した．

　まず，能動義手の操作に向けて，切断側・残存側ともに肩甲帯，頸部・胸郭・体幹の機能向上と，運動機能や動作方法，環境に適した義手の構造の検討を行う．肩義手操作訓練を開始し，運動経験を通して必要な機能向上を図りながら，残存機能に適した構造・操作方法を検討する．また，IADLの課題に対し，早期に家事動作訓練を導入し，義手を持ち帰って自

3. 右肩甲胸郭離断術後にニーズに合わせた義手を検討し主婦業が可能となった事例

表1　評価結果

	初期評価（X年Y＋2カ月）	最終評価（初期評価より1年後）
身体計測	鎖骨・肩甲骨内側1/2残存	変化なし
断端の状態	創部は一部上皮化していないが，皮膚状態は良い．皮下には軟部組織が多く，若干の浮腫あり	皮膚状態は良好 皮下の軟部組織も減り，断端成熟する
痛み	術創部分に痛みあり．運動時痛・圧痛なし	痛みなし
感覚	断端部は重度鈍麻．肩甲骨骨端部は過敏	変化なし
幻肢	肘屈曲位で手指まで幻肢あり．幻肢痛なし	変化なし
姿勢	両肩甲帯挙上，脊柱は右に側屈し，腰背部痛あり	姿勢の改善みられ，腰背部痛なし
ROM	右肩甲骨下制・内外転・回旋低下．左肩甲骨・両側胸郭帯低下．脊柱柔軟性低下	両側肩甲骨・胸郭改善．脊柱柔軟性向上
筋力	右：肩甲骨挙上MMT3，それ以外は運動経験がなく自動運動困難 左：肩甲帯周囲筋MMT3，上肢MMT4〜5 　　両側体幹MMT4，下肢MMT5	右：挙上・下制・内外転・回旋MMT4 左：肩甲帯周囲筋・上肢MMT5 　　両側体幹MMT5，下肢MMT5
精神機能	具体的目標に向けて努力ができる． 一方，他者の視線が気になり，外出に抵抗感あり	積極的に外出でき，地域行事にも抵抗感なく参加．主婦業をこなす一方，夫から仕事の手伝いを期待され，仕事をする準備を始めている
ADL	片手動作で自立	著変なし
IADL	料理：台所で立位作業．釘付きまな板やフードプロセッサーを使用．釘で固定できない素材や子どもの食事など小さく切るものはうまく切れない．口にくわえて袋の開閉や食材の固定を行うが，衛生面から抵抗感あり．料理に3時間ほどかかり，短縮したい 洗濯：ベランダで立位作業．洗濯用品は市販品．体幹を側屈し，衣服を口にくわえ，左手でハンガーやピンチ付きハンガーに干す．洗濯ネットのファスナー開閉も口で固定し，衛生面から抵抗感あり．毎日洗濯に時間がかかり疲労感や腰痛あり 掃除：掃除機や床掃除用ワイパーを使用 外出：一人で外出することはなく，通院は家族が車で送迎．手間を取らせていると気にしている．子どもの送迎や外遊びなどの希望あり	料理：包丁を使うときの食材の固定や袋の開閉，味噌を溶かすなどの両手動作に義手を使用 1時間ほどで準備が可能（図15-①〜③） 洗濯：衣類やハンガーの固定に義手を使用 作業姿勢は改善，時間も短縮された（図15-④⑤） 掃除：著変なし 外出：装飾用義手を使用．公共交通機関を利用し通院．子どもとの外出や買い物，保育園の送迎，学校の行事に参加（図15-⑥）
育児	おむつ交換や着替えなど片手動作で実施	子どもの成長に伴い，身体的な世話は減少

宅で使用し，具体的な生活イメージをもてるようにする．実際の生活での使用経験を通して，必要な動作や構造を評価し，チームで連携していくこととした．

作業療法の課題分析を**表2**に示す．

4　作業療法計画と実施

1）目標とその解説

長期目標は，家事動作の質的改善であり，短期目標として，一人での外出，A氏に適した義手の操作方法・構造の検討，それに必要な運動の獲得，両手動作の再獲得を挙げた．

第2章 義肢各論（事例）

表2 作業療法の課題分析

	心身機能構造	活動	参加	環境
利点	・断端の皮膚状態が良い ・運動時痛・圧痛なし ・右肩甲骨の挙上が可能 ・義手の受け入れが良い ・意欲が高く目的が明確	・片手動作でADL自立 ・道具や方法を工夫し片手動作で家事を行っている	・主婦，母親として家庭内の役割を果たそうと取り組んでいる	・家族が協力的 ・経済的問題がない ・障害者総合支援法による補装具の支給対象である
問題点	・右肩甲帯の可動域・筋力の低下 ・左肩甲帯，両側頸部，胸郭，体幹の機能低下	・実際に行っている家事動作は，作業環境，身体的負担，時間・労力，衛生面で課題がある	・一人での外出は抵抗感があり，家族の援助が必要	・育児中であり，練習する環境や期間に制限がある
予後予測	・能動義手の操作方法を獲得し，両手動作ができるようになる	・能動義手や自助具を使って効率的に料理や洗濯を行うことができる	・装飾義手を使って一人で外出できるようになる	・補装具として申請し，生活で使用できる

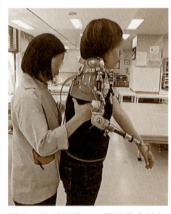
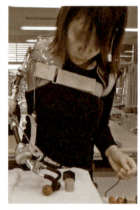
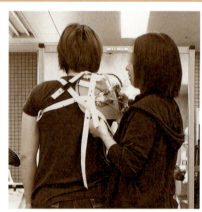

図2　徒手誘導での肩甲骨内外転　　図3　ブロックの把持練習　　図4　ハーネスの検討

2）作業療法内容

①胸郭・肩甲帯運動再教育（**図2**）：義手の長さや身体との関係性を学習できるよう義手装着下で実施．

②基本操作訓練（**図3**）：手先具の開閉や肘継手の操作，物品を使った把持訓練などを実施．

③義手の構造検討（**図4**）・関係職種との連携：機能改善やニーズに合わせてソケットや操作方法を検討．

④IADL訓練・指導（**図5**）：料理・洗濯を中心にニーズに合わせて実施．

⑤自宅での家事動作訓練：義手を持ち帰り，実際の生活で使用．自宅での課題や新たなニーズを聞き取る．

3）経過

① 1～2カ月目：肩義手操作訓練を通して身体機能の改善を図る．生活で義手の使用を経験してみる

3. 右肩甲胸郭離断術後にニーズに合わせた義手を検討し主婦業が可能となった事例

表3 作製した義肢装具について

	装飾用義手（図6）	訓練用義手（図7）	本義手（図8）
特徴	外出用に作製	標準的な肩義手の構造．肘継手操作に体幹側屈を利用する機構	ニーズに合わせ，肘継手操作に右肩甲帯の運動を利用する機構
構造	骨格構造	骨格構造	殻構造
ソケット	フォークォーター型 熱硬化性樹脂	同型・熱可塑性樹脂	同型・熱可塑性樹脂 ソケット内側全面に滑り止めを貼る
肩継手	屈曲外転肩継手	屈曲外転肩継手	なし（肩軽度屈曲位で固定）
肘継手	手動単軸肘ブロック継手	能動単軸肘ブロック継手（コントロールケーブルは腰ベルト式）肘プーリーユニット	能動単軸肘ブロック継手（コントロールケーブルは前方支持バンドに固定），肘プーリーユニット
手継手	軸摩擦式手継手	ユニバーサル手継手	屈曲回旋迅速交換式手継手
手先具	装飾ハンド	能動フック（カンテッドタイプ）	能動フック（ストレートタイプ），能動ハンド
懸垂装置	胸郭バンド	胸郭バンド，9字ハーネス，肩パッド	応用8字ハーネス，肩パッド

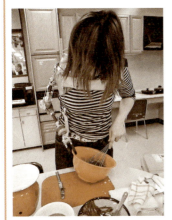

図5 調理訓練の様子

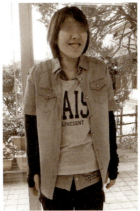

図6 装飾用義手装着時（右手）

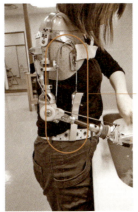

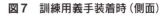

図7 訓練用義手装着時（側面）

腰ベルト式肘ロック・コントロールケーブル

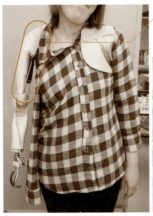

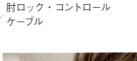

肘ロック・コントロールケーブル

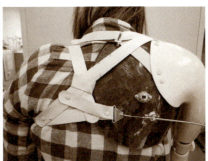

❶ 前面　　❷ 背面

図8 本義手装着時

145

表4　経過

作業療法内容	1カ月	2カ月	3カ月	4カ月	5カ月〜	8〜10カ月
①胸郭・肩甲帯運動再教育	→	→		→	→	
②基本操作訓練	→	→		→	→	
③義手の構造検討・関連職種との連携	→	→				→
④IADL訓練・指導		→				→
⑤自宅での家事動作訓練		→				→

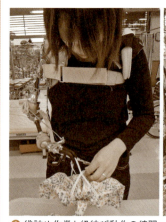
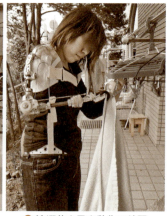
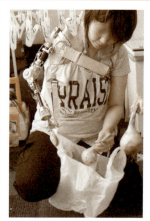

❶ 袋詰め作業と紐結び動作の練習　　❷ 洗濯物を干す動作の練習

図9　家事動作を想定した肩義手操作訓練

図10　自宅での使用

　まず，訓練用義手として肩義手を作製し，義手の操作訓練を通して両側肩甲帯・胸郭帯の可動域・筋力の向上と手先具の開閉や肘の屈曲など基本操作の訓練を行った．

　開始時は，ROM・筋力の低下により，手先具の開き幅となる左右の肩甲骨の移動距離は3.5 cmと乏しく，何度か動作を繰り返すと疲労してしまい，動作ができなくなっていた．そのため，上肢帯全体と両側胸郭帯の動きを活用できるよう，胸郭ベルトの工夫や肩パッドの取り付けを行った．肘継手は腰ベルト式とし，体幹側屈で操作した．鏡で確認しながらの運動学習，基本操作訓練を重ね，肩甲帯周囲や胸郭帯の機能が改善し，運動の協調性が向上した．

　手先具はフックテンションバンド3枚で8 cmの開閉操作ができるようになり，家事動作での把持力は十分と判断し，紐結びや衣類の固定などを訓練課題に取り入れた（図9）．その後，義手の操作能力は十分ではなかったが，本人と相談し，自宅に持ち帰り，家事での試用評価・訓練を実施した（図10）．

　この頃，息子の卒園式に向けて装飾義手を作製した．装飾ハンド部分は上腕部まであり，シリコーン素材で衣服が滑りにくいため，滑る素材を被せて袖を通すことで服を着やすくするなど，実際の生活で困っていることを解決していった．外出時は装飾用義手を装着し，一人で通院できるようになった．

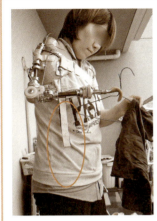
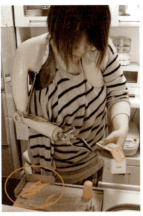
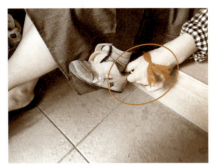

図11　部屋着でロックケーブルを固定せず，使用する様子

図12　食材の固定に使うため作製したフードガード

図13　子どもに靴を履かせるとき，靴を落とさないための自助具

②3～7カ月目：実生活での課題に合わせて，義手や自助具・動作方法の検討を繰り返す

A氏は，自宅ではスウェットを着ており，肘継手のケーブルを固定しておらず，左手でケーブルを引いて操作していた（**図11**）．

そのため，両手動作が中断してしまいスムーズにできず，改善を希望された．身体機能の向上もみられていたため，チームで連携し，肘継手の操作に右肩甲帯の運動を利用し，その運動に応じたソケット形状やハーネスの検討を重ねた．短期間入院し，集中的に練習を行い，右肩甲骨の下制・前方突出を活用し，脊柱や頸部との協調運動を利用して肘継手のロックコントロールケーブルが操作できるようになった．

その後，両手動作練習や家事動作練習を繰り返し，自宅では，自分で創意工夫しながらさまざまな義手の使い方を獲得していった．

さらに，子どもの朝食の準備でパンにバターを塗りたいが，義手をつけるのは手間がかかる，また，食材を切るときに，小さいものや葉物は釘つきまな板や義手で固定しにくいため，フードガード（**図12**）を作製する，子どもの靴を履かせるための自助具を作製する（**図13**）などの対応も行った．

③8～10カ月目：ニーズに合わせた動作訓練と義手の作製

義手や自助具を生活で使っていくなかで，A氏の生活のイメージは明確になっていき，必要な動作も整理された．料理・洗濯のために手元での両手動作が行いやすいよう肘30～90°屈曲位，野菜が押さえられるようにフックを楽に7cm開ける，手先具と肘継手の操作が干渉しにくいことを目標とし，動作練習と義手の構造検討を繰り返した．

本義手の作製では，本人・義肢装具士と相談しながら各パーツを選定していった．肩継手は，手元作業をしやすい肩屈曲30°で固定し，継手をなくして軽量化を図った．また，楽にフックの開大をするため肩パッドの位置や形，操作の干渉を防止するためソケット・ハーネスの走行などを工夫し，さまざまな環境・道具に対応できるよう手先具の角度が変化する屈

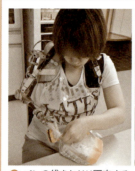 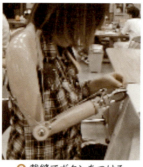 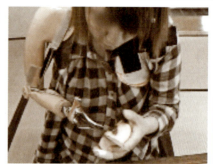

❶ パンの袋をねじり固定する　❷ 裁縫でボタンをつける　❸ 義手で包丁を持ちリンゴの皮むきをする

図14　より巧みな協調動作が必要な家事練習

曲回旋手継手を選択した．本義手を使って，ものに合わせて前腕部や手継手の位置調整を行う練習や，裁縫や果物の皮をむくなどの切断側と非切断側のより巧みな協調動作が必要な家事練習も取り入れた（**図14**）．自宅では，夫のYシャツのボタンをつける，義手で木べら，左手でフライパンを持ち，料理を盛り付けるなどさまざまな動作を行っていた．

4）義手のチェックアウト

肘の能動屈曲範囲は120°，口元でのフック開大は不可ではあるが，生活に必要な肘30〜90°屈曲位でのフック開大はフックテンションバンド2.5枚で7cm以上可能．この範囲での操作効率は90％以上，ソケットの安定性・適合性は良好であった．

5）自宅での活用〔具体的な内容は表1（最終評価）参照〕

自宅では，毎日の洗濯・食事の準備，子どもの小学校の準備物作製に能動義手を使い，自助具や装飾用義手は場面により使い分けていた．家事動作では，練習時より多彩で巧みな操作がみられ，A氏は能動義手について「生活になくては困る」と表現していた（**図15**）．

5　まとめ

高位切断者が能動義手を操作する場合，力源に利用できる身体の運動は限られる．また，切断部位を補うため義手は大きく，その分重くなり，快適性や利便性は低くなるなど課題もある．しかし，本人の目的や心身機能に応じた義手の適応と操作練習を積み重ねることによって，生活で活用することもできるということをA氏から学んだ．

肩甲胸郭間離断者に対し，対象者のニーズを捉え，身体機能への介入と操作運動を考慮した義手の作製と練習，必要な道具や動作の検討，実生活へのスムーズな移行を行うことで，生活動作の獲得・拡大につながった．

能動義手を生活で活用し，生活の質を向上させるためには，第一にニーズに沿っていることが必要不可欠である．そして，そのニーズに合わせた快適性や利便性，操作性，デザイン性，耐久性などの「もの」と，必要な心身機能や操作能力，動作経験の積み重ねによる習熟といった「ひと」との適応を図ることが重要である．高位切断者においては，より丁寧に，対象者に寄り添うアプローチが必要となるだろう．

3. 右肩甲胸郭離断術後にニーズに合わせた義手を検討し主婦業が可能となった事例

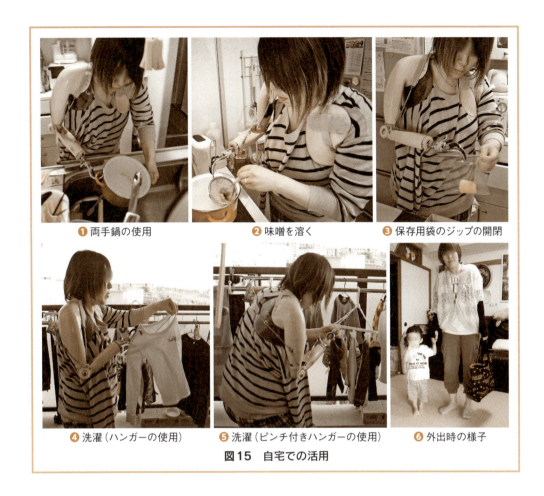

❶ 両手鍋の使用　❷ 味噌を溶く　❸ 保存用袋のジップの開閉
❹ 洗濯（ハンガーの使用）　❺ 洗濯（ピンチ付きハンガーの使用）　❻ 外出時の様子

図15　自宅での活用

　A氏がこの能動義手を使いこなし，主婦としての仕事へ復帰するまでの期間は決して短くはなく，努力の積み重ねの結果であったことはいうまでもない．現在は，用途と場面に合わせ装飾用義手と能動義手・自助具を使いこなし，テキパキと家事を片づけながら，2人の子どもの世話をするたくましい母親になっている．「もの」である義手と「ひと」との相互作用の奥深さを再認識した事例であった．

参考文献
1) 柴田八衣子：肩関節離断者に対するアプローチについて—事例報告—．日本義肢装具学会誌 22：262-263，2006．
2) 開發基文：上腕複式コントロールケーブルシステムが使用可能になった肩関節離断者について．日本義肢装具学会誌，26：164，2010．

（安藤芽久美）

4 左肩甲帯離断術後に装飾用義手を装着して職場復帰した事例
―軟部肉腫（希少がん）による上肢切断後の作業療法―
〈肩甲胸郭間切断・装飾用義手〉

1 事例紹介

仮名：M氏　年齢：30歳台　性別：男性

利き手：右手

生活歴：印刷関係の技術系の仕事に従事している．学生時代は剣道部に所属．趣味はテレビゲームである．

家族状況：妻と子どもの3人家族．

2 医学的情報

疾患・障害名：左前腕軟部腫瘍・類上皮肉腫（遠位型）

現病歴：X年2月頃より誘因なく左手第3，4指のしびれを自覚．その後，屈筋腱の短縮症状出現．他院を経てX+1年2月，大学病院の整形外科を受診し，左橈骨神経不全麻痺の診断にて筋電図，頸椎MRIなどを精査．左前腕近位部腫瘍を認め，Volkmann拘縮などを疑う．X+1年3月，手術（全身麻酔）施行，拘縮筋解離，生検にて類上皮肉腫の診断となった．X+1年4月に当院紹介受診に至り，X+1年5月に手術．

既往歴：X-1年に十二指腸潰瘍，投薬にて軽快．

他職種からの情報

● 医師　「左腋窩に小リンパ節があるが病的有意な大きさではない．肺内に転移を疑う所見なし．縦隔・肺門に病的有意なリンパ節腫大を認めない．胸水腫瘤なし．肝内に転移を疑う異常所見は認めず．胆，膵，脾，腎，副腎の異常なし．骨盤内に明らかな腫瘍なし．腹水なし．MRIにて腋窩から左鎖骨上窩にかけてFDG-PETにて集積を認めた部位に小結節が指摘される．左上腕から前腕に多発する異常増強像はすべて転移巣の可能性が高い．左鎖骨中ほどの頭側皮下に複数の結節を認める．転移の可能性あり．頸部，その他の部位には腫大結節は指摘されない．診察所見，MRIより左肩甲帯離断の方針．パフォーマンスステータス（Performance Status：PS）[1]のスコアは0（**表1**）」

● （外来診療に同席した）看護師　「肩甲胸郭間切断について，頷きながらしっかりと聞いている．表情は変わりなく，不安表出もなく"手術まで家族と過ごします"と話す．身体機能の低下，ボディイメージの変容は明らかである．父親としての役割遂行を担っており，手術までに詳しい説明を聞くことで，思いの変化が生じる可能性がある．本人と家族が安心して手術に臨めるように術前から受容段階を追っていく」

3 作業療法評価

主訴：時に幻肢痛は激痛である．片手での動作に慣れて，1日も早く職場復帰したい．

表1 パフォーマンスステータス（Performance Status：PS）[1]

Score	定義
0	全く問題なく活動できる．発病前と同じ日常生活が制限なく行える．
1	肉体的に激しい活動は制限されるが，歩行可能で，軽作業や座っての作業は行うことができる．例：軽い家事，事務作業
2	歩行可能で自分の身の回りのことはすべて可能だが作業はできない．日中の50％以上はベッド外で過ごす．
3	限られた自分の身の回りのことしかできない．日中の50％以上をベッドか椅子で過ごす．
4	全く動けない．自分の身の回りのことは全くできない．完全にベッドか椅子で過ごす．

患者の全身状態を日常生活動作のレベルに応じて0〜4の5段階で表した指標でがん患者に使われることが多い．

1）作業療法評価のポイント

　がんの診断を受けていることに加えて，上肢の切断術を受ける本人の心理状態に十分配慮して関わることが大切である[2]．また術後から職場復帰までの作業療法士の関わりがイメージできるような説明を心がけた．

　悪性骨軟部腫瘍治療後の機能評価法として最も広く用いられているのは国際患肢温存学会（International Society of Limb Salvage：ISOLS）による評価法である（**表2**）[3]．ISOLSは主に主観的患肢機能を治療者側が評価する疾患特異的評価法であり，その有用性は広く認められている．しかし，切断者に特化したスケールではないため同時にDASHも使用した．上肢の切断術で高率に発生する幻肢痛に対しては，VASを用いた．痛みの表現をそのまま聞き，あわせて健側で幻肢ポジションを真似してもらう．術前の趣味やスポーツについて聴取することも有用である．

　評価結果を**表3**に示す．

2）作業療法方針・予後予測（評価のまとめ）

　術直後（**図1**）は，幻肢痛および断端痛を認めたがスムーズに離床可能であった．病棟で困難な動作は，歯ブラシに歯磨き粉を付ける，紐結び，爪切りであった．作業療法の方針としては，①可能な限りの幻肢痛軽減，および片手でのADL動作の獲得，②長期的には装飾用義手を装着して職場復帰，③さらに長期的には，脊柱側弯の防止，四肢の筋力強化訓練，ストレッチを指導して整形外科医と適宜評価していくこととした．

4　作業療法計画と実施（図2）

1）目標とその解説

　生活目標は「身辺動作の自立」，機能改善目標は「幻肢痛軽減，四肢体幹の筋力強化」，作業療法の長期目標は「職場での活躍」である．また本人の希望する目的に応じて「装飾用義手を装着しての社会参加」を目標とした．

第2章　義肢各論（事例）

表2 ISOLS（International Society of Limb Salvage）/MSTS（Musculoskeletal Tumor Society）機能評価表　日本整形外科学会による日本語訳[3]

原発巣が上肢に存在する場合

スコア	疼痛	機能	心理的受容	手の移動能力	指の巧緻性	挙上能力
5	疼痛なし：薬物の必要なし	制限なし：生活に障害なし	大変満足：同じ病気の人がいたら勧めたい	制限なし	制限なし：正常な巧緻性と感覚あり	正常：対側肢と同じ物を持ち上げることができる
4	5と3の中間	5と3の中間	5と3の中間	5と3の中間	5と3の中間	5と3の中間：対側肢より劣る
3	肢の機能に障害を与えない軽微な疼痛あり：非麻薬系鎮痛剤を使用	仕事外の活動レクリエーションに制限あり：生活に軽微な障害あり	満足している：同じ病気になったらもう一度同じ治療を受ける	手を肩より上方に挙げられないまたは，回内や回外ができない	繊細な動きを行うことができない：ボタンをかけられないなど，または感覚の軽微な低下	制限あり：軽い物しか持ち上げられない
2	3と1の中間	3と1の中間	3と1の中間	3と1の中間	3と1の中間	3と1の中間：重力に抗して肢を挙上できるのみ（何も持ち上げられない）
1	断続的に肢の機能に障害を与える中等度の疼痛あり：断続的な麻薬系鎮痛剤の使用	仕事の一部に制限あり：生活に重大な障害あり	受け入れられる：同じ病気になったら仕方がないのでもう一度同じ治療を受ける	手を腰より上方に挙げられない	物をつまむことができない：著しい知覚の低下	対側肢の手助けのみできる：重力に抗して肢を挙上できない
0	継続的に肢の機能を障害する高度の疼痛あり：麻薬系鎮痛剤を継続的に使用	仕事のすべてに制限あり：生活に非常に大きな障害あり（自活の喪失など）	受け入れられない：同じ病気になっても同じ治療は受けない	手の移動能力無し（上肢がぶらぶらの状態）	物を握ることができない：手の知覚が完全に欠損	対側肢の手助けもできない：肢を動かすことができない
コメント注	鎮痛薬の使用状況や鎮痛のために行っている他の方法（マッサージなど）について記載	術前の職種と，機能の制限による仕事やライフスタイルの障害状況について記載		対側の手の補助や装具なしで判断する体の前方で手が挙がる角度を記載	手指の巧緻性と知覚障害の状況を記載	MMTによる筋力（0〜5）を記載
スコア						
コメント						

表3 評価結果

評価項目	術直後
幻肢痛	VAS 9cm しびれるような痛みで激痛
起居動作	自立
初回離床	歩行時ややバランス不安定

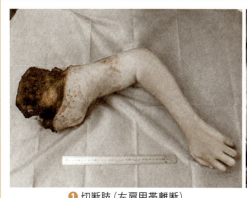
❶ 切断肢（左肩甲帯離断）

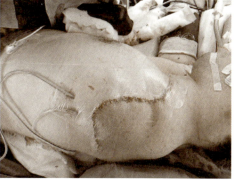
❷ 術後，ICU での様子

図1　術直後

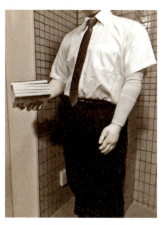
図2　装飾用義手

2）作業療法内容

　術直後はICUにて離床目的で作業療法を実施し，ICUの看護師の協力を得て離床が図られた．初回離床後の歩行ではバランスを保つことが難しい場合があるため，U字型歩行器を使用した．

　病棟では疼痛が落ち着いている時間に訪室し，今後の作業療法について時系列にそって説明した．本人の希望に応じてミラーセラピー（幻肢痛軽減目的）を実施した．当院では，実施時間，運動タスクを提示している．退院後自宅でできるようにキットを渡し，VASスコアをつけるようにお願いした．

　同時に片手でのADL訓練を実施した．非利き手の切断のため，利き手交換訓練は実施せず，歯ブラシに歯磨き粉を付ける訓練，手洗い方法，爪切り方法を訓練した．さらに固定方法（文鎮で書類を固定する方法，マスキングテープで用紙を固定する方法，S字フックを利用した買い物袋の使用方法，特殊な靴紐の紹介など）を説明して実際に体験してもらう．退院前には，片手動作で役立つ便利グッズを紹介し，筋力強化訓練を強化する．さらに身体障害者手帳の申請方法や義肢装具士による装飾用義手の説明を行い，最後に当院の患者会（上

第2章　義肢各論（事例）

表4　術後の評価結果

	術後7カ月	術後14カ月
幻肢痛 VAS	2.6cm 左手が押さえつけられる感じ	0.3mm
ISOLS	10/30（33%）	12/30（40%）
−疼痛	4	4
−機能	3	3
−自己満足度	3	5
−手の移動能力	0	0
−指の巧緻性	0	0
−挙上能力	0	0
DASH（DS）	17	10.3

肢切断者の会）について説明を行った．

3）装飾義手について

　本人の希望を聞いたうえで，整形外科医，義肢装具士の協力を得て装飾用義手を作製した（**図2**）．ソケットの形状はフォークォーター用ソケット，継手の種類は，肩継手がユニバーサル肩継手，肘継手が手動単軸肘ヒンジ継手，手継手が軸摩擦式手継手であった[4]．

4）経過

　義肢装具士との綿密な連携に努めた．整形外科医より断端の状況を確認し，いつでも装飾用義手の作製ができることを伝えた．

5）作業療法の結果・効果と考察

　退院後，7カ月，14カ月と経過を追ったところ幻肢痛は軽減し，上肢機能評価はISOLS，DASHにて改善を認めた（**表4**）．幻肢痛は残存しているが軽減傾向であった．ADLはすべて自立で，職場復帰を果たした．装飾用義手は，本人の判断で装着，非装着を使い分けている．術前の趣味であったテレビゲームは，術後は不可となっている．

　入院中から対象物を固定する方法について情報提供を行った．作業療法は，朝方や夕方などADLのゴールデンタイムに病棟で実施した．その時に，看護師や家族と一緒に実施することで情報共有を図ることができた．職場復帰までのロードマップを本人，家族そして多職種で共有できたことが装飾義手を装着して職場復帰できた一因であろう．

5 まとめ

　上肢の腫瘍切断の特徴は，高位切断である．当院でも肩甲胸郭間離断（Forequarter Amputation）や肩関節離断を経験する．そのため，前腕筋電義手等の適応が少ない．作業療法士の役割は，コスメティックな対応について義肢装具士と協業し，退院後に肩パッドや装飾用義手がどの場面でどのくらいの頻度で使用されているのかモニタリングする必要がある．使用頻度が減った場合，その理由を詳しく聞き，可能な限り装具の調整をしながら一貫してサポートしていくという姿勢が重要である．

154

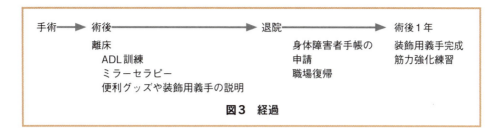

図3 経過

　幻肢痛については，昨今テレビ等で取り上げられたこともあり，ミラーセラピーを希望される方も少なくない．幻肢痛を軽減させる根本的な治療法は明らかになっていない．装飾用義手装着と幻肢痛の関係についても今後検証が必要である．

　また高位切断者のわずかな動作の変化に気づき，身体機能の評価も行うべきである．適宜，側弯防止のため筋力強化訓練について自主トレーニングを指導し，整形外科医と相談していく．

　腫瘍切断は，多くが予定手術であるため，この点が労災切断と異なる．可能であれば術前からの作業療法士の介入が望ましいが，がんと診断されたうえに切断術が提示され，術後のイメージを描く心理状況に至っていないことが多い．術前の作業療法士の介入については，主治医，看護師の判断に委ねることが望ましい．術前から介入する場合，臨床心理士が同時介入するとより作業療法が進めやすい．

　切断術後の生活支援についても本人とその家族に対して作業療法士が関わるべきである．家族より「インターネットで調べたけどあまり載っていなくて…」という声をよく耳にする．さらに骨軟部腫瘍は希少がん（年間発生数が人口10万人あたり6例未満の悪性腫瘍）であるため，同じ境遇の仲間に会うことは極めて少ない．当院では患者会が発足して情報交換会が開催されている．このように患者同士のネットワークをサポートする体制も必要である．腫瘍切断の症例数が少ない病院においては，患者の希望があれば，他院の患者会を紹介することも有用であろう．

参考文献
1) JCOGホームページ（http://www.jcog.jp/doctor/tool/ps.html）
2) B. Engstrom, C. V. Ven（編著），陶山哲夫・他（監訳）：切断のリハビリテーション　知っておきたい全プロセス　第3版．協同医書出版社，2002．
3) 小倉浩一，川井　章：骨腫瘍の評価法とその活用．関節外科，33 (suppl 2)：204-211，2014．
4) 澤村誠志：切断と義肢　第2版．医歯薬出版，2016．

（櫻井卓郎）

5 筋電義手と能動義手の活用により職場復帰と新たな生活スタイルを得た両側上肢切断者の事例

〈両側上肢切断（右：前腕切断，左：肘離断）・筋電義手・能動義手〉

1 事例紹介

仮名：S氏　年齢：30歳台　性別：男性

生活歴：小学1年生のときから野球を始め，高校3年生まで野球が大好きな野球少年であった．地元の公立小学校・中学校を卒業後，工業系の公立高校に進学して機械工学を学んだ．明るい性格で友人も多く，高校では野球部に所属しキャッチャーでキャプテンを務めた．高校卒業後は，地元の大手製鉄会社に就職した．勤務先では，鉄鋼を生成する業務を担当していた．重機を操作することもあった．また交代勤務の24時間体制で製鉄を行っていた．趣味は，友人たちと草野球をしたり，地域の祭りに参加することで，消防団にも参加して地域活動にも積極的であった．そのため，お酒を飲むことも多く，楽しいことが大好きな性格で友人も多かった．また自動車も好きで，よくドライブに出かけておいしいものを食べることが趣味であった．

家族状況：幼少期から高校卒業まで，両親と3歳年上の兄と4人暮らしであった．社会人になってからは，兄が結婚したため，両親との3人暮らしであった．S氏は，26歳のときに結婚した．結婚後は，実家のある同市に住んだ．妻は，商社系事務の正社員で共働きであった．結婚2年目に事故により両側上肢切断となり，作業療法を受け職場復帰および社会復帰した後，長男が生まれ，それを機に一戸建てを購入し3人暮らしとなった．現在は，娘も生まれ4人暮らしである．

経済状況：受傷前は，勤務先の会社の給与と妻の収入で不自由のない生活を送っていた．受傷後の入院生活では，生命保険や労災保険などで経済的支援を受けた．受傷後は，勤務先は休職扱いとなっていたが，退院半年後には，職場復帰となり給与も支給されるようになったため生活における経済的な問題はなくなった．

2 医学的情報

疾患・障害名：右前腕切断，左肘離断

合併症：なし

現病歴：仕事中の事故であった．電炉法で原料の鉄スクラップを溶かし，成分を調整しながら鉄鋼を生成する業務を担当していた．事故当時，電炉が不具合で作動停止になったため，電炉の調整作業を行っていた．そのとき，電炉の一部が動き両側の上肢を挟まれ受傷した．救急搬送で病院に運ばれて緊急手術となり，右側上肢は前腕部で切断，左側上肢は肘関節部で切断となった（**図1**）．救急搬送され手術を受けた病院では2週間の入院となり，その後一般病院に転院した．転院した病院では手術部のケアを主に行い，理学療法が施行され体幹筋トレーニングなどの筋力トレーニングを行ったが，義手の話はなく日常生活は全介助状態であった．その1カ月後，そのときの主治医から義手の話を聞かされ，リハビリテーショ

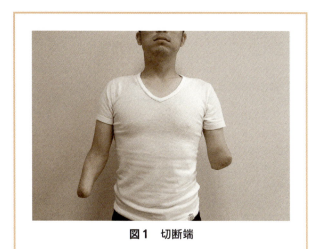

図1 切断端

ンセンターへ見学に行き，義手の存在を知った．その後，日常生活の再獲得と職場復帰を目的にリハビリテーションセンターへの転院となった．

既往歴：大きな病気やけがの既往はなかった．

他職種からの情報

主治医からの指示は，義手操作の獲得とADLの自立であった．
- 担当看護師：心理的ケアも心がけながら，作業療法士と連携してできる動作を促していくことと断端のケアを行った．
- 理学療法士：体力の向上と上肢帯の可動域の拡大および筋力強化を目的とした．
- 医療ソーシャルワーカー：身体障害者手帳の申請などの情報収集を行い，適時面接となっていた．

3 作業療法評価

主訴：①義手を使用して職場に復帰したい．②日常生活を自立したい．

第一印象：両手を失ったこと，その後の日常生活が全介助状態であったことなどから，表情は硬く，笑顔がみられる状態ではなかった．しかし，受け答えはしっかりとして作業療法士の質問や指示に素直に応じてくれた．S氏が自分でできることを着実に増やすことができれば，義手での日常生活の再獲得，職場復帰は可能となることが期待できた．

表1に初期評価の結果を示す．

1）作業療法評価のポイント

a. 仮義手作製のためのアプローチの順番

身体機能面については，断端状態の詳細な評価が重要なポイントとなる．両側切断であれ片側切断であれ義手を装着することが予定されているならば，断端の状態には細心の注意を払わなければならない．本事例においては，両側切断であったことにより左右両方の断端を評価した．その結果，前腕切断である右側の断端に術後縫合部から浸出液が認められ十分な創の治癒に至っていないことがわかった．そのため，本来は断端長の長い上肢側から義手の作製や訓練を行うが，ある程度断端の成熟が進んでいた左側の上腕から仮義手の作製に取り

第2章　義肢各論（事例）

表1　初期評価と最終評価

	初期評価（X年Y月）	最終評価（X年Y＋5カ月）
断端長	右前腕切断中断端　17.0cm　57% 左上腕切断肘離断　30.0cm　93%	右前腕切断中断端　17.0cm　57% 左上腕切断肘離断　30.0cm　93%
断端状態	右前腕切断部の術後縫合部から浸出液が認められ十分な創の治癒に至っていない．両側断端ともに軽度の浮腫が認められる	両断端部とも創は完治し，浮腫や発赤など認めない．断端形状の円錐型でありソケット装着時に問題ない状態．
ROM	著明な制限なし	著明な制限なし
筋力	両上肢の残存部MMT5レベル	著変なし
感覚	断端部の触覚鈍麻あり	著変なし
疼痛	安静時・運動時ともになし	著変なし
幻肢	右前腕：幻肢感覚あり 左上腕部：幻肢感覚あり	義手装着時は幻肢を忘れているが，意識すれば感じる．また，その幻肢が断端部に入っている
幻肢痛	特になし	著変なし
筋収縮	右前腕部：手関節背屈筋群（長短橈側手根伸筋）の筋収縮の仕方がわからない	右前腕部：掌屈筋・背屈筋ともに筋収縮および筋弛緩可能
バランス能力	座位バランスは良好で問題ないが，立位バランスの不安定さを認めた．特に動的なバランスについてはアプローチが必要と判断した	座位・立位バランスともに十分な能力を持ち，生活場面全体で問題なかった
ADL	FIM：83点 食事・整容・更衣・排泄・入浴すべて，全介助．コミュニケーションや社会的認知は問題なし	FIM：126点 筋電義手（右）と能動義手（左）を用いてすべての動作が可能となる．入浴は自助具を用いた
IADL	調理，洗濯，掃除，買い物などは，すべて実施困難な状態であった．また，これまでの生活歴から掃除や洗濯は妻が行っておりS氏に必要性がなかった	調理：筋電義手と能動義手を用いて，肉じゃが等を作ることができた 買い物：作業療法士とスーパーに買い物に行き，支払いは行えた 自動車運転：改造車にて運転可能
就労	休職状態．特に会社（雇用者）からの具体的な方針は示されず	事務職での復帰を視野に，パソコンや書類整理などを行う（職場の受入れ確認済）

組んだ．

b. 両側切断による日常生活活動（ADL）の獲得に向けて

　S氏は，受傷後から全介助状態で生活を送っていた．そのため作業療法士として義手がない現状でも何らかのADLを遂行できることにS氏のモチベーション向上や精神的賦活を期待した．そのため残存機能の関節可動域（ROM）や筋力，座位姿勢や立位姿勢でのバランス能力など身体機能を総合的に評価した．その結果，食事など座位での上肢操作が可能であることがわかった．

2）作業療法方針・予後予測（評価のまとめ）

a. 残存機能を活用したADLアプローチ

　両側上肢切断のため，将来は義手を使用したADLや手段的日常生活活動（IADL）の獲得，就労などが期待されるが，まず最初に残存機能を活かしたADLアプローチを行う必要がある．

b. 前腕切断部の術後縫合部からの浸出液のため左側上腕切断の仮義手から作製

　本来は，断端長の長い右側前腕部の仮義手の作製を行うところであるが，断端状態が不良のため左上腕切断の仮義手から作製する．そのため義手に関しては上腕能動義手訓練から開

5. 筋電義手と能動義手の活用により職場復帰と新たな生活スタイルを得た両側上肢切断者の事例

表2 評価のまとめ

	心身機能・構造	活動	参加	環境
利点	・残存筋の筋力が保たれている ・ROMの制限がない ・コミュニケーション可能 ・訓練意欲がある	・歩行による移動が可能 ・寝返りや起き上がりが可能 ・ベッド上であれば足を使って新聞などを操作できる	・復帰できる職場がある ・家族（子ども）との外出や遊ぶ機会がある	・家族が協力的である. ・職場の上司等の理解が良好で協力を得やすい ・自動車を所持している
問題点	・右前腕切断部の術後縫合部から浸出液が認められた	・両上肢切断のためADL・IADL全般で介助を要する	・具体的な復職要件が未定	・復職のために環境が整っていない
予後予測	・右前腕切断端の創は完治する ・義手操作に必要な筋力等は向上する	義手を使用することでADL・IADLは可能となる	・職場との連携で職場での役割を得られる	・職場との連携で必要な環境が整えられる

始する．右前腕部の状態が改善すれば両側の義手訓練を行う．

c. ADL・IADLの獲得に向けた義手の選択と操作訓練

両側切断のため基本的には義手を用いたADL・IADLの獲得を目指す．そのため実生活においてどのような義手の種類が適切であるかを検討する必要がある．原則的には，両側ともに能動義手の操作獲得を得た後，右上肢に関しては筋電義手の操作獲得を目指す．また自助具等の活用等も視野に入れた生活環境の調整が必要である．

表2に評価のまとめを示す．

4 作業療法計画と実施

1）目標とその解説

a. リハビリテーション目標

①元の職場に事務職として復職すること，②家族と休日を楽しく過ごすこととした．作業療法にて義手を使用したADLやIADLを可能にすることで，自宅での自立生活や役割を獲得するため，その後，職場での仕事を得ることで社会的役割や生きがいを得ることをS氏との話し合いを繰り返して確認した．

b. 作業療法目標

①右側に筋電義手，左側に能動義手を装着してADLとIADLを可能にすること，②自動車運転を可能にすることとした．作業療法目標を達成することで，家庭生活や日常生活での自立を得る．そのうえで夫や父親としての役割，責任感を得ることができると考えた．

2）作業療法内容

① オリエンテーション・評価

② 義手装着前訓練：右側：前腕部の筋収縮訓練，左側：上肢帯のROM訓練，バランス訓練

③ 義手未使用のADL訓練：入浴動作用の自助具の作製と操作練習

④ 訓練用義手作製依頼・調整（義肢装具士と連携）

⑤ 義手装着・操作訓練

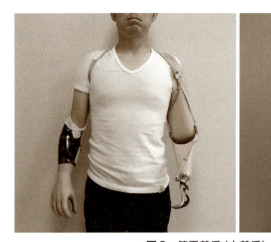
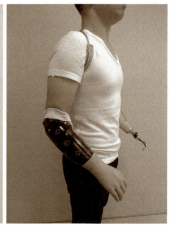

図2　筋電義手（本義手）

表3　筋電義手の構成部品

ソケット	顆上部支持式自己懸垂ソケット（ノースウエスタン）
リスト	クイックチェンジ式
ハンド	DMCハンド8E38＝6
電極数	2電極

　　右側（筋電義手）：基本操作訓練（ハンドの開閉・物品把持・移動）
　　左側（能動義手）：基本操作訓練（フックの開閉，肘継手ロック制御，物品把持・移動）
　　両側：プラモデル作製，木工作業
⑥ ADL・IADL訓練：食事・更衣・整容・排泄・掃除・洗濯・調理・買い物・自動車運転
⑦ 職場での訪問評価と対応

5　作製した義手とチェックアウト

　右側：筋電義手，MYOBOCK system（Ottobock社製，図2）．表3に筋電義手の構成部品を示す．
　左側：能動義手（殻構造，図3）．表4に能動義手の構成部品を示す．
　チェックアウト：左側の上腕能動義手．表5にチェックアウトの結果を示す．

6　経過

1）義手の基本操作の獲得と義手での生活イメージを得た時期

　S氏は，両側上肢切断のため全介助状態で作業療法を開始した．作業療法の目的に，セルフケアの自立は重要な課題である．それは，義手を使用することが目的ではない．義手は手段である．S氏は，突然の両側上肢切断という状態になったことで，それ以降はすべてのADLが自力で不可能であった．また，右側の前腕の創が完治していないため積極的な義手に関する訓練が難しい状態であった．そのため，作業療法としては義手にこだわらず「でき

5. 筋電義手と能動義手の活用により職場復帰と新たな生活スタイルを得た両側上肢切断者の事例

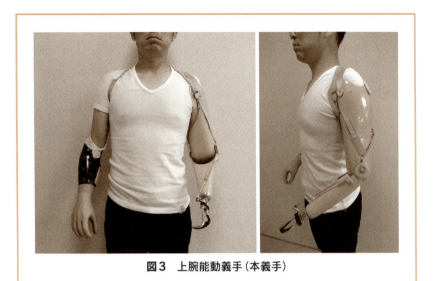

図3　上腕能動義手（本義手）

表4　能動義手の構成部品

ハーネス	8字ハーネス
ソケット	オープンショルダー式ソケット
制御システム	複式コントロールケーブルシステム
肘継手	能動単軸肘ヒンジ継手
手継手	面摩擦手式継手
手先具	随意開き式フック

表5　能動義手のチェックアウト

検査項目	初期評価結果
義手除去時の肩関節可動域	屈曲　155°　　外転　140° 伸展　40°　　　回旋　45°
義手本体の肘継手・屈曲角度	135°
義手装着時の肩関節可動域	屈曲　90°　　外転　100° 伸展　30° 内旋　30°・外旋　30°
肘継手の能動的な屈曲可動域の測定	135°
肘継手の最大屈曲に要する肩関節屈曲角度の測定	20°
肘継手を（屈曲90°から）屈曲するのに必要な力量	2.0kg
ケーブルシステムの効率の確認（伝達効率）	90%
肘継手90°屈曲位での手先具操作（操作効率）	開大　　10.5cm　100%
身体各部位（口およびズボン前ボタンの位置）での手先具操作	口　　　10.5cm　100% ボタン　10.5cm　100%
肘継手の不随意的動き	なし
回旋力に対するソケットと肘継手ターンテーブルの安定性の確認	抵抗可
引っ張り荷重（下垂力，張力）に対する安定性	1cm
ソケットの適合確認 圧迫時の装着感	痛み・不快感なし

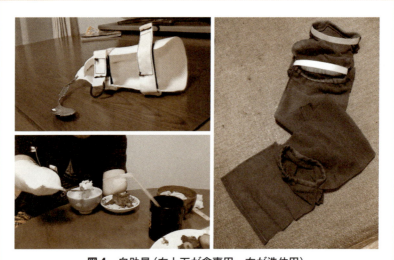

図4 自助具（左上下が食事用，右が洗体用）

ること」を獲得するために自助具の作成も並行して行うこととした．そのひとつが食事用や入浴用の自助具であり，それらの活用も作業療法を開始当初は積極的に行った（**図4**）．そして，左側の切断断端部は創などの弊害がないことから右側よりも早く義手の操作訓練を開始した．その内容は，仮義手のチェックアウトから始まり，手先具の開閉操作，肘継手のロック・アンロック操作を中心に行い，物品の把持や放出，物品の左右や上下方向の移動などを行った（**図5，6**）．物品操作や物品移動課題は，物品の形状や大きさ，移動距離や方向を段階的に変化させることが重要である．右側前腕部の創が完治すると同時に前腕能動義手に加えて筋電義手の訓練も開始した．筋電義手は，電極位置の選定と筋収縮弛緩訓練から開始し，能動義手と同様に徐々に基本操作訓練を行った（**図7**）．S氏は，義手の基本的な操作を獲得することで，義手の操作の理解や実生活での義手使用のイメージを獲得できた．義手は道具であるため，その道具をどのように操作し，どのように使用するかをS氏自身が理解したことは実生活での義手の使用や自立生活に大きな影響を及ぼすことができる．

2）両手作業が可能になり，ADLとIADLが拡大

両側切断者の場合は，断端の長い切断側からアプローチすることでADLの獲得を目指すことが一般的である．S氏においては断端創の問題から左側上腕義手の操作訓練から始め，右側前腕の能動義手および筋電義手は後になった．しかし，上腕義手の操作を獲得したことで前腕能動義手や筋電義手の使用時に上腕義手を物品の押さえなど補助的に使用することが容易に可能となっていた．断端創が完治して筋電義手訓練を行い仮義手（筋電義手）を使用することになった時点では，さまざまなADLの獲得が効果的かつ効率的に獲得できた（**図8**）．これは，S氏にとっても自信へとつながり，病棟生活のなかで積極的に義手を使用するモチベーションにもなった．また，作業療法では義手操作の習熟を目指して，S氏の好きなプラモデル作製や調理，洗濯などIADLや趣味活動も行うこととなった（**図9**）．S氏の積極的な義手の使用は，義手の構造やメンテナンスへも興味が及び作業療法士や義肢装具士等へ

5. 筋電義手と能動義手の活用により職場復帰と新たな生活スタイルを得た両側上肢切断者の事例

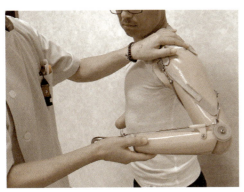
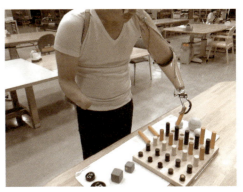

図5　上腕義手の肘継手の操作訓練と物品移動訓練

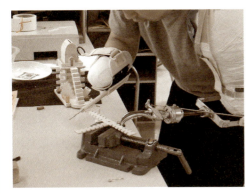

図6　自助具と上腕仮義手での訓練場面

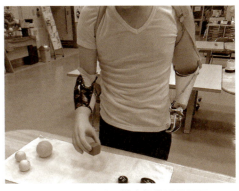

図7　筋電義手の基本操作訓練場面

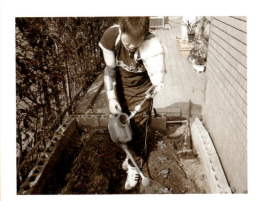
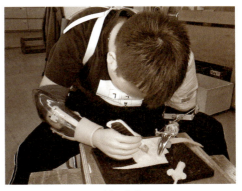

図8　筋電義手（仮義手）と能動義手（仮義手）での両手動作訓練場面

の質問や本義手作製に関する要望などへと波及した．

3）職場復帰や自動車運転の獲得を目指した在宅生活と社会生活への移行

　退院前2カ月が過ぎたころ，S氏の会社の人事担当者が病院を訪れ，S氏と作業療法士を交えて話し合いが行われた．目的は，義手を使用しての職場での仕事内容を確認することであった．S氏の作業療法場面や義手操作の様子を見学した人事担当者は，事務的な仕事であ

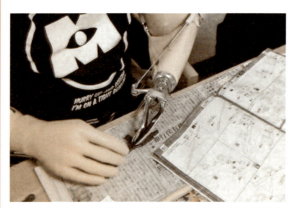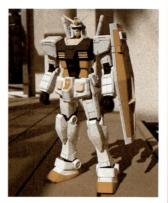

図9 筋電義手（本義手）と能動義手（本義手）での両手動作訓練場面と作品

れば十分に職場復帰できることを断言した．S氏の受傷前の業務内容は，電炉の調整作業などの現場業務であったため事務的な業務について不安を抱いていたが，作業療法でのパソコンやOA機器の操作練習の提案や人事担当者から職場でのPC操作技術講習会等の支援を約束され，職場復帰への意欲を示すことができた．そして，外出許可を得て，本人と職場訪問を行い具体的な作業内容を確認した．この新たな目標をもつことで，外泊時の在宅生活経験や自動車運転の必要性など社会生活への参加を現実的に考えるようになり，作業療法士に退院後の生活について義手を装着しての外出や職場での新たな業務内容などについて相談する機会が増えた．自動車は，S氏から自動車メーカーに問い合わせて，改造箇所などについてS氏・メーカー担当者・作業療法士で話し合いを行い，S氏の能力に必要なハンドル旋回装置や周辺機器の改造の提案を行った（**図10**）．その後，完成した自動車での運転技術確認を自動車運転指導員に依頼して，作業療法士と運転可能であることを確認した．そして退院1カ月前に，事務職での職場復帰が半年後と決まり，退院後は職場でのPC操作訓練などの就労支援を受けることとなった．

4）退院後のフォローアップ

義手使用者にとって，退院後のフォローアップは大変重要である．作業療法で獲得した義手操作や作業が，実生活で実用的に行われているかなどを確認する．S氏は，3カ月に1度外来受診を行い，新たな生活課題などを確認していた．また，事務職での職場復帰を確認するために再度職場訪問を実施した（**図11**）．作業療法士として，入院中に行ったアプローチがどのように活かされているか，また新たな課題がないかなどを作業療法士の視点で確認することは，S氏が気づかない作業工程や方法などの改善や工夫に役に立つことがあるからである．S氏の場合は，職場でのPC操作技術講習会など就労支援等により，スムーズな職場復帰が行え，継続的な就労が可能となっていたことを確認した．また，家族との外出頻度も増え，家族や友人との野球観戦なども行い，徐々に元の生活を取り戻そうとしながらも新たな生活に向けた努力を感じることができた（**図12, 13**）．

表6に作業療法の経過を示す．

5. 筋電義手と能動義手の活用により職場復帰と新たな生活スタイルを得た両側上肢切断者の事例

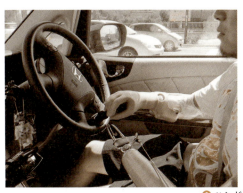
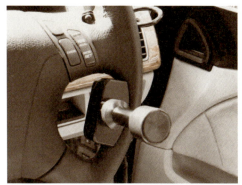

❶ ハンドル旋回装置

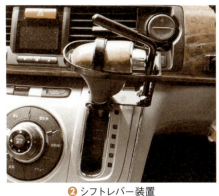

❷ シフトレバー装置　　❸ パワーウィンドウ装置

図10　義手運転のための自動車改造箇所

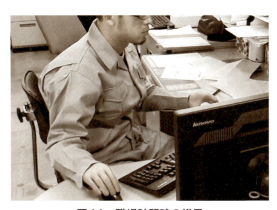

図11　職場訪問時の様子

7　作業療法の結果・効果と考察

　両側上肢切断であることから義手を装着した生活が不可欠であるため，生活のなかでどのように義手を使用することがS氏にとってより良いのかを日々考えた事例であった．ただ義手を作製して，操作ができても義手使用者にはならないと考える．S氏は，義手の操作を上

第2章 義肢各論（事例）

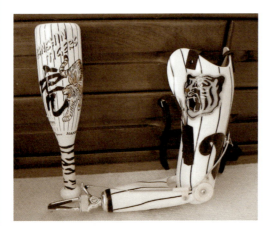
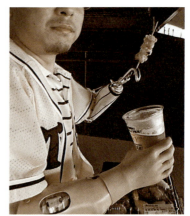

図12 野球観戦（タイガースユニフォームをモチーフにした能動義手）

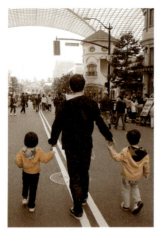

図13 ある休日に家族と過ごす一場面

表6 作業療法経過

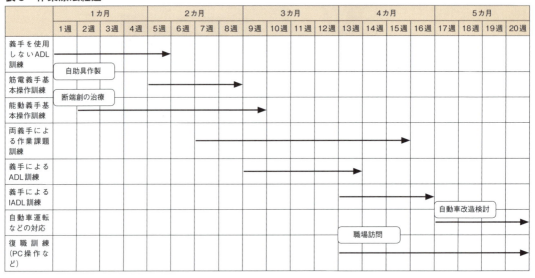

腕能動義手から開始した．上腕能動義手は肘継手のロックコントロールが難しい．しかし肩甲帯や上腕部の動きを理学療法士と協力して習得したことで効率的な義手操作獲得に至ったと考える．また前腕部の創については医師，看護師と相談しながら進めることで筋電義手訓練開始の時期やその後の断端管理が問題なく行え，訓練経過が滞ることはなかった．筋電義手と能動義手が実用的に操作可能な時期からは，S氏の意向も確認しながら看護師と相談して病棟ADLでの操作機会を増やしたことが義手操作の慣れと習熟へとつながったと考える．作業療法では，義手の基本的な操作が獲得できてからは，作業療法としての作業課題の段階づけを考慮しながらもS氏と相談してモチベーションが向上できるプラモデル作製や在宅生活での役割となり得る調理や洗濯などを適時に行えたことが義手操作の習熟に効果的だったと考える．職場の人事担当者や自動車メーカーとの面談などもS氏が主体的に働きかけられるように，作業療法場面を利用して相談したり促したりしたことは，S氏の課題意識の習得や成功体験へのきっかけとなり，在宅生活や社会生活への移行に有効であったと考える．

8 まとめ（義肢装具の役割・有効性）

両側上肢切断者にとって義手は，なくてはならない道具であると考える．その義手が切断者にとってどのような役割を担い効果を生むかは，どのような義手を作製してどのように使いこなすかである．そのために作業療法士は，心身機能と個人背景と環境を評価することで，何が不可能で課題であるか，何が可能であるか分析をする．そして，将来どのような生活をしたいか切断者の真意を得て作業療法計画を立てて実施する．またその検証を行う．本事例においては，両側上肢切断という障害があったが，残存機能や義手を使用することでできることが増えるたびに，新たなニーズが増えていった．これは作業療法への期待の表れであったのではないかと振り返る．上肢切断と義手に関する作業療法は，特別な分野のように思われるかもしれないが，障害のある人が自分の思いを実現するための作業療法の過程そのものであると感じた事例であった．

参考文献
1) 陳　隆明（編）：筋電義手訓練マニュアル．pp10-11，全日本病院出版会，2006．
2) 大庭潤平・他：片側前腕切断者における筋電義手と能動義手の作業能力の比較―両手を用いたADLと心理的影響について―．総合リハ，34（7）：673-679，2006．
3) 陳　隆明：筋電義手普及の現状と課題，行為切断者に対する戦略，そして今後の展望．リハビリテーション医学，49（1）：31-36，2012．
4) Gaine WJ, et al：Upper limb traumatic amputees. Review of prosthetic use. *J Hand Surg*, 22（1）：73-76, 1997.
5) Herberts P, et al：Clinical application study of multifunctional prosthetic hands. *J Bone Joint Surg*, 60-B：552-560, 1978.

（大庭潤平）

6 筋電義手訓練により両手動作が確立した後，早期復職が可能となった事例
〈前腕切断・筋電義手〉

1 事例紹介

仮名：P氏　年齢：50歳台　性別：男性

職業：窯業（生産工）．職場は長年勤めており，製造機械の操作と製造されたものの移動運搬を担う．両手動作をはじめ，肩や腰を多用する現業作業である．

家族状況：妻と子ども2人，4人家族

2 医学的情報

疾患・障害名：左前腕切断

合併症：なし

現病歴：仕事中に機械のローラーに巻き込まれ，左手デグロービング損傷，伸筋腱引抜き損傷，母指基節，第2〜4中手骨開放骨折，手根骨脱臼にて受傷した．腱縫合，骨接合術を施行したが一部壊死・拘縮が出現したため，受傷から12日目に前腕切断術を施行した．筋電義手訓練希望で当院を紹介され受診となった（**図1**）．

既往歴：左肩関節周囲炎，腰痛

3 作業療法評価

主訴：筋電義手訓練を行って早期に復職したい．

第一印象：前向きな発言も聞かれ，義手訓練に対する意欲もみられる．その一方で，断端痛やしびれ感などで夜間睡眠を妨げられていることもあり，精神面への影響があった．

1）作業療法評価のポイント

切断肢とその他の身体状況，生活動作の確認，周辺環境の評価を行う．切断肢としては，状態（断端長，周径，腫脹，創部状況など），ROM，筋力，感覚，幻肢および幻肢痛が挙げられる．併せて切断肢以外の身体状況（姿勢的な異常，栄養，睡眠，投薬，既往歴など），精神面なども考慮していく．また社会環境面として，家庭内役割や就労意欲・復職（業務内容や配置転換の有無，通勤手段）環境も含めて情報収集する．定期的な状態把握，義手との問題がないかも含めて随時評価を行っていく．評価結果については**表1**，また課題分析は**表2**に示す．

2）作業療法方針

残存上肢ROMの確保と改善，筋力強化を行いながら能動義手訓練を実施し，義手自体に慣れることを目指した．この間にMyoBoy®（Ottobock社製）を用いて，パーソナルコンピュータ（PC）による筋収縮位置の確認を行う．断端や能動義手訓練が落ち着いたところで，筋電義手訓練を計画した．一定の操作確認後，一旦退院し，外来でフォローしながら症状固定，労災外科後処置申請を行う．訓練許可がありしだい再入院し，日常生活上の動作や復職

6. 筋電義手訓練により両手動作が確立した後，早期復職が可能となった事例

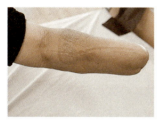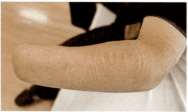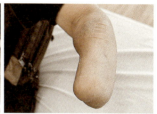

図1 切断肢の様子（筋電義手訓練中）
腫脹もなく創部も良好だが，しびれ感が存在している

表1 評価結果

	第1回目入院	外来フォロー	第2回目入院
切断肢の状態	断端長22cm 74% 中断端 骨端部での周径：17.5cm	著明な変化なし 骨端部での周径：16cm	著明な変化なし
ROM	肩関節は痛みを伴う制限．前腕回内にも中等度の制限を認める	肩関節の痛みは残すが，前腕の角度も改善	著明な変化なし
筋力	Danielsの徒手筋力検査にて5レベル，耐久性低下	筋力は大きく変化ないが，持久力は向上	変化なし
感覚	正常	正常	正常
断端の皮膚状態	術後の経過は良好だが，しびれ感あり	断端良好 しびれ感強く認める	断端良好 しびれ感あり，運動，義手装着時には強くなる
幻肢および幻肢痛	幻肢あり＋（断端の先端に5指が握った感じで存在している）	大きく変化なし	大きく変化なし
日常生活動作	片手にて自立 労災外科後処置用ADL評価67%	基本片手中心 義手を補助手として利用可能	基本片手中心 義手を補助手として利用可能 労災外科後処置用ADL評価98%
STEF（No.7項目70点最高）	1点 退院時には16点	24点	36点
投薬（断端しびれ）	プレガバリン（解熱鎮痛薬）	プレガバリン（解熱鎮痛薬）	プレガバリン（解熱鎮痛薬）

表2 作業療法の課題分析

	心身機能構造	活動	参加	環境
利点	・断端肢の状態は良好 ・障害に対して前向き	・義手を操作できる能力を有する	・復職を念頭に置いた訓練に対して積極的に参加	・操作訓練に十分な期間を用意 ・多種の義手訓練並行，パーツの試用可能
問題点	・断端のしびれ感が強く，睡眠に影響	・片手で日常生活は可能であるため，義手使用の機会が少ない	・今後の復職に対しての不安，焦燥感あり	・同時期に他の切断者がいないためピアサポートがない
予後予測	・ソケットに断端が入ることでしびれ感が軽減できるか	・操作理解と限界を知ることで使用場面が増える	・会社側に理解を求め，配置転換のうえ復職	・診察時に来院した切断者と面談して情報交換と交流を図る

第 2 章　義肢各論（事例）

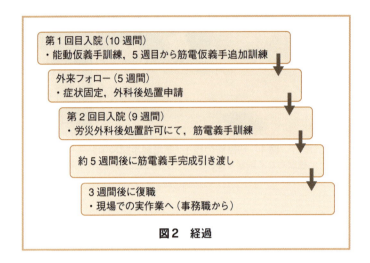

図2　経過

表3　仕様構成の決定

	第1回目入院	外来通院	第2回目入院	最終決定
ファンクション数	2電極2ファンクション（2チャンネル）		2電極4ファンクション（4チャンネル）	2サイト2ファンクション
ソケット（プラスチックチェックソケット）	顆上支持式ソケット（自立懸垂型ソケット：ノースウエスタン型）			○
リスト部	基本パーツ	屈曲リスト	→	○
		リストローテーター		
ハンド部（クイックチェンジ式）	デジタルツイン（on-off制御）			
	DMCプラス（比例制御）			
		トランスカーパルDMCプラス（比例制御）	→	○
			バリプラススピード（比例制御）開閉スピードDMCの最大2.3倍	
			デジタルツイン　グライファー（on-off制御）	

に向けた筋電義手習熟訓練，本義手作製に向けたパーツの再確認などを計画した．二次的障害を出さないよう作業姿勢についても配慮し，身体特性のしびれ感や断端の痛みの評価を行いながら随時対応することにした．大まかな経過を**図2**に，筋電義手の作製の流れも合わせて**表3**に示す．

4 作業療法計画と実施

1）目標

長期目標は早期復職である．短期目標は，多種の義手の操作理解と動作習得，両手動作時

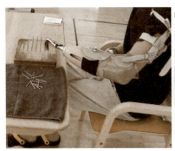 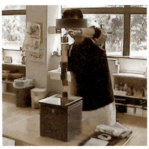 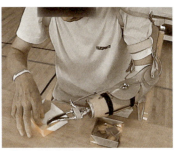

❶ 巧緻性訓練（ピンをつかむ）　❷ 任意の位置での開閉つまみ訓練（ブロックの積み上げ）　❸ 両手動作訓練　健側手との役割分担訓練（折り紙）

図3　能動義手訓練　基本・応用訓練

の役割分担とその習熟，日常生活，復職時の義手参加を段階付けて行った．

2）作業療法内容

作業療法の訓練内容として以下の項目を実施した．能動義手と重複しながらもアプローチしている．

① 基本動作訓練：義手の装脱着，任意の位置での確実なハンド操作訓練，操作の理解
② 応用動作訓練：対象物に対して，適切なハンドの開閉幅と位置決め
③ 両手動作訓練：健側手とともに，適切な空間リーチと補助手としての役割分担
④ ADL訓練：両手動作における役割の習熟
⑤ 復職訓練：配置転換をふまえた事務作業での使用訓練

3）経過

① 第1回目入院（第1〜3週）

　医師診察時に適応性，義手についてオリエンテーションを行うと同時に，義肢装具士によるソケット採型を行った．入院後作業療法にてビデオによる義手自体の説明と訓練のオリエンテーション，訓練用能動義手（フック型手先具，**図3**）訓練を開始した．能動義手の基本的な操作の習得，両手動作における補助手としての役割分担とその習熟を目的とした．断端の成熟に伴って骨先端部分に発赤が発生したため，義肢装具士がソケットを随時修正した．また，切断側のしびれが当初よりも強くなったため，医師による投薬コントロールが施行され，症状を注視していった．能動義手について一般的な知識と使用方法，操作の理解ができた3週間後に，筋電義手についてオリエンテーションし，MyoBoy®とPCにて筋収縮弁別訓練を開始した（**図4**）．

② 第1回目入院（第4〜5週）

　筋電ハンドの重量に慣れることを見据えた前準備として，能動ハンド型（300g）を導入し装着時間を増やした．リハビリテーション訓練時間以外での義手装着を進めていると，ソケット内で断端痛，発汗，かゆみ，違和感の発生が浮き彫りになってきた．ソケットは随時修正しながら，発汗対策にはスタンプシュリンカーを装着した．MyoBoy®筋収縮弁別訓練にて準備を整え，筋電訓練用ソケット採型を行った．午前中は能動義手操作訓練と左上肢機

第2章 義肢各論（事例）

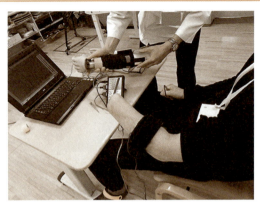

図4 MyoBoy®による筋収縮分別訓練
実機と組み合わせている

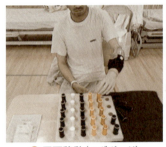
❶ 平面移動（ペグボード）

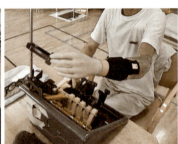
❷ 任意位置でのピンチ

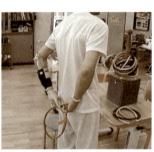
❸ 背部操作訓練（健側から筋電，筋電から健側と変えながら行っている）

図5 筋電義手訓練　基本・応用操作訓練

能訓練，午後からは筋電義手（860g）訓練を開始した．リハビリテーションカンファレンス後，医師がP氏と勤務先の会社役員と面談し，現状報告と今後のスケジュールを説明し，復職について話し合いを行った．その結果，復職時には配置転換を行い，基本事務職を担当することに決定した．
③ 第1回目入院（第6～10週）
　能動義手を継続しながら，筋電義手訓練（連続装着時間は2～3時間，図5）を進める．STEF（簡易上肢機能評価，No.7項目まで）測定では1点/70点であった．筋電義手装着時間が4時間程度可能となってくると，発汗により義手の脱落，ずれが発生したため，再採型しソケット交換を行った．ソケットと皮膚が直接広範囲に当たってしまうことに不快感，しびれ感の訴えが増したため，直接挿入をせず能動義手と同様なスタンプシュリンカーに切り替え，これに電極が当たるように通電糸を縫いつけたものを義肢装具士が作製した．最終週では目と手の協調性が増し，両手協調動作の習熟がみられた（図6①）．STEF測定では16点と前回より速く，操作性も向上を認めた．
④ 外来通院（第11～15週）
　筋電義手装着時間を延長し，10時間装着可能となった．STEF測定24点をマークする．

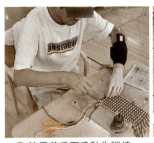
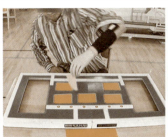
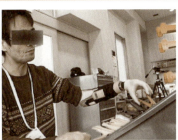

❶ 筋電義手両手動作訓練 健側手との役割分担訓練 (マクラメ)

❷ STEF No.7 項目の角度を肩で代償しているため, 姿勢にも影響がある

❸ 屈曲リストを用い, 肩への代償動作を減らす

図6 筋電義手訓練と評価 (STEF), 屈曲リスト

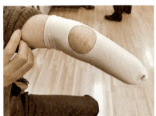
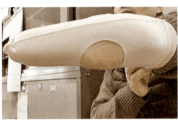
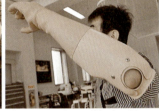

❶❷ 発汗対策のスタンプシュリンカーの電極位置に穴を開け, 通電を図る

❸ ソケット肘頭に通気穴を開ける

図7 スタンプシュリンカーの調整とソケットの工夫

だが肩外転・内外旋を多用してリストの角度を代償するために, 既往にある肩・腰痛が増強した. 屈曲リスト付き DMC プラスハンド (440g) を装着し, 肩での代償動作を減らす (**図6❷❸**). また発汗による不快感のためにスタンプシュリンカーにしたが, 直接皮膚に電極が触れるほうが通電の誤動作にならないことが確認できた. スタンプシュリンカーの電極位置に穴を開けて通電しやすくし, 操作の正確性を保つ (**図7❶❷**). また通気と机上作業時に紙のような薄い物が滑らないように押さえるために, 肘頭部分に穴を開けた (**図7❸**). 外来期は, 両義手の状況把握, メンテナンス, 身体機能評価などのフォローアップ期間とした. また, この間に医師による労災症状固定を行い, 労災における筋電義手訓練として外科後処置の申請を行った.

⑤2回目入院 (第16〜24週)

筋電義手訓練の許可後, 再入院する. この頃には義手の両手作業における役割は十分獲得されていた (**図8**). 習熟を重ねていくとともに, 回旋装置 (リストローテーター, 2サイト4ファンクションシステム:4チャンネル) を組み込んで操作感を比較する. 80g程度重くなる (重量940g) ことと全長が4cm長くなることで, リーチ範囲の修正が必要となり肩への負担も増加した. また作業用電動ハンド (グライファー, **図9❸**) や初動の開閉スピードが速い, バリプラススピードハンドも試用する. できる限り選択肢を増やし情報提供を行った. 必要に応じた筋出力コントロールを目指し, ADLへ参加させていく (**図9, 10**). 復職訓練として事務的な作業における補助手として, ポジショニングの習熟を目指す (**図11**). 訓練開始か

第2章　義肢各論（事例）

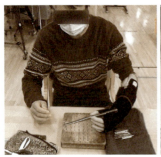 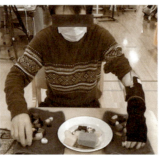 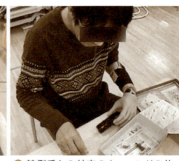

❶ ハンドの開閉調節（ピンセットを介し，ピンをつまむ）　❷ 左右のリーチ感覚の統一，目と手の強調動作（両手同時のつまみ操作）　❸ 健側手との効率のよいハンドの位置や開き幅の操作訓練（模型作り）

図8　協調性動作訓練

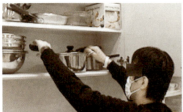 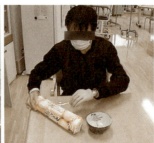 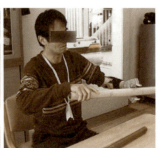

❶ キャビネット棚から両手鍋を出す　❷ ラップフィルムを引き出し，茶碗にかける　❸ グライファー（重作業用）の試用

図9　ADL訓練
あらゆる位置でハンドの開閉動作がスピードを兼ね備えて効率よく行えるよう練習する

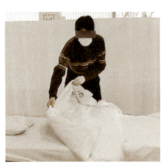 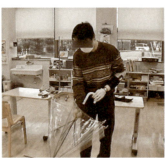 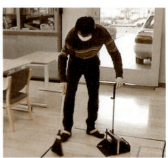

❶ ベッドメイキング（布団の一角を固定し健側で整える）　❷ 傘を開く（開きやすい位置で柄を固定する）　❸ ちり取りとほうき操作（ちり取り側を持ち，健側手の操作の向きに合わせていく）

図10　ADL訓練
健側手の補助として効率的なポジショニングを習熟する

ら約6カ月後，STEF測定36点となり，速く正確な把持動作を兼ね備える結果となった（**図12**）．

5　結果・効果と考察

　　STEFによるスピード・操作性の向上，労災節電義手訓練に挙げられるADL評価（兵庫県

6. 筋電義手訓練により両手動作が確立した後，早期復職が可能となった事例

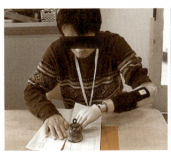
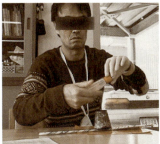
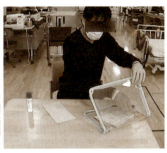

図11 復職訓練
一連の動作のなかで筋電義手と健側手の自然な協調動作，役割分担ができているかを評価する（事務作業）

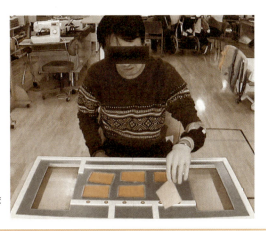

図12 STEF測定 最終評価
スムーズな動きを獲得した（No.7項目まで36点）

立総合リハセンターのADL評価[1]改編版）でも70％を超える結果となり，ADLに使用できる十分な操作の習熟が得られていると判断される．P氏では能動義手から訓練を開始し，義手のある生活を理解したうえで，断端皮膚の状態を見極め，筋電義手訓練へ移行した．能動義手と比較するとシステムの理解や重量・把持調節の体得など，その差が大きい筋電義手を初回時より適応させることは困難と考える．むやみに筋電義手をスタートさせることは能動義手すらドロップアウトする可能性も含んでいよう．またどの場面でも，訓練の進め方のテクニックや細かな義手の修正・身体問題点の解消も含めて，チームとして関わったことの重要性は強調したい．P氏と協議の結果，最終的には**表3，図13**に示す仕様構成に決定した．本義手支給後，復職となりニーズが達成された．

　当初事務を中心とした業務であったが，現在は以前のような生産現場作業にも従事している．業務中は常に装着し，起床時から夜まで着けているときもあるとのこと（約10時間程度）．装飾義手も所有しているが，装着は家族でのショッピングや冠婚葬祭時などで，使用回数はそれほど多くない．やはり両手作業時の補助手として筋電義手の使い勝手がよく，押さえや支持以外に空間で強い把持ができることが大きく違うとの意見が聞かれた．全体的な重量，断端のしびれ感，ソケット内の発汗の問題を除けば，おおむね良好とのことである．

　義手の参加があっても，右側の仕事率は健常なときよりも多くなる．二次的な障害が発生

175

第2章　義肢各論（事例）

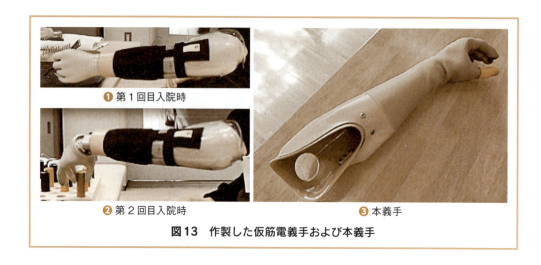

図13　作製した仮筋電義手および本義手
❶第1回目入院時
❷第2回目入院時
❸本義手

しないよう，姿勢確認や十分な休息取得，ストレッチなどをアドバイスしている．また故障によって作業中止にならぬよう，事前に考えられる事象を情報提供していく．現在までの不都合な点として，グローブの汚れや破れ，ハンド母指部の可動不良が挙げられている．

6 まとめ

　片側前腕切断者の筋電義手訓練について述べてきた．チーム医療に基づくアプローチの重要性は周知のとおりである．作業療法士は対象者と常に接することが多いため，情報共有時の要として認識すべきであろう．

　筋電義手訓練を効果的に進めるには，3つの側面からのサポートが必要となる．すなわち，①作業療法士の義手操作に関する情報提供と適切な訓練アドバイス，②義肢装具士による作製における技術・知識，③医師・看護師による断端ケア・痛み・しびれ感などの体調コントロールのための状況把握や投薬などの調整である．

　片側前腕切断者の場合，ADLは義手を使用しなくても確立できる．作製される義手のほとんどが装飾義手と聞くのは珍しいことではない．上腕切断者と比べてリーチが長い分，残存手の補助として切断手を用いていることも多い．装飾義手は押さえや支持機能を有する二次元的なものであるが，能動義手や筋電義手はそのリーチを延長し，さらに把持機能を備え，空間で把持し固定できる三次元を提供することのメリットは大きい．財布から小銭を取り出すとき，能動義手や筋電義手は空間に保持することができ，非切断手に余分な作業をさせない．このポジショニングは重要であり，これらの最大のメリットともいえよう．把持の種類や重量，費用，指導施設の少なさ，故障時の対応などまだまだ課題も多いが，先に挙げたことが広く認知され，選択肢のひとつとして発展することに期待したい．

参考文献
1）陳　隆明：筋電義手マニュアル．pp44-45, 全日本病院出版会, 2006.

（中村恵一）

7 筋電義手に挑戦し，義手が生活の一部となった事例
─断端を使用した生活から義手を活用した生活へ─
〈前腕切断・筋電義手〉

　O氏は10歳台で受傷し，能動義手の習熟に至った．しかし，外観への抵抗感から日常生活では使用せず義手を活用した両手動作は締めた状態であった．今回，清掃業への再就職を機に，再び義手での両手動作獲得を希望し当院を受診し筋電義手操作の習熟を目指すこととなった．仕事を継続しながら，外来で作業療法を実施し，使用の定着に至ったため紹介する．

1 事例紹介

　仮名：O氏　年齢：60歳台　性別：男性

　生活歴：中学卒業後，溶接業に従事していた．10歳台後半時，仕事中にプレス機に左腕を挟まれ受傷した．その後，断端形成術を施行し（図1），装飾義手を作製した．日常生活では外出時のみ使用していたが，仕事では両手動作が困難となったことで復職に至らず，35歳まで無職であった．

　両親の勧めで元の職場への復職を目的に職業訓練校へ入校した．その際，当院での能動義手訓練を2カ月間受け習熟し，事務として復職を果たした．しかし，能動義手は周囲の目が気になるため職場以外では使用していなかった．定年退職後は，外出時のみ装飾義手を使用しており，能動義手を使用することなく片手で生活していた（表1）．

　退職を機に，シルバー人材雇用会社に登録し，水源地の清掃員としての雇用が決定した．週に4日，朝7：30から11：30までの午前中に勤務しており，清掃作業を行うなかで，一輪車の操作を片手で行うことができなかったことから両手動作の必要性を感じ，当院へ相談があり，筋電義手操作訓練を開始することとなった．

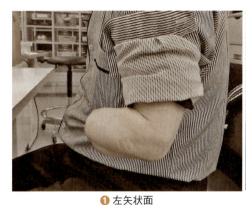 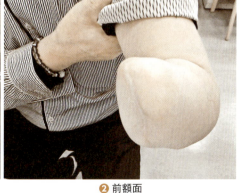

❶ 左矢状面　　　　　　　　　　❷ 前額面

図1　断端

第2章 義肢各論（事例）

表1 本人が所時している義手

	能動義手	装飾義手
ソケット	顆上部支持式自己懸垂ソケット（ノースウエスタン）	
手継手	面摩擦式（小原46C-011）	
ハンド	能動フック	装飾手袋式

家族状況：結婚経験があり息子が3人いるが，離婚し現在は独身．子どもとは年に数回会っている．

2 医学的情報

疾患・障害名：左前腕切断（短断端）

合併症：特になし

現病歴：10歳台後半時，左前腕を切断し，装飾用義手を作製した．30歳台で能動義手を作製し，習熟訓練を実施した．60歳台で能動義手の申請更新をする際に筋電義手のことを知り，訓練希望があった．

既往歴：高血圧

他職種からの情報

- 医師 「断端の状態は良好．仕事を行いながら通院し外来での訓練を行っていく」
- 義肢装具士 「短断端であり，筋電義手の適応にあたる」

3 作業療法評価

主訴：清掃作業時に，一輪車を両手で操作したい．

第一印象：体格はがっちりしており，気さくで明るい性格である．筋電義手に対しては，仕事上で使えると便利であるとの期待をもちながらも，"新しいもの""難しいもの"という印象をもっており，うまく使いこなせるか自信がない様子であった．

1）作業療法評価のポイント

作業療法の評価結果を表2（左）に示す．

a. 受傷からの長期経過例に対する電極位置の選定

電極位置の選定を行う際，幻肢の消失により，右手関節や手指を動かす筋を弁別して収縮させることができず，筋電の採取が困難であった．そこで，残存手の手関節掌背屈運動を鏡に映した動きを見ながら，右手関節を動かすよう筋収縮を促し，運動イメージの再構築を図った．

また，能動義手も使用頻度が少なくなっていたこともあり，左手の筋力低下が予測された．そこで，筋収縮を長時間行った際に生じる筋疲労が少ない位置を検討することとした．

b. 筋電義手などの機械に対する苦手意識をもったO氏へのオリエンテーション

O氏の考えとして，筋電義手は機械であり扱いが難しいという苦手意識をもっていた．「操作が難しければ筋電義手を使えなくてもいい」という言葉も聞かれた．そこで，O氏にとって一番の使用目的である職場での使用場面を想定してもらえるように，仕事内容や使用

7. 筋電義手に挑戦し，義手が生活の一部となった事例―断端を使用した生活から義手を活用した生活へ―

表2　評価結果

	初期評価（X年Y月）	最終評価（X年Y＋5月）
ニード	一輪車を両手で操作したい	ナイフとフォークを使って外食したい
断端長	左前腕切断短断端　12.5cm　48%	12.5cm　48%
ROM	著明な制限なし	著明な制限なし
筋力	両上肢ともにMMT5レベルであるが，左前腕部はMMT4レベル	著変なし
感覚	温・痛覚鈍麻あり，異常感覚あり	著変なし
疼痛	安静時・運動時ともになし	著変なし
幻肢	幻肢はなく，左切断部以遠のボディイメージは不明確	義手をつけていることが当たり前となり，はずすと変な感覚になると話す
筋収縮	前腕屈筋群の過剰努力傾向・筋攣縮あり	過剰努力傾向は残存するも，筋攣縮の出現は減少
ADL	食事・整容・更衣・排泄・入浴すべて，右手と左手の断端部で行い自立	食事：缶ビールを両手で開ける，お碗を持って汁物を飲む，割りばしを両手で割ることができる 更衣：両手で靴紐を結ぶ，ベルトを締める，ボタンを留めることができる 整容：歯ブラシを把持して歯磨き粉を付ける ※生活のなかで義手を活用した両手動作が拡大
IADL	掃除：枕カバー・シーツは敷くタイプを使用し，ごみ袋はテープで閉じる 洗濯：机の上にハンガーを置いて衣服を掛ける 調理：コンビニやスーパーで買ったお惣菜で済ませ，食器は洗う際に動かないよう，丼等重い物を使用 外出：装飾用義手を装着し，友人と気の知れた店で外食することあり	掃除：袋タイプの枕カバーやシーツなどを両手で取り替え，ごみ袋を結んで閉じる 洗濯：ハンガーを持ち衣服を掛けることができる 調理：フライパンの柄を義手で把持したり，鍋を両手で持ったりすることができ，夕食は自炊．食器洗いでは，ラップフィルムを義手に巻いて（防水のため）食器の固定ができる 外出：筋電義手をつけ，周りの目を気にせずさまざまな店で外食することができる
清掃作業	片手で鍬を把持し草刈りを行う，片手でほうきを把持し草を1カ所に集めることができる 両手ばさみの使用や一輪車の操作などの両手動作は困難なため他職員が行う	両手で鍬を力強く把持し草刈りを行う，義手でちり取りを把持し草を集めることができる，両手ばさみを使って木の枝を伐採する，一輪車のハンドルを両手で把持し，集めた草を運ぶことができる ※清掃作業での一連動作が一人で可能
ADL習熟度	能動義手を使用し87%	筋電義手を使用し93%
筋電義手に対する認識	筋電義手の操作が難しければ使えなくてもいい	筋電義手がだいぶん使えるようになった，義手がないと変な感じがする

道具を詳細に聴き取り，どのような場面で有効に使うことができるか例を出しながらオリエンテーションを行った．

c. 片手での生活における困りごとの洗い出し（意識下のニーズの抽出）

　O氏にとって能動義手は仕事をするための道具という認識が強く，日常生活においては40年以上義手を装着することなく暮らしてきた．そのため，「家のことは全部片手でできとるで」と，在宅生活において不自由に感じる場面は少ない様子であった．しかし，話を聞くなかで，「かっこいいスニーカーを履きたいけど，靴の紐は結べんからしょうがない」など，両手動作に対する諦めの言葉が聞かれた．そこで，日常生活での困りごとを聴き取りながら，具体的な生活目標を設定した．

第2章 義肢各論（事例）

表3 作業療法の課題分析

	心身機能・構造	活動	参加	環境
利点	・断端部の状態が良好 ・幻肢痛や痛みがない ・切断肢以外は筋力が保たれている ・職場での筋電義手の使用に意欲がある	・日常生活は義手を装着することなく自立 ・家事も自立 ・右手と左手断端部でほうきを把持するなど清掃作業の一部を行うことができる	・シルバー人材雇用で清掃作業に従事しており，毎日活動している ・友人と月に1回の頻度で外食に出かけている	・午前のみの仕事であり，午後は毎日来院し訓練ができる ・筋電義手使用に対し，職場の理解が得られる
問題点	・受傷より長期経過している ・切断部以遠のボディイメージ・運動イメージに乏しい ・筋収縮時の過剰努力が強い ・切断肢の筋力低下がある ・筋電義手に対して難しいものという印象をもっている	・筋電義手操作時，義手の重量による切断肢の筋疲労あり ・清掃作業時に両手ばさみを使用する・ちり取りを固定しゴミを集めるなどの両手動作は困難だと諦めている	・片手で可能な作業内容に限定されているため，仕事の幅が狭い ・片手で作業するためスピードが遅くなり，仕事量に影響が出る	・屋外作業が主であるため，雨天時は義手が濡れる恐れがある
予後予測	・時間はかかるが，筋収縮時の過剰努力を軽減し，収縮訓練を行うことでハンドの操作は可能である ・筋電義手の操作により，今までできなかったことができる体験をすることで，義手に対する苦手意識を軽減することができる	・筋電義手の使用により，両手活動が可能となり，清掃作業において使用できる道具や従事できる内容が増える ・日常生活において両手動作が可能となることで生活の質（QOL）が向上する	・清掃作業において使える道具が増えることで，作業効率が上がる ・職場や外出時に筋電義手を装着・使用することができる	・屋外作業であるため，筋電義手の操作方法に留意しながら，職場で使用することができる

2）作業療法方針・予後予測（評価のまとめ）

断端の状態は成熟していたため，義肢装具士とともに採型・仮ソケットの作製に取り掛かった．その間に電極位置の検討に向けて筋の触診とMyoBoy®（Ottobock社製）を使用し筋電の採取を行った．前腕以遠の幻肢が消失していること，筋収縮が弱いことから筋の分離収縮が困難であり，筋収縮訓練に時間を要することが予測された．

また，筋電義手に対し，"新しいもの""難しいもの"という苦手意識をもっていたため，使用の第一目的である一輪車のハンドル把持に結びつけながら操作説明を行い，動作獲得を目指すこととした．加えて，筋電義手操作の獲得により，一輪車操作以外にも扱いが可能となる道具も多々あることから，仕事内容の効率化が予想された．日常生活においても，両手動作の獲得により生活の質（QOL）の向上につながると考えたため，職場と日常生活での筋電義手の使用定着を目指すこととした．

作業療法の課題分析を**表3**に示す．

180

7. 筋電義手に挑戦し，義手が生活の一部となった事例—断端を使用した生活から義手を活用した生活へ—

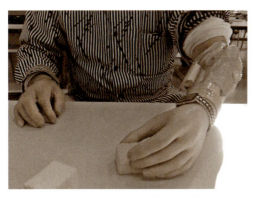
図2　基本操作訓練（物品把持）

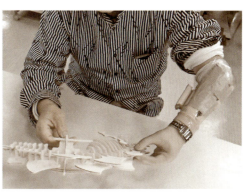
図3　応用操作訓練（工作）

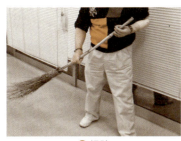
❶ 掃除

❷ 洗濯

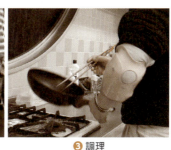
❸ 調理

図4　ADL訓練

4　作業療法計画と実施

1）目標とその解説

　生活目標は，①職場で筋電義手を用いることで清掃道具使用時の両手動作を可能にし，作業効率を上げる，②日常生活で，筋電義手をスムーズに使用することができ，外出時など人目が気になる場でも装着・使用できることを挙げた．

　リハ目標としては，仮義手での基本動作・ADL・応用動作訓練を実施し，筋電義手操作を習熟すること，そして，日常生活で筋電義手を使用し，職場で使用する道具操作訓練を行い，筋電義手の適正評価・職場調整を行うこととした．

2）作業療法内容

1. オリエンテーション・評価
2. 義手装着前訓練　：ニーズの確認，筋収縮訓練
3. 訓練用義手作製依頼・調整
4. 義手装着訓練：①基本操作訓練　ハンドの開閉，物品把持，目的物への移動（図2）
　　　　　　　　　②応用操作訓練　マクラメ，折り紙，定規・はさみの使用，工作（図3）
　　　　　　　　　③ADL訓練　更衣，整容，掃除，洗濯，調理動作（図4）
5. 職場での訪問評価

第2章　義肢各論（事例）

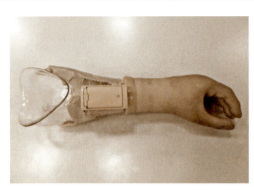
図5　訓練用仮義手

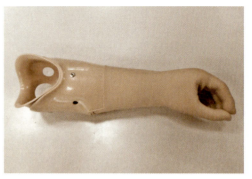
図6　本義手

表4　作製した筋電義手

	訓練用仮義手（図5）	本義手（図6）
ソケット	顆上部支持式自己懸垂ソケット（ノースウエスタン）	
リスト	クイックチェンジ式	
ハンド	DMCハンド	
チャンネル数	2チャンネル	

表5　訓練経過

	1週	2週	3週	4週	5週	6週	7週	8週	…	10週	…	22週
筋収縮訓練								→				
基本操作訓練								→				
応用操作訓練										→		
ADL・IADL訓練										→		
職業前訓練										→		職場訪問

3）作製した義肢装具について

　訓練用仮義手では，上方リーチした際に，肘関節伸展することで電極との接触不良が生じていたため，義肢装具士と相談しクッション材でソケット内側の調整を行った．その調整をもとに，本義手ソケットの作製を依頼した．訓練用仮義手と本義手について表4に示す．

4）経過（表5）

a. 受傷からの長期経過例に対する筋収縮訓練

　MyoBoy®を使用した筋収縮訓練（図7①）では，運動イメージの低下により屈筋と伸筋の分離収縮が困難で，波形（図7②）をみると「手首を曲げようとしているのに，伸ばすほうにも力が勝手に入ってしまう」と焦りがみられた．さらに，筋萎縮もあったため，十分な収縮を得ようと過剰努力傾向となることで，回数を重ねるごとに筋疲労・筋攣縮が生じていた．

　そこで，まずは「筋を収縮させた後に十分に弛緩すること」を目的に，収縮訓練中に5分ごとに休憩をとり，自身で筋のリラクセーションをするよう取り決めを行った．また，訓練時間前には自主訓練として鏡と残存手を利用した運動イメージの再構築や自身で筋を触診しな

7. 筋電義手に挑戦し，義手が生活の一部となった事例―断端を使用した生活から義手を活用した生活へ―

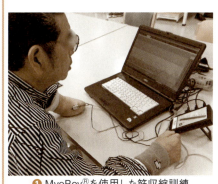
❶ MyoBoy®を使用した筋収縮訓練

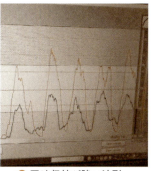
❷ 同時収縮が強い波形

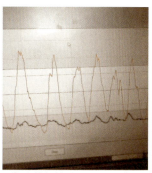
❸ 分離収縮ができている波形

図7　筋収縮訓練

がら筋収縮の再学習を図るトレーニングを勧めた．基本操作訓練への移行後も，継続的に実施した結果，MyoBoy®での筋収縮訓練時にも分離収縮や（図7③），持続的に収縮させることが可能となった．

b. 筋電義手などの機械に対する苦手意識をもったO氏への義手操作訓練

基本操作訓練では，「これ，重いわ．つけてるだけで力が入る」と，義手の重量により切断肢全体が過剰緊張状態となることから誤操作が増加した．誤操作により物を落とすという目に見えたエラーに対して，落ち込む様子もうかがえた．

そこで，義手の重量に慣れる目的で，筋電義手を固定手として使用する両手活動を課題として提示した．そのひとつとして，七夕飾りの制作を依頼すると，定規を筋電義手で固定して線を引く（図8①），折り紙を義手で固定しはさみで切る（図8②），両手でたこ糸を結ぶ（図8③）など，作品が完成するまで活動することで装着時間が増加した．右手を伸ばした際に筋電義手のハンドが開いてしまうなどの誤操作も見受けられたが，作品の完成が目的となることで，誤操作に対して落ち込まずに操作練習を続けることができた．また，はさみ・定規の使用や紐結びなど，できないと諦めていた活動ができる喜びがみられた（図8④）．そして，作品を「家でも作りたいんやけど，これ（筋電義手）持って帰ってもいいか」と自宅での訓練を自ら要望するようになった．

そこで，ADL訓練を開始し，自宅での操作練習を促した．「ごみ袋も今までガムテープを貼って出してたけど，両手で縛れるようになったで」「残った料理にラップができた」「缶ビールが開けれたで，缶が潰れてこぼれたけどな」と笑顔での報告が増えた．使用時間の拡大により操作性も向上し，筋電義手が"便利なもの"と感じるような精神面での変化もみられた．

c. 片手での生活が確立しているO氏に対する筋電義手使用定着への介入

8週間の外来訓練を終え，訓練頻度を週1回に切り替え，自宅訓練のフォローアップへと移行した．使用状況聞き取りシート（図9）を作成し，筋電義手操作習熟度評価表を参考にしながら1週間ごとに目標活動を相談して決めた．困難であった活動があれば，どの動作が要素的に難しいのか分析し，基礎練習を行った．毎週続けていると，できる活動が増えていくことに対する自信がみられ，「ナイフとフォークを使いこなして，かっこよく外食したい

183

第2章 義肢各論（事例）

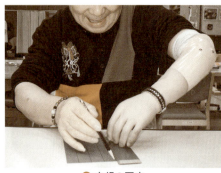

❶ 定規の固定　　❷ 折り紙の固定

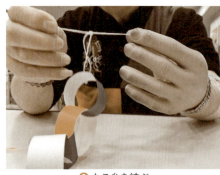

❸ たこ糸を結ぶ　　❹ 完成

図8　七夕飾りの作成

図9　使用状況聞き取りシート（週1回の外来訓練開始時）

7. 筋電義手に挑戦し，義手が生活の一部となった事例—断端を使用した生活から義手を活用した生活へ—

O様　筋電義手使用状況

目標・課題

日付	実施内容（できる）	実施内容（継続課題）	装着時間・頻度
10月1日	手袋をする。 袋を持く はさみ つかう	くわ てみ くまで 袋 ほーき フライパンあらう	寝る時まで
10月2日	自転車	てみ くまで	
10月3日	ごはんを食べる 食器をあらう 水をのむ	洗濯物を干 ハンガー	
10月4日	自転車 袋を持て ←途中で開いてほうことが なくなった	フォーク食べる	
10月5日	ハンガーに服をかける	草けずり てみ くまで	
10月6日	ゴミ袋結ぶ 紐を結ぶ サランラップ 持つ	草けずり てみ くまで	
10月7日	自転車 トーストにバターをぬる 袋を持つ 紐をむすぶ	洗濯物を干 コロコロ ちりとりとほうき	

備考　生活で使用するのに苦労はしなくなった。一日最低でも8h(仕事4h、家4h)つけている。自転車つかえるようになったから、ブラシ周りなど新しい仕事につくことを考えている。

図10　使用状況聞き取りシート（10週間の習熟訓練終了時）

わ」など，自ら課題となる活動を挙げて，分析しながら繰り返し練習をするなど自主的に訓練を進める姿がみられた．

　清掃作業に向けてほうきの把持や両手ばさみの操作など職業前訓練を進めた後，職場訪問を実施した．使用する道具の特性や作業内容，筋電義手の適正を評価し，筋電義手の使用により作業効率が向上することが確認できた．職場でも継続的な使用が可能となり（図10），上司からは「義手をつけているほうが，作業スピードが速くなる」との意見が聞かれた．O氏からは道具の使用や手袋を自分でつけるなど「今まで他の人に頼んでいたことが自分でできて嬉しい」との言葉が聞かれた．この頃，筋電義手の反応スピードが落ちる故障が生じ，当院の義肢装具士に相談・修理依頼を行った．その際，「修理していた3日間，義手がなくて変な感じがした」と話していた．

5) 作業療法の結果・効果と考察

　最終評価を表2（右）に示す．

a. 長期経過例に対する筋収縮訓練

　10週間の訓練期間を終え，筋電義手の使用に問題はなく，筋の分離収縮が可能となっていた．

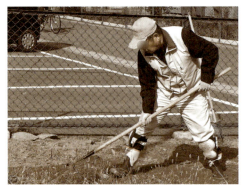
❶ 鍬での草刈り

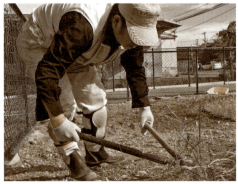
❷ 両手ばさみの使用

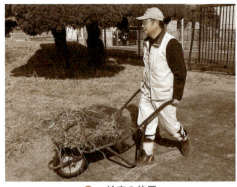
❸ 一輪車の使用

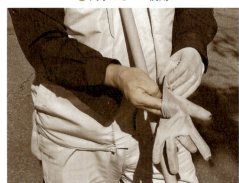
❹ 軍手の着脱

図11　職場での筋電義手使用場面

b. 筋電義手操作に苦手意識をもったO氏への義手操作訓練

　自宅での操作練習を行うなかで特に上方リーチや下方リーチ時の誤操作が多いことが確認された．そのため，リーチ動作を含む活動を課題として提示し，要素的に繰り返し練習することで上肢肢位が変化した際も同じパフォーマンスでの操作ができるようになったと考える．

c. 筋電義手使用定着への介入

　筋電義手の装着時間は，職場での清掃作業時や自宅でのADL・IADL実施時を含め，朝起きてから夜に入浴するまでの1日中となった．使用場面は，清掃作業では鍬での草刈り（図11①）や両手ばさみの使用（図11②），一輪車を使用しての草の運搬（図11③），軍手着脱時（図11④）などであり，使用できる道具が増えたことで作業内容の幅が広がっていた．また，自宅においても缶を開ける際や料理でフライパンを操作する際など，多くの場面で義手の便利さを実感しており，常に使用しているとのことであった．加えて，外食時や車の運転時にも人の目を気にしなくて済むとのことで装着している．

　O氏は，訓練開始時に右手での生活が確立していたため，筋電義手の必要性は一輪車を押すという限定したニードにとどまっていた．加えて，筋収縮訓練や基本操作訓練では，筋電義手という機械を扱うことへの苦手意識や，うまく操作できないことへの焦り・落ち込みが

みられていた．そこで，作業活動を取り入れた応用操作練習へ移行したところ，機械を操作することよりも作業遂行へ目が向き，筋電義手の操作意欲につながった．また，自宅へ持ち帰り使用していくなかで，"便利なもの"と感じる機会が増え，装着時間の増加・操作性向上が図られた．筋電義手に対して苦手意識をもっていたO氏にとって，日常生活における両手動作の必要性と筋電義手の有用性が実感できる関わりが重要であったのだと考える．また，使用状況聞き取りシートの利用を通して，自身でも課題を見つけて自主的に取り組むよう姿勢に変化がみられた．課題やできるようになったことを視覚的にやり取りすることができた結果，当初希望されていた職場での使用にとどまらず，自宅生活や外出先での使用の定着にもつながったと考える．

5 まとめ（義肢装具の役割・有効性）

　O氏は受傷より長期経過しており，日常生活も義手を装着せずに確立していたため定着への困難が予想された．筋電義手に対する苦手意識もあり，基本操作練習では誤操作に対して精神的な落ち込みがみられていたため，作業活動に目を向けるよう関わった結果，両手活動ができる喜びを得て筋電義手の操作意欲が向上した．自宅での訓練移行後もフォローアップを行い，職場や日常生活において筋電義手の有用性を実感できたことも定着に至った理由のひとつと考える．

　日常生活は片手で確立していたO氏であったが，退職後の生きがいとして始めた仕事において，片手では困難な作業も多く同僚に迷惑をかけていると肩身の狭い思いをしていた．しかし，筋電義手を使用することで使うことのできる道具も増え，仕事の幅も広がり自信につながった．「義手は仕事のない日でもお風呂に入るまでつけてるで．つけたまま寝てることもあるけど」と話した．義手が本人の生活の一部として定着したのは，意欲的な訓練姿勢と義手をつけることでさまざまな活動ができるようになった喜びが大きいと感じる．加えて，筋電義手は外観と機能性を併せもっているため，人目を気にせず装着できたことも，外出頻度の増加に寄与し，社会参加につながったと考える．

参考文献
1) 陳　隆明：筋電義手マニュアル．全日本病院出版，2006．
2) 溝部二十四，他：上肢切断者と義手の評価と訓練方法　義手訓練方法のポイントと指導のコツ：筋電義手．日本義肢装具学会誌，29 (4)：240-245，2013．
3) 陳　隆明：筋電義手の有用性と実用性─実際の症例から─．日本義手装具学会誌，17 (4)：243-248，2001．

（福元知可子）

8 先天性前腕横軸性欠損児への筋電義手の取り組み —A君が筋電義手を使いこなすまで—

〈先天性前腕横軸性欠損・筋電義手〉

　乳幼児（先天性欠損児）への義手の導入は，両親の思いと向き合うことから始まる．この時期の子どもの活動は遊びが中心となり，その参加の場は主に家庭である．そのため，乳幼児期の子どもに義手を導入するには，両親の義手の練習への意志や意欲が重要である．

　生後4カ月に当院を外来受診し，装飾用義手の装着練習後，1歳4カ月から筋電義手への介入を開始し，現在7歳（小学2年生）となるA君への筋電義手の取り組みを中心に紹介する．

1 事例紹介

　仮名：A君　年齢：7歳　性別：男児

　生活歴：当院から車で約2時間程度離れた，山間の緑の豊かな地域で第1子として出生した．両親や祖父母も筋電義手の導入に積極的である．

　家族状況：両親との3人暮らし．（3年後に妹が誕生した）

2 医学的情報

　疾患・障害名：左前腕切断・中断端（50％）

　現病歴：出生時（普通分娩）に左前腕欠損がわかった．診断名は先天性左前腕横軸性欠損．産科病院からの紹介で，生後5カ月で当院外来受診する．

他職種からの情報

- **医師**　義手のオリエンテーションを両親に実施した．意思確認を行い，訓練の希望があれば，まず装飾用義手で両手動作を促し，皮膚状態をみながら筋電義手を導入する．リハビリテーションは外来で実施する．
- **義肢装具士**　皮膚状態を確認し，装飾用義手を作製する．ソケットは筋電義手を想定し，顆状支持で作製予定である．今後，母親，医師，作業療法士と連携しながら筋電義手を作製する予定．

3 作業療法評価

　主訴（両親）：筋電義手を使えるようになって生活できればよい．

　第一印象：人見知りで母親以外の大人は苦手な様子．興味をもつ遊びであれば集中できる．

1）作業療法評価のポイント

　作業療法の初期評価の結果を**表1**に示す．断端長5cm（**図1**）．中断端．生後5カ月．

　身体機能面では，断端長と周径を計測．ROMは問題なし．皮膚状態は，乳児湿疹が軽度出現しているため，アトピー性皮膚炎の可能性あり．母親以外の大人へは，警戒心が強い．遊びでは，両側上肢（断端と残存肢）遊びをよく行っており，非欠損肢の右手と欠損肢の左

表1 作業療法の初期評価の結果

評価項目	結果
断端長	左前腕横軸生欠損．断端長5cm
皮膚状態	乳児湿疹が軽度出現．特に，肘関節周囲に湿疹あり
関節可動域	著明な制限なし
筋収縮	前腕の伸筋・屈筋の触診可能

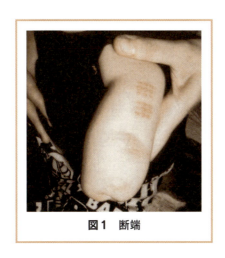

図1 断端

手断端をよく活用している．左右への注視は可能であるが，支え座位での遊びでは，右上肢の使用頻度が高く，右側で遊ぶ傾向が強い．しかし，断端でおもちゃを触るなど，欠損肢の活用も多い．断端の触診より，前腕の伸筋の筋収縮は弱いが触知可能である．

両親は筋電義手に興味をもっており，訓練にも意欲的である．

2) 作業療法方針・予後予測（評価のまとめ）

方針としては，まず，断端を活用した遊びの必要性を両親に説明する．義手の装着には断端の状態が良好であることが必要であるため，乳児性湿疹の経過（皮膚状態）を評価しながら実施することを説明する．

生後4カ月であるため装飾用義手を作製し，義手装着に慣れることや，両手遊びを促すことから導入する．装飾用義手のソケットの適合評価をしながら練習用筋電義手を作製する時期を検討する．

1電極の筋電義手作製に向けて，左上肢断端の伸筋の触診とMyoBoy®における筋電採取を行い，筋電義手の電極位置を決定し，訓練用筋電義手を作製する．評価での触診により，筋電採取は可能と考える．

筋電義手作製後は，ペアレンタルスイッチを使用した操作練習に移行し，両手での遊びを促す．断端長が短いため，まず，徐重力位での筋電義手操作から練習を導入し，操作方法の学習後，意識的に把持した物を放す「放し(release)動作」や「把持(grasp)動作」の練習，および両手動作練習を実施する．成長に応じたさまざまな遊びを体験し，両手での動作経験を行うことで筋電義手の活用を目指す．作業療法の課題分析を**表2**に示す．

第2章　義肢各論（事例）

表2　作業療法の課題分析

	心身機能・構造	活動	参加	環境
利点	・断端部の状態や形状が良好 ・前腕伸筋群の筋収縮が可能 ・発達に問題はない	・遊びは興味をもちやすい	・練習には母親，祖父が同伴し参加可能	・両親や祖父母など協力者が多い
問題点	・断端部に軽度乳児湿疹がある ・断端長が短い ・前腕伸筋群の筋収縮が弱い	・筋電義手操作が未経験 ・断端が短いため，筋電義手の重さが課題	・自宅から当院が遠いため通院に時間がかかる	・日中は母親と2人になるため，母親の理解が重要
予後予測	・良好な断端の皮膚状態を持続し，義手装着練習に取り組める ・1電極の筋電義手の操作が可能	・筋電義手の使用により，遊びのなかで両手遊びが増加する	・定期的に通院し，練習を行うことができる	・母親と祖父母で通院を実施できる ・自宅や祖父母宅で筋電義手を使用して遊ぶことができる

4 作業療法計画と実施

1）目標とその解説

① リハゴール：筋電義手を遊びで活用し，両手動作が行える．

② 長期目標（12カ月）：筋電義手の動きを理解し，筋電義手で把持・離すが自分でできるようになる．

③ 短期目標（6カ月）：電極位置を決定し，適合したソケットおよび筋電義手を作製し，1電極の筋電義手のハンドを開閉することができる．

2）作業療法内容

① オリエンテーション・評価

② 装飾用義手作製・練習

③ 義手装着前訓練（1電極）：筋電採取・ソケット適合評価・電極位置の決定

④ 訓練用筋電義手作製：チェックアウト（1電極）（**表3**）

⑤ 筋電義手装着訓練（1電極）

　●基本操作訓練：ハンドの開閉を行え，把持したい物にハンドを動かしていきつかむことができる．

　●両手動作訓練：ハンドル操作など両手遊びで筋電義手を使用する．

　●日常生活動作訓練：おやつを筋電義手で食べる等，日常生活動作で使用する．

⑥ 義手装着前訓練（2電極）：筋電採取・ソケット適合評価・電極位置の決定．

⑦ 訓練用筋電義手作製：チェックアウト（2電極）

⑧ 筋電義手装着訓練（2電極）

3）経過

① オリエンテーション・評価：初診時（生後4カ月）に，両親へオリエンテーションを実施した．医師から医学的評価や乳幼児から小児の筋電義手の現状について説明し，その後，

190

8. 先天性前腕横軸性欠損児への筋電義手の取り組み─ A君が筋電義手を使いこなすまで─

表3　筋電義手のチェックアウト

チェックアウト項目	結果
①ソケットの適合確認/圧迫時の装着感	義手を装着し，肘関節90°屈曲位での各運動方向に向かいハンドに軽く外力を加えると，断端末端部・肘頭，内側上顆・外側上顆，トリミングライン部分など，皮膚とソケットとの接触部に痛みや不快感はない様子．また，ハンドを引っ張る方向に軽く力を加えソケットが簡単に抜けることがないことを確認した
②義手装着時，および除去時の肘関節ROMの確認	肘関節のROMは，屈曲130°，伸展－5° 義手装着時の肘関節の最大屈曲角は125°，伸展は屈曲170°．訓練開始初期であるため，安全を考慮し，屈曲角度は浅めに作製した
③義手装着時，および除去時の前腕回旋可動域の確認	肘関節90°屈曲位での最大回内・回外角度は90° 顆状支持ソケットのため，義手の回内外は不可 手継手は，他動的に回旋は行える
④肘関節90°屈曲位での手先具操作の確認	ペアレンタルスイッチを使用し，ハンドの最大開大は可能であるが，訓練前のため，A君は困難である
⑤身体各部位での手先具操の確認	同上
⑥手先具の不随意的動きの確認	義手を装着して歩くことや，肩関節や肘関節を動かしても，ハンドが不随意に動くことはない
⑦引っ張り荷重（下垂力，張力）に対する安定性の確認	義手を装着し，肘継手を伸展位にした状態で，手先具をA君が引っ張ったりしても，顆上支持ソケットが容易に抜けることはない
⑧義手の重さの確認	320g

作業療法士が実物や映像を用いて訓練の流れ等について説明した．オリエンテーションを受け，筋電義手訓練を希望するかどうか，2カ月後の再診時に主治医が意思確認を行うこととした．また，両親と話し合い皮膚科はフォローアップも含めて近隣の皮膚科医に受診することとした．

②装飾用義手作製・練習：再診時（生後6カ月）に主治医が両親に意思確認を行ったところ，筋電義手訓練の希望があった．しかし，乳児湿疹が継続しているため，装飾用義手を作製し，皮膚科医と連携しながら義手装着が継続して可能かを検討していくこととした．

　義肢装具士が装飾用義手のソケット採型を行い，義手作製を行った．装飾用義手が完成し（1歳），作業療法士が，装着方法や両手遊びの方法を指導した．当初は装着を嫌がった時期もあったが，継続して装着を行うことで，2カ月後（1歳2カ月）には装着は嫌がらず可能となった．さらに，皮膚状態も良好となり，装飾ハンドと右手でボールを持ったり，ハンドの指の間に物を挟もうとしたり，ハンドを活用したりするなど，装飾用義手での両手動作遊びも行えるようになったため，筋電義手導入へ移行することとした．

4）義手装着前訓練（1電極）：筋電採取・ソケット適合評価・電極位置の決定

　断端の伸筋の触診とMyoBoy®における筋電採取を行った（1歳4カ月）．電極の筋電増幅器の感度は最大から開始したが，装飾用義手での両手動作練習の効果もあり，電極の筋電増幅器の感度は4で採取可能であった．筋電義手の電極位置を決定できたため，義肢装具士と連携し，ソケット作製へと移行した．ソケットは，装飾用義手と同様，顆状支持ソケットとし，断端の軟部組織が多いため，電極はしっかり圧着できるよう訓練用筋電義手の作製を依頼した．

191

第2章 義肢各論（事例）

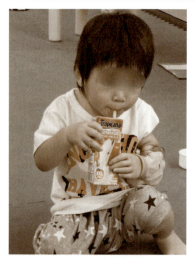 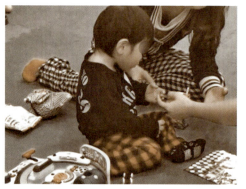

図2　1電極の筋電義手　　　図3　ハンドを随意的に開くことができる

5）訓練用筋電義手作製（1電極）

訓練用筋電義手は，1電極のEVOシステムとし，ペアレンタルスイッチを組み込み作製した．義手が完成し（1歳5カ月）（**図2**），チェックアウトを行い（**表3**），操作練習に移行した．

6）筋電義手装着訓練（1電極）：

①基本操作訓練：ハンドの動きを視覚的に認識することを目的に，座位で視野にハンドを入れ，ペアレンタルスイッチで操作しておもちゃを把持させ，そこを見ながら正中位での両手遊びをすることから導入した．当初はハンドが動くことに驚いて泣く場面もあったが，しだいに興味を示し，ハンドを注視でき，ハンドで握ったおもちゃを右手で取ろうとした際にハンドを随意的に開くなど，ハンドの開閉操作ができるようになってきた（**図3**）．母親に筋電義手の装着方法，ペアレンタルスイッチの操作方法や遊びのなかでの筋電義手の練習方法を数回指導し，実施可能となったため，自宅での練習へ移行した．

1歳6カ月では，ハンドが随意的に開くことを理解し，自らハンドを開いて動きを確認することや，右手で持ったおもちゃを握らせようとする場面がみられるようになった．

しかし，ハンドが動くタイミングと右手で物を動かすタイミングが合わないため，両手の運動を誘導しながら，動作学習を促した（**図4**）．数回練習を実施することで，自らハンドを開き，徐重力位（ハンドを足の上に置いた状態）でハンドの開閉や物品の把持が可能となった（**図5**）．手継手を回旋させ，ハンドの位置を変えながら，同様の把持練習を繰り返した（**図6**）．

②両手動作訓練：義手の重さに適応し，ハンドを抗重力位で操作できるようになるために，空間での両手動作操作練習を行った．たとえば，ハンドルを回す（**図7**），魚釣りゲーム（**図8**），フラフープを持つ（**図9**），ストライダーに乗る（**図10**）など，さまざまな遊びを通して，両手での活用を促した．

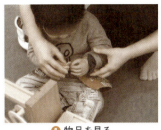
❶ 物品を見る

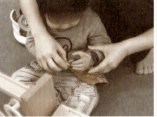
❷ ハンドを開く

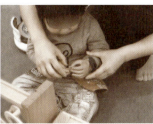
❸ 把持する

図4　誘導介助練習

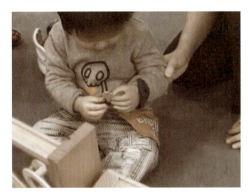

図5　物品の把持が可能となった

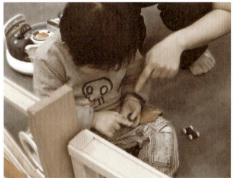

図6　ハンドの位置変え把持が可能となった

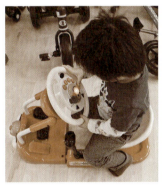

図7　ハンドル回し

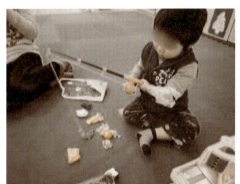

図8　魚釣りゲーム

　　同時に，把持した物品を渡す，意図したところで筋電ハンドを開いて物品を把持する練習を行い，可能となってきた（**図11**）．

③ ADL訓練：日常生活のなかで，おやつの時間にお菓子の箱を筋電義手で把持し，箱を傾けることで，お菓子を取り出す（**図12**）など，活用できる練習を行った．また，外出時などにも積極的な使用を促した．

7）義手装着前訓練（2電極）：筋電採取・ソケット適合評価・電極位置の決定

　　2電極のコントロールへ向けて，筋電収縮練習を開始した（3歳3カ月）．まず，右上肢の手関節と手指の動きと同時に欠損肢を動かしながら，収縮の練習を行った（**図13**）．はじめ

第2章 義肢各論（事例）

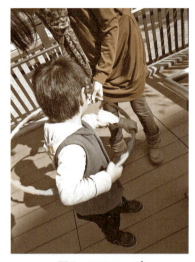
図9　フラフープ

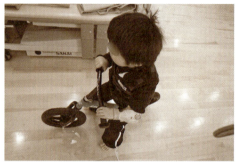
図10　ストライダー

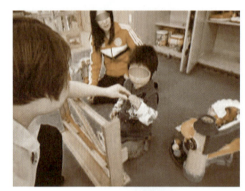
図11　把持動作

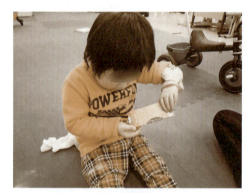
図12　お菓子を箱から出す

は動きがわからず，屈筋と伸筋の同時収縮や肘を過伸展し筋収縮をしてしまうなどの混乱があったが，両親とともに自宅で練習を繰り返し根気強く継続してもらうことで，屈筋と伸筋の分離が可能となった．

電極の位置を決定し(3歳11カ月)，ソケットは，1電極と同様の顆状支持ソケットとした．

8) 訓練用筋電義手作製：チェックアウト (2電極)

チェックアウトを行い，適合は良好であったため，装着練習へ移行することとした(4歳)．

9) 筋電義手装着訓練 (2電極)

2電極の筋電義手でも，基本操作練習，両手動作練習，ADL練習を継続して行った．工作などに興味をもつことが多く(図14)，母親と相談し，幼稚園での使用開始に向け検討した．母親から幼稚園へ連携したところ，幼稚園の園長先生や担当の先生より訪問の依頼があったため幼稚園を訪問し，筋電義手の装着方法や使用方法を説明し，工作の時間に使用してもらうこととした．また，発表会に向け，両手でできる楽器の演奏練習を導入し(図15)，実際

8. 先天性前腕横軸性欠損児への筋電義手の取り組み─A君が筋電義手を使いこなすまで─

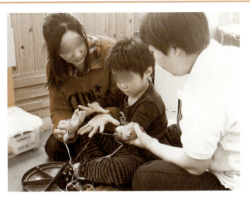

図13　2電極筋収縮練習

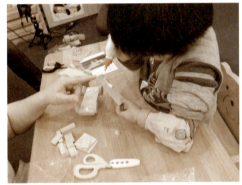

❶ボンド付け

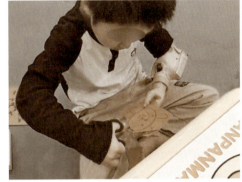

❷はさみ操作

図14　工作

の発表会では，皆と一緒に，カスタネットやトライアングルに加え，マリンバの演奏も行えたことをとても喜んでいた（図16）．

小学校入学直後には学校からの要請があり，学校訪問を実施した．小学校に毎日筋電義手を装着して登校している（図17）ものの，担任より，授業のなかでどのように活用したらよいかわからないとの課題が挙げられた．

学校訪問では，まず校長室で，母親・校長・教頭・学年主任・担任・支援教員と学校での様子や訓練の進捗状況等の情報交換を行った（図18）．そのなかで，小学校1年生の前期の時間割を確認しながら，国語の本読み，算数のブロック，数字カードの使用，図工でのはさみの使用時などに筋電義手を使用することとした．また，汗疹など皮膚状態の確認を依頼し，常時の装着は行わず，筋電義手を活用する科目とはずして行う科目を決めて取り組むこととした．次に，担任を中心に，筋電義手の取り扱い，使用方法の説明，実施の場面を確認し，装着方法の体験を行った（図19, 20）．

担任や支援教員からは，「A君が筋電義手を使いたがっているが，どのように支援したらよいかわからなかった．説明を聞いて声かけや援助方法が理解できたため，授業や校内活動でも活用できるようにしたい」との感想が聞かれた．小学校では，授業中や掃除の時間に筋

195

第2章　義肢各論（事例）

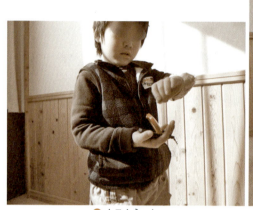

❶ カスタネット　　　　　❷ トライアングル

図15　演奏練習

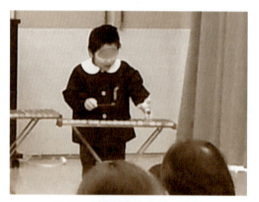

図16　演奏発表会（マリンバ）

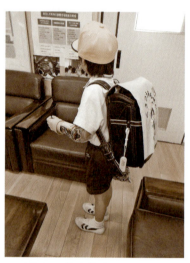

図17　登下校時のスタイル

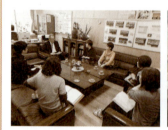

図18　小学校での教員との情報交換

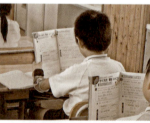

図19　小学校での筋電義手使用場面の確認

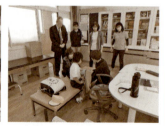

図20　装着方法の説明

表4　経過

プログラム	4カ月	1歳	2歳	3歳	4歳	5歳	6歳	7歳
①オリエンテーション・評価	●							
②装飾用義手作製・練習		●——→						
③義手装着前訓練（1電極）			●					
④訓練用筋電義手作製（1電極）			●					
⑤筋電義手装着訓練（1電極）								
・基本操作訓練		●————————→						
・両手動作訓練		●———————————→						
・日常生活動作訓練			●————————→					
⑥義手装着前訓練（2電極）				●→				
⑦訓練用筋電義手作製（2電極）					●			
⑧筋電義手装着訓練（2電極）					●————————————————→			

電義手を使用しており，両手動作は自然に義手を使用する場面が向上した．その後，担任が病院での外来リハに同伴するなどの連携を実施した．

　現在も，月1回程度，定期的に外来リハに通院しており，皮膚状態や成長によるソケットの適合，また，小学校のでの課題（体育での縄跳び・音楽のピアニカ）などについて，適宜相談と連携を継続している．

5　まとめ（義肢装具の役割・有効性）

　A君は，乳幼児期から義手の導入を開始し，現在は筋電義手を学校などで使用している．

　介入当初，外来リハでは，義手の適合評価や操作練習を行うとともに，自宅生活でどのように義手を活用することがA君のためになるのかを母親と話し合いながら，母親の考えている課題を聴き取り，A君の成長に合わせてどのように支援するかを検討することが多かった．その後，筋電義手の便利さをA君自身が感じ，義手を活用してさまざまなことができるようになると，A君がどのようなことに挑戦したいか，やってみたいことを聴き取り，幼稚園の発表会や小学校で必要な課題を聴き取り，それに向けて練習していった．

　この支援のなかで，筋電義手を活用できるために大切なことは，義手の定期的なメンテナンスやソケットの適合調整を義肢装具士や母親やA君と行うこと，かつ，A君を取り巻く大人の理解である．両親，幼稚園の先生，小学校の担任など，支援者と適切に連携を行いながら，A君ができるようになりたいことを総合的に支援することであった．

　先天性欠損児の生活において，片手でできること，断端を活用してできること，口や足を使ってできること，やり方はさまざまである．しかし，筋電義手を活用しないとできない両手動作もたくさんある．

　義手を活用することで，より対称的な姿勢を保持できる．何より，練習は必要であるが，筋電義手を使い挑戦した結果として「両手でできた体験，できる喜び」を得ることは，A君の成長過程や将来においてとても大切な経験となり，自信につながっていると感じている．

（柴田八衣子）

9 義足歩行の獲得によりADL動作能力や身体機能の維持につながった症例（理学療法）

〈下腿切断・義足〉

1 事例紹介

仮名：Y氏　年齢：80歳台　性別：男性

家族状況：持ち家，一戸建てに妻と2人暮らし．隣の市に弟夫婦が住んでおり，外来通院の送迎など，協力は得られやすい．

2 医学的情報

疾患・障害名：右下腿ガス壊疽による右下腿切断

合併症：潰瘍性大腸炎（ストマ造設）

現病歴：X年Y-4月に自宅のベッドから転倒し左大腿骨頸部骨折を受傷し救急搬送され，左人工骨頭置換術を施行した．その後，リハビリテーション目的にて他院転院したが，足関節外果部からガス壊疽を発症したため，救急病院へ転院となり右下腿切断に至った．その後は感染の再燃もなく経過．同年Y月に義足作製および義足歩行練習目的にて当院入院となった．

既往歴：70歳台後半に胃がん，潰瘍性大腸炎発症しストマ造設．X年Y+1月に肺炎，感染性心内膜炎，慢性腹膜炎を発症．X年Y+2月に両側腎結石，前立腺肥大，神経因性膀胱を発症．

3 理学療法評価

主訴：義足で歩けるようになりたい．

1）理学療法評価のポイント

Y氏のような高齢での下肢切断の場合，切断原因や併存疾患によっては義足歩行の獲得に難渋する場合も少なくないため，実用的な義足歩行の獲得が可能か否か，義足処方の対象となるかどうかの判断も含めた評価が重要なポイントとなる．Steinbergら[1]が提唱する義足歩行の阻害因子（認知症や注意障害などの精神機能障害，重度の中枢神経系疾患によるバランス障害，うっ血性心不全や重度の閉塞性肺疾患，高度の関節拘縮，健側下肢の潰瘍や感染）を考慮したうえで，下肢切断の一般的な評価である断端評価，関節可動域（ROM）評価，筋力評価，痛みの評価，バランス評価，運動耐容能の評価，認知機能の評価，日常生活活動（ADL）評価，切断の原因疾患および併存疾患の重症度や，治療経過などの医学的情報も合わせた総合的な評価が重要となる．

評価結果を表1に示す．

2）理学療法方針・予後予測

大腿骨頸部骨折に対する外科的治療やガス壊疽による右下腿切断により，ベッド上安静や身体活動量の低下が長期化したことで，両下肢を中心とした全身性の筋力低下やROM制限

9. 義足歩行の獲得により ADL 動作能力や身体機能の維持につながった症例（理学療法）

表1 評価結果

	初期評価（X年Y月）	最終評価（X年Y月＋8カ月）
断端評価	断端長15cm．断端状態は良好	変化なし
筋力評価	切断側膝関節周囲筋4-〜5，股関節周囲筋3〜5，非切断側下肢膝関節周囲筋4-〜4，股関節周囲筋3〜4，特に股関節周囲筋に著明な筋力低下を認めた	両側股関節周囲筋力が4〜5へ向上した
ROM	切断側，非切断側ともに股関節に中等度のROM制限を認めた．切断前から両肩関節に重度の挙上制限を認めた	変化なし
片脚立位保持	両上肢支持と介助にて5秒程度	支持なしで10秒程度
起居動作	軽介助	自立
移乗動作	中等度介助	義足を使用して自立
膝立ち，四つ這い移動	姿勢変換が困難なため実施不可	変化なし
歩行	固定式歩行器を使用した介助下で非切断側下肢にて2〜3m程度	歩行器を使用して義足歩行連続100m可能

表2 理学療法の課題分析

	心身機能構造	活動	参加	環境
利点	・認知機能に問題がない ・重篤な併存疾患がない	・義足歩行への意欲がある	・他者との交流に積極的	・協力的な家族の存在 ・一戸建てを所有
問題点	・右下腿切断 ・両下肢，体幹筋力低下 ・両上，下肢ROM制限 ・体力低下	・立位での移動が困難 ・移乗動作に介助が必要	・積極的な外出が困難	・介護者も高齢 ・段差解消や福祉用具導入が必要
予後予測	長期的な理学療法介入により機能改善が期待できる	・移乗動作の獲得，介助量軽減 ・歩行補助具での義足歩行獲得	・介護保険を利用した通所サービスの利用	・住宅改修により安全に義足歩行や移乗動作が可能となる

を認め，それに伴い起居動作，移乗動作などのADLに介助が必要な状態であった．しかし，Y氏の場合は下腿切断であり，義足歩行の獲得に対する意欲が高く，義足や断端を管理するうえでの理解面においても十分に保たれていた．また，これらの機能障害の主たる原因が廃用性症候群であり，理学療法を進めていくうえで問題となる内科的な併存疾患もないため，義足を使用した長期的な理学療法介入により，機能改善やADLの拡大が期待できると判断した．

理学療法の課題分析を**表2**に示す．

理学療法計画と実施

1）目標とその解説

退院後の転帰先は在宅であったが，キーパーソンである高齢の妻との2人暮らしを考えると身体的介護は望めないため，移乗動作，トイレ動作の介助量軽減が不可欠であると判断した．そこで，理学療法の短期目標を，義足を使用した起立動作および立位バランスの安定化，長期目標を，車椅子−ベッド間の移乗動作およびトイレ動作の獲得または介助量軽減と

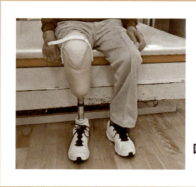

図　PTB下腿義足（トライアス，Ottobock社製）

し，在宅復帰を目指して理学療法を開始した．

2) 理学療法内容

理学療法は義足を使用した立位や立位動作の獲得に向けた両下肢，体幹のROM練習，筋力増強運動や起居動作などの床上動作練習を中心に開始した．義足完成後は，義足装着練習に並行して，平行棒内での立位練習や立位バランス練習などを実施し，機能改善や立位バランス能力の経過をみながら，横歩き動作や平行棒内での義足歩行練習へと段階的にプログラムの変更あるいは追加を行った．また，病棟看護師と協働して義足の管理方法や日々の断端管理方法について本人や家族に指導した．義足を使用した病棟でのADLについても環境設定や動作方法を統一し，「できるADL」と「しているADL」に差異が生じないように病棟と連携を行った．退院に向けた支援として，入院中に住宅訪問を実施し，住環境調整や在宅での各動作指導，退院後の介護保険サービスの必要性などについて，地域の支援スタッフと意見交換，情報共有を図った．

3) 作製した義肢について

処方した義足は，PTB下腿義足で，足部はエネルギー蓄積型足部であるOttobock社製のトライアスを使用した（図）．

4) 経過（表3）

理学療法開始2週目より義足装着練習，平行棒内での立位練習を開始した．当初は理学療法目標を起立動作および立位バランスの安定化，移乗動作およびトイレ動作の獲得または介助量軽減としていたが，立位保持能力や立位バランスの向上がみられたため，新たな目標として歩行器を使用した屋内義足歩行の獲得を追加し，4週目から平行棒内義足歩行練習を開始した．8週目には簡易歩行器歩行，13週目より段差昇降などのADL練習を開始した．義足を使用した病棟でのADLも，20週目からベッド-トイレ間の移乗動作練習を開始，24週目からは病棟内での歩行器歩行練習を開始した．30週目には病棟内歩行器移動，ベッド-トイレ間の移乗動作自立となった．退院支援として，21週目に住宅訪問を実施し，義足装着・非装着時の動作確認，住宅改修の提案，地域支援スタッフへの連携を行った．35週目の退院時には車椅子併用ではあるが，屋内は簡易歩行器で90m，屋外は歩行車で100m歩行可能となった．退院後3カ月後の住宅訪問ではデイサービスなどで継続した義足歩行練習の

表3 経過

	1カ月	2カ月	3カ月	4カ月	5カ月	6カ月	7カ月	8カ月	9カ月
ROM練習, 筋力増強									→
平行棒内立位,歩行練習									
歩行器歩行練習									
病棟内移乗動作練習									
病棟内歩行器歩行練習									
病棟ADL							移乗動作自立		
							トイレ動作自立		
退院支援						住宅訪問			

機会が設定されており，義足を使用したADL動作能力，身体機能は維持されていた．

5）理学療法の結果・効果と考察

　Y氏の場合，廃用性症候群による下肢を中心とした全身性の筋力低下はあったものの，Steinbergらが提唱する義足処方の適応から除外するほど重篤な併存疾患はなく，義足歩行練獲得に対する意欲も高かった．そのため，義足の処方適応と考えた．義足を装着した立位練習により，効率的に両下肢の筋力改善，立位バランスの向上が図られ，当初の理学療法目標であった移乗動作の獲得，介助量軽減に加え簡易歩行器を使用した義足歩行の獲得に至ったと考えられる．また，入院中の住宅訪問により，住環境調整を計画し，退院後の在宅生活での義足の使用目的を明確にしたうえで，入院中から義足装着・非装着を想定した動作練習を行うとともに，地域支援スタッフと退院後に必要なサービス等について検討し，退院後も継続的な義足歩行練習の機会をつくったことが，ADL動作能力や身体機能の維持につながったと考えられる．

5 まとめ

　下腿切断者にとって，退院後の日常生活や社会生活において実用的な義足歩行能力を獲得することが，リハビリテーションの目標であることはいうまでもないが，Y氏のように高齢で身体機能の低下が著しい場合，実用的な歩行能力の獲得に難渋するケースも少なくない．しかし，そのようなケースであっても義足装着下での立位保持や立位での動作が安定することにより，移乗動作やトイレ動作の獲得，介助量の軽減につながるなど，義足はADLの拡大に有効であり，退院後の転帰先に大きく影響するといっても過言ではない．また，Y氏のように実施可能な運動のバリエーションが少ない高齢下肢切断者にとって，義足を装着した立位練習や歩行練習により，抗重力筋の活動や前庭機能，体性感覚機能などの働きを効率よく促すことも可能であり，身体機能の維持や向上において義足の果たす役割は非常に大きいと考えられる．

参考文献
1) Steinberg FU：Prosthetic rehabilitation of geriatric amputee patients：a follow-up study. Arch Phys Med Rehabil, 66：742-745, 1985.

（高瀬　泉）

コラム④

次世代義肢の開発

　医療技術や工学技術の発展により，義肢の装着方法にも新しい方法が開発されている．その代表的なものを紹介したい．まず，標的化筋肉再神経分布（TMR：Targeted Muscle Reinnervation）という技術がある．これは特に米国で発展している．TMRは，切断された神経を残った筋肉と皮膚に移植することで，義肢に組み込まれたマイクロプロセッサーが処理できる信号を増幅するというものだ．次に，インプラントである．チタン製のインプラントを骨肉へ埋め込み，インプラントの接合部に直接義手を取り付ける．骨直結型義肢（義手・義足）は，スウェーデンにて発展し，近年では欧米諸国やオーストラリアなどで行われ症例数は100例を超える．義手の場合は電極を筋や骨に埋め込むことにも取り組まれている．日本では，感染症などのリスクが明らかにされていないので行われていない．このような技術応用がいずれ日本でも導入されるかもしれない．

コラム⑤

当事者ネットワークの支援「おやこひろば」

　子どもを対象とした筋電義手を普及させるためには，子どもとその保護者とのネットワークは，とても重要である．兵庫県立総合リハビリテーションセンターでは，筋電義手を使用する子どもとその保護者を対象に，年に一度の筋電義手イベント「おやこひろば」を開催している．子どもたちは，作業療法士が企画したお祭り屋台と称した出し物で筋電義手を使った遊びやミニ運動会で汗を流しながらお友達と仲よく過ごす時間を楽しみ，保護者たちは筋電義手について学びながら親同士で情報交換を行う．また全員でバーベキューなどを行い有意義な時間を過ごす．人と人とのつながりをつくり，その価値のある環境をつくることも作業療法士の得意とする技ではないだろうか．

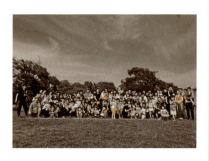

コラム⑥

ロボットテクノロジーとリハビリテーション

　近年，リハビリテーションにおいて「ロボットテクノロジー」を活用し，効果的な治療や環境適応を試みる取り組みが行われており，リハビリテーション領域の学会のなかでもロボットに関連する研究発表が増えてきた．ロボットなどに期待される役割は，セラピストが実施するリハビリテーション手技の一部を代替，あるいは補完することであろう．その結果として，リハビリテーションの量と質に変化をもたらすことが期待される．今後，ロボットテクノロジーの発展とともに作業療法も変化するであろう．しかし，作業療法の本質である「主体的な生活を獲得すること」に変わりはない．作業療法において，どのようなロボットテクノロジーをどのように活用するかは，その作業療法士の判断や技術などの能力に関わるので気をつけてほしい．そして大切なことは，ロボットテクノロジーは作業療法の代替ではなく，作業療法の手段だということである．

第 3 章

装具総論

1 上肢装具／スプリント

1 目的と意義

　上肢および手の機能障害に対する装具療法は，関節の固定や安静，関節拘縮の矯正や筋の伸張，手の変形や関節拘縮の予防，手の訓練や運動制限，手の機能の代償・模擬など多くの目的で用いられる[1-7]．特に手外科領域では，手の治療用装具はスプリントとよばれており，上肢・手のリハビリテーション治療のなかでスプリント療法の役割は大きい[1]．またスプリント療法を用いる疾患には，骨折や腱損傷，末梢神経損傷，炎症性疾患などの運動器疾患，さらに熱傷や脳血管疾患など多くの疾患が挙げられる．スプリント療法の実践においては，上肢・手の機能解剖，各疾患の病態と障害の特徴などを理解することは重要であり，さらにスプリント療法の適応と限界を理解しておくことは大切である．本項では，スプリントの目的別・構造別の種類，代表的な疾患でのスプリント療法，さらにスプリント療法の原則と注意点，スプリントの作製方法に関して述べる．

2 目的別・構造別スプリントの分類

　スプリントは，目的別と構造別に分類できる．スプリントの目的は，関節の固定・支持・保護・安静，手の変形や関節拘縮の予防，関節拘縮の矯正や筋の伸張，手の訓練や手の運動制限，さらに手の運動麻痺や欠損の代償・模擬などに分類できる[1-7]．また構造別では，関節の可動性がない静的スプリント（Static splint）と，関節の可動性を制限し少しずつ矯正する漸次静的スプリント（Serial static splint），アウトリガーによるゴム牽引等で関節の可動性がある動的スプリント（Dynamic splint）に分類できる[8-10]．スプリントは前述したように多くの疾患で用いられる．構造別にみたスプリントの分類と目的・代表的な疾患を**表**に示す．

1）静的スプリント（**図1**）

　静的スプリントは，関節に可動性を求めない構造で，主に安静・固定用スプリントとして用いられることが多い．骨折や靱帯損傷などでは関節の固定・支持・保護・安静を目的に用いられ，末梢神経損傷や炎症性疾患では関節・患部の保護，手の変形および関節拘縮の予防，さらに手の機能の代償や模擬などの目的にも用いられる．関節の固定・支持・保護・安静を目的とするスプリントの場合は，基本的に昼間と夜間の両方で装着するが，手の機能の代償・模擬では昼間のみの使用となることが多い．

2）漸次静的スプリント（**図2**）

　漸次静的スプリントは，関節の可動性を制限しながら少しずつ角度を変えて矯正していく構造で，おもに矯正用スプリントとして使用される．骨折や靱帯損傷，腱損傷，末梢神経損傷，熱傷などで，受傷後あるいは術後に関節拘縮が生じた場合に用いられる．スプリント療法の治療経過とともに漸次矯正角度を変えて関節拘縮を矯正し，修復過程においてコラーゲ

表 スプリントの分類と目的・代表的疾患

構造	目的	代表的疾患
静的スプリント	関節の固定・支持・保護・安静，拘縮の予防	骨折，腱損傷，末梢神経損傷，熱傷，炎症性疾患
	手の機能の代償・模擬，手の運動制限	末梢神経損傷，炎症性疾患
漸次静的スプリント	関節拘縮の矯正・筋の伸張	骨折，腱損傷，末梢神経損傷，熱傷
動的スプリント	関節拘縮の矯正・筋の伸張	骨折，腱損傷，末梢神経損傷，熱傷
	手の訓練・保護	骨折，腱損傷
	手の機能の代償	末梢神経損傷

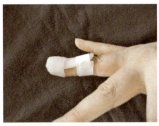
❶ DIP関節伸展位スプリント

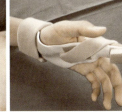
❷ 手関節・手指伸展位スプリント

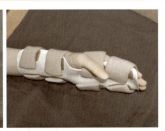
❸ 掌側手関節・手指伸展位スプリント

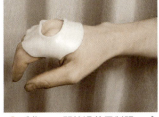
❹ 手指MP関節過伸展制限スプリント

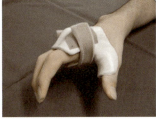
❺ 母指対立・手指MP関節過伸展制限スプリント

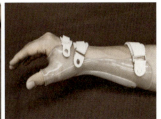
❻ 長対立スプリント

図1 静的スプリント（Static splint）

ンのリモデリングを促す[9,11]．漸次静的スプリントは基本的に昼間の使用とするが，スクリュースプリントのように矯正力を任意に調節できる場合は，昼間よりも矯正力を弱くして夜間にも用いることがある．ただしこの場合では，基本的に昼間の矯正効果を夜間も維持することが目的であり，静的スプリントと同様に安静・固定のために用いるほうがよい．

3）動的スプリント（図3）

動的スプリントは，アウトリガーによるゴム牽引やワイヤーなどを用いて関節に可動性を求める構造で，関節拘縮の矯正や筋の伸張を目的とする矯正用スプリントとして用いられることが多い．また腱損傷の早期運動療法では訓練用スプリントとして背側スプリントなどが用いられる．この方法は，腱修復部を減張しながら腱滑走を早期から促進して腱の癒着を予防する．さらに末梢神経損傷では運動麻痺による手の機能の代償を目的に用いられる．矯正用スプリントは，おもに昼間に装着し，装着時間と牽引力には注意を要する．この場合の夜間は，漸次静的スプリントと同様に静的スプリントを併用するほうがよい．手の訓練や機能

第3章 装具総論

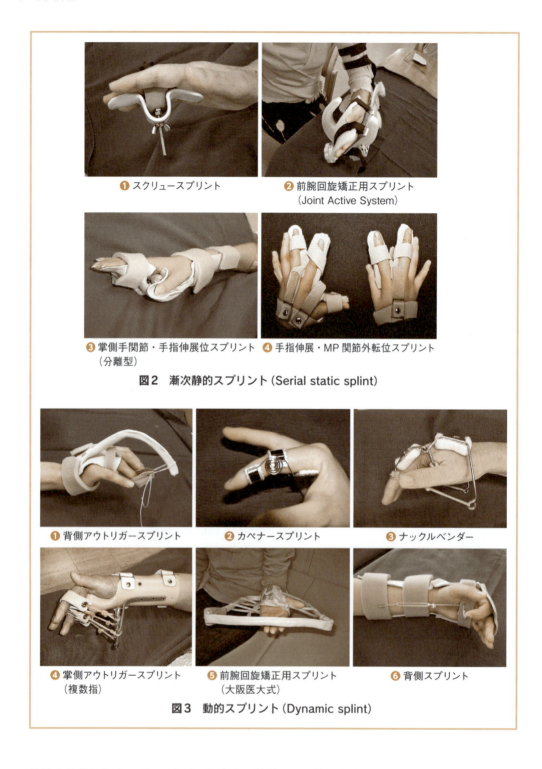

❶ スクリュースプリント　❷ 前腕回旋矯正用スプリント（Joint Active System）
❸ 掌側手関節・手指伸展位スプリント（分離型）　❹ 手指伸展・MP関節外転位スプリント
図2　漸次静的スプリント（Serial static splint）

❶ 背側アウトリガースプリント　❷ カペナースプリント　❸ ナックルベンダー
❹ 掌側アウトリガースプリント（複数指）　❺ 前腕回旋矯正用スプリント（大阪医大式）　❻ 背側スプリント
図3　動的スプリント（Dynamic splint）

代償を目的とするスプリントは，基本的に昼間のみの使用とする．ただし，腱損傷後の背側スプリントは昼間のみゴム牽引を行い，夜間はゴム牽引をはずして手の保護を目的とするスプリントとしても使用する．

1. 上肢装具／スプリント

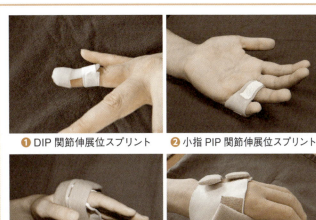
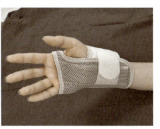
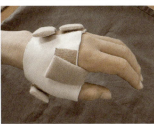
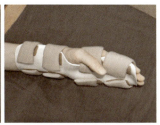

❶ DIP関節伸展位スプリント　❷ 小指PIP関節伸展位スプリント　❸ リストサポート
❹ 手指MP関節伸展位スプリント　❺ 母指対立位スプリント　❻ 掌側手関節・手指伸展位スプリント

図4　安静・固定用スプリント

3 代表的な疾患のスプリント療法

1）骨折

骨折では，骨折部位の固定・保護・安静を目的とする安静・固定用スプリント（図4），さらに固定期間によって生じた関節拘縮を除去する目的の矯正用スプリント（図5），または訓練用スプリント（図6）が用いられる．

手指骨折では末節骨が最も発生頻度が高く，次いで中手骨，基節骨，中節骨の順に高い．特にMallet fingerでは，骨片が大きい場合は観血療法の適応となるが，小さい骨片あるいは腱性Mallet fingerではDIP関節伸展位スプリント（図4❶）の処方率が高い[2]．またPIP関節背側脱臼骨折などではRobertson牽引のように手指を長軸方向に牽引する場合もある[3]．さらに橈骨遠位端骨折や肘関節周辺部骨折においては，外傷後の固定肢位や複合性局所疼痛症候群（CRPS）様症状の合併によって手指の関節拘縮が生じることがある．特にPIP関節屈曲拘縮やMP関節伸展拘縮における矯正用スプリントの使用頻度が高い．治療経過で拘縮の兆候が認められる場合では，拘縮の予防を含めて早期からスプリント療法を実施することは，手の治療期間の長期化を避けるうえでも考慮すべきである．ただし，骨折部位に隣接する関節の拘縮においては，基本的に骨癒合を確認したうえで矯正用スプリントを使用したほうがよい．さらに手指骨折の治療経過では腱の癒着にも注意する必要がある．中節骨骨折では伸筋腱と屈筋腱の癒着が，基節骨骨折では屈筋腱，中手骨骨折では伸筋腱の癒着が生じやすい．腱の滑走状態の観察に注意が必要であるが，万一，腱滑走が不十分な場合，腱滑走を促すための訓練用スプリントとしてブロッキング訓練スプリントやバディスプリントの使用も有効である（図6❶❷）．また手指伸展機構周辺部の癒着による伸展拘縮では，ウェブス

第3章 装具総論

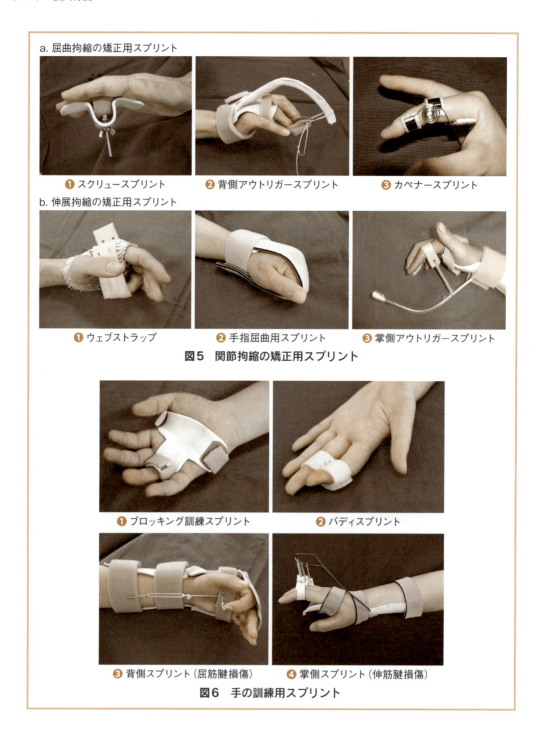

a. 屈曲拘縮の矯正用スプリント
❶ スクリュースプリント　❷ 背側アウトリガースプリント　❸ カペナースプリント

b. 伸展拘縮の矯正用スプリント
❶ ウェブストラップ　❷ 手指屈曲用スプリント　❸ 掌側アウトリガースプリント

図5　関節拘縮の矯正用スプリント

❶ ブロッキング訓練スプリント　❷ バディスプリント

❸ 背側スプリント（屈筋腱損傷）　❹ 掌側スプリント（伸筋腱損傷）

図6　手の訓練用スプリント

トラップや手指屈曲用スプリントなど（図5b❶❷）を使用して，拘縮の除去および予防をすることが大切である．ただし，経過に伴いPIP関節の自動伸展不足が生じてきた場合では，手指伸展位スプリントなどを夜間に併用し，手指の伸展不足が生じないように注意することが大切である．

1. 上肢装具 / スプリント

2) 腱損傷

腱損傷では，腱縫合部に過度な張力がかからないことを目的とする安静・固定用スプリント，早期運動療法での腱縫合部の減張を目的とする訓練用スプリント，術後に生じた関節拘縮を除去する目的の矯正用スプリントが用いられる．

屈筋腱損傷の治療法には，3週間固定法，早期他動屈曲・自動伸展法（Kleinert法[12]），早期他動屈曲・他動伸展法（Duran法[13]），早期自動屈曲法（Silfverskiold[14]）がある．特に早期他動屈曲・自動伸展法は，手指を屈曲方向にゴム牽引することで他動屈曲し，手指の自動伸展運動において腱縫合部への負荷を減張しながら屈筋腱の滑走を促す背側スプリント（図6③）を使用する．このスプリントはKleinert splintともよばれ，訓練用スプリントとして使用する．早期他動屈曲・自動伸展法のゴム牽引は，損傷指のみの牽引，損傷指とその両隣接指の牽引，あるいは示指〜小指すべてを同時に牽引する方法[15]がある．また本法は基本的にZone IIの早期運動療法として考案された方法で，手指の自動伸展運動において虫様筋の収縮が深指屈筋腱を遠位方向に牽引し，腱縫合部の張力を減張させる方法として報告されたが，最近の屈筋腱損傷では損傷した部位（Zone）にかかわらず背側スプリントが用いられることが多い．早期他動屈曲・自動伸展法の背側スプリントは，術翌日から術後3〜4週までは昼間と夜間に装着するが，昼間のみゴム牽引し，夜間はゴム牽引を行わない．また夜間はDIP関節，PIP関節の屈曲拘縮を予防するために各関節を伸展位に保持して包帯等で固定することもある．術後5〜6週までは手の保護を目的に背側スプリントを夜間や外出時などで装着する．術後6週以後で腱癒着が認められる場合では，腱滑走を促すためにブロッキング訓練スプリントを使用することもある（図6①）．さらに術後7〜8週でPIP関節の屈曲拘縮が生じた場合では，矯正用スプリントとしてスクリュースプリントや背側アウトリガースプリントを使用する（図5a①②）．

伸筋腱損傷では，4週間固定法と早期運動療法が行われるが，Zone IVより近位損傷の早期運動療法では掌側スプリント（Reverse Kleinert splint）（図6④）を術翌日から術後4週まで昼間に装着する．この場合，伸筋腱の腱間結合を考慮して複数指の牽引が奨励される．夜間は，腱縫合部に過度な張力が加わらないように手の保護を目的とした手関節・手指伸展位スプリントを術後から術後6〜7週まで装着する．また屈筋腱損傷と同様に外出時などにも装着することがある．術後7〜8週以降で手指の伸展拘縮が認められた場合では，矯正用スプリントとしてウェブストラップや手指屈曲用スプリントなどを使用するが（図5b①②），骨折の項でも述べたように手指の自動伸展不足が認められた場合では，夜間に手指伸展位スプリントなどを併用したほうがよい．

3) 末梢神経損傷

末梢神経損傷では，神経縫合部に過度な張力が加わらないことを目的とする安静・固定用スプリント，神経損傷後の運動麻痺の機能代償を目的とするスプリント，さらに骨折や腱損傷と同様に術後に生じた関節拘縮の除去を目的とする矯正用スプリントが用いられる．

安静・固定用スプリントでは，基本的に神経縫合部，神経圧迫部に張力などが加わらない肢位での静的スプリントを使用する．例えば，手根管症候群のような絞扼性神経障害の場合では，関節運動の制限と安静を目的に手関節伸展位スプリントが使用される．また，神経損

209

第3章　装具総論

傷後の運動麻痺に対しては手の機能を代償するスプリントが使用される．低位正中神経麻痺では，母指球筋の麻痺によって母指対立機能が低下し，それを補うために短対立スプリントが用いられる．さらに高位麻痺では手関節機能も低下するため手関節固定も加えた長対立スプリントが用いられる．低位尺骨神経麻痺では，手内在筋麻痺によってIP関節の伸展機能が低下するため，外在筋の作用効率を高めるためにMP関節が過伸展しないように制限する手指MP関節過伸展制限スプリント（虫様筋カフ）を使用する．低位正中神経・尺骨神経麻痺の合併例では，母指対立位と手指MP関節の過伸展を制限するために，母指対立・手指MP関節過伸展制限スプリントを使用するが，スプリント作製においては手の横のアーチの消失も考慮する必要性がある．低位橈骨神経麻痺では下垂指（drop finger），高位麻痺では下垂手（drop hand）となり，これらに対して背側アウトリガースプリントが用いられ，トーマススプリントやオッペンハイマースプリントは有名である．また高位麻痺のように経過観察が長期化する場合では，日常生活において手関節伸展位・手指MP関節軽度屈曲位での静的スプリントを機能代償として使用するのも有効である．さらに末梢神経損傷では，骨折や腱損傷などの合併で高度な関節拘縮が生じることもある．この場合，伸展拘縮の矯正には掌側アウトリガースプリントやウェブストラップ，屈曲拘縮の矯正には背側アウトリガースプリントやスクリュースプリントなど矯正用スプリントが使用される．

4）熱傷

　熱傷では，受傷部位あるいは皮膚移植術部の皮膚の安静と関節拘縮の予防を目的とする静的スプリント，回復期に生じる肥厚性瘢痕による関節拘縮の予防・矯正を目的とする静的あるいは漸次静的スプリントが用いられる．熱傷のスプリント療法では，熱傷の受傷深度と受傷部位を考慮する必要があり，第2度深層熱傷以上の深さの熱傷では肥厚性瘢痕が発生して，皮膚性の関節拘縮を生じさせる原因となる．また肥厚性瘢痕の抗張力は数カ月以上と長期化するため，関節拘縮の要因が，皮膚性拘縮に加えて関節軟部組織性などの要因が合併することもあり，できるかぎり早期から予防することが大切である．

　熱傷の急性期では，患部の保護と手の変形・拘縮を予防するために静的スプリントを使用する．手掌部の熱傷では，患部の知覚過敏を考慮して背側ベースのコックアップスプリントとし，手関節は伸展30〜40°，母指は橈側外転・伸展位，手指MP関節伸展・外転位，DIP，PIP関節伸展0°とする．手背部の熱傷では，掌側ベースのコックアップスプリントで，手関節伸展20〜30°，母指は橈側外転・対立位，手指MP関節屈曲70〜80°，DIP，PIP関節伸展0°とする（図7）．また両スプリントの固定にはストラップを使用せず，弾力包帯を用いて固定するほうが痛みをコントロールしやすい．

　肥厚性瘢痕の形成期である熱傷の回復期では，肥厚性瘢痕のコントロールを目的とするスプリントが必要であり，瘢痕の部位によって予測される関節拘縮を予防することが大切である．肥厚性瘢痕には持続的な伸張と圧迫を与えることが瘢痕部のリモデリングに有効であり，静的あるいは漸次静的スプリントが用いられ，後者においてはConforming splintともよばれている[16-18]．このスプリントの採型では，痛みのない範囲でできるかぎり瘢痕部を伸張することが大切である．手の掌側部の熱傷では母指の内転拘縮や，手指の屈曲拘縮，MP関節の外転制限や尺側偏位を示すことがある．第1指間腔の確保のため母指橈側外転位スプ

210

1. 上肢装具／スプリント

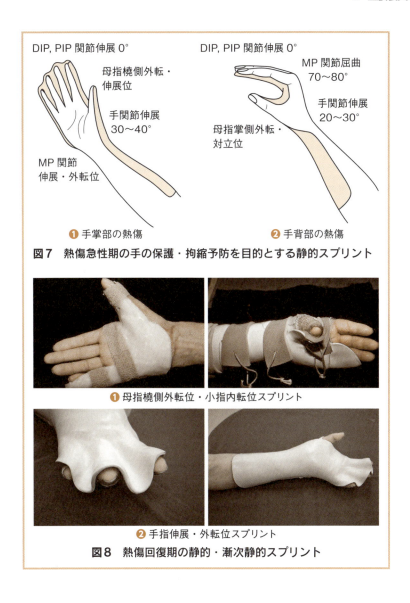

図7 熱傷急性期の手の保護・拘縮予防を目的とする静的スプリント

❶ 母指橈側外転位・小指内転位スプリント

❷ 手指伸展・外転位スプリント

図8 熱傷回復期の静的・漸次静的スプリント

リント，小指尺側偏位を予防するために小指内転位スプリントを使用する．また手指MP関節周辺部の肥厚性瘢痕が強い場合では手指MP関節屈曲・内転拘縮が生じやすいため，MP関節の痛みのない範囲内で最大外転位とした手指伸展・MP関節外転位スプリントを使用する（図2, 8）．また皮膚性拘縮に加え関節軟部組織性の拘縮が生じた場合では，矯正用スプリントとしてアウトリガースプリントやナックルベンダーなども併用する．

熱傷のスプリント療法は，瘢痕部位から予測される関節拘縮を予防し，拘縮の変化に応じてスプリントを修正し，かつ複数のスプリントを併用して長期的に関わることが大切である．ただし，広範囲で重度な肥厚性瘢痕にはスプリント療法の効果は期待しにくいことが多く，急性期から日常生活動作（ADL）を考慮してできるかぎり関節可動域（ROM）の制限範囲を小さくするように心がけることが重要であり，経過によっては皮膚移植術，瘢痕拘縮形成術などの観血療法の適応となるため医師と作業療法士の連携は大切である．

第3章　装具総論

5）炎症性疾患

　炎症性疾患では，おもに患部の安静を目的とした安静・固定用スプリントが最も頻繁に用いられる．代表的なものとして関節リウマチが挙げられるが，近年の生物学的製剤による治療の進歩によって，一時的な炎症期の疼痛管理のために関節の安静・固定用スプリントの使用頻度は高くなっている．また母指CM関節症や伸筋腱の炎症などでは保存療法を試みてから手術適応を考慮することがあるため，関節，腱の保護や安静を目的とする安静・固定用スプリントを用いることが多い．さらに人工関節挿入術や伸筋腱移行術などの再建術後では，手の安静・固定用スプリントあるいは訓練用スプリントを使用することがある．また関節リウマチでは，手指MP関節の尺側偏位防止スプリント，母指や手指関節の過伸展を制限する8の字スプリントなどの使用もあり，手の関節保護に加え，つまみ機能など手の機能を代償するスプリントとしても有効である．

4　スプリント療法の原則と注意点

1）矯正用スプリントの選択

　スプリント療法では，患部の固定・安静・保護を目的とした安静・固定用スプリント，そして関節拘縮の矯正を目的とした矯正用スプリントの使用頻度が高く[2]，骨折や靱帯損傷，腱損傷，切断再接着など多くの疾患で適応となる．関節拘縮の要因として，関節軟部組織性（関節包や掌側板，側副靱帯など）や腱性（癒着など），筋性（内在筋と外在筋の拘縮），皮膚性，神経性，骨性などが挙げられるが，外傷の程度や治療期間の長期化などによっては関節拘縮の要因が二つ以上になることもある．スプリント療法において矯正用スプリントの選択の原則は，まずは関節軟部組織性による要因を軽減することである．例えば，手指のPIP関節屈曲拘縮で関節軟部組織性の要因が強い場合では，PIP関節屈曲拘縮の矯正用スプリントとしてPIP関節伸展用スプリント（背側アウトリガースプリントやスクリュースプリントなど）が適応となる．またMP関節伸展拘縮ではMP関節屈曲用スプリント（掌側アウトリガースプリントやナックルベンダーなど）が適応となる．関節拘縮の要因が2つ以上の場合では，関節軟部組織性の要因の軽減とともに，腱の癒着や筋性拘縮などの要因を軽減する矯正用スプリントの併用が必要となることもある．

2）矯正用スプリントの装着時間と矯正力

　矯正用スプリントは，基本的に昼間に装着することが多い．昼間は漸次静的スプリント，あるいは動的スプリントで矯正し，夜間は静的スプリントを併用する．昼間の矯正効果をなるべく夜間で減少させないことが大切である．ただし，夜間にスプリントを使用する場合は，昼間に数時間以上の連続装着で痛みなどが出現しないか確認したうえで使用することが大切である．

　矯正用スプリントの装着時間と矯正力は，矯正効果に最も影響を与え，かつ両者の関係は深いが，まだ明確になっていないのが現状である．装着時間においては，数十分から数時間の連続装着の報告がある．過度な装着時間と矯正力は，関節炎や関節軟骨の損傷などを引き起こして関節拘縮を悪化させることがあるので注意を要する．筆者らは経験的に30〜40分間の連続装着が可能な矯正力とし，一日に数回の連続装着を指導している．また外来通院で

212

1. 上肢装具／スプリント

は仕事の復帰状況によっては，スプリントの装着が不十分となることがある．仕事や生活スタイルを確認したうえで矯正用スプリントの装着を指導することが大切であり，さらに夜間は静的スプリントを併用することが望ましい．また屈曲あるいは伸展の一方のみの運動制限の場合では，昼間と夜間のスプリント装着は同一方向のみの矯正とする．しかし，屈曲と伸展の両方向に制限のある場合では，各方向を矯正する装着時間は，関節拘縮の可動範囲の程度と，ADLや仕事などでの手の使用状況，対象者のニーズを把握したうえで決定することが大切である．

3) スプリント療法の効果と注意点

矯正用スプリントによるスプリント療法では，治療開始後は1〜2週ごとにROMを計測し，自動・他動ROMの改善度に加え，浮腫や痛みの程度，さらに手指ではDIP，PIP関節の自動伸展不足の出現などに注意して，まずは1〜2カ月間の経過を観察する．ROMに改善が認められれば，スプリントベースのフィッティング，カフやストラップの状態，アウトリガーの位置と牽引方向，牽引力を確認し，必要に応じて修正してスプリント療法を継続する．スプリントの修正は，手の機能や関節拘縮の改善に応じて行い，必要性があれば複数のスプリントの使用も検討したほうがよい．ROMの改善が認められなくなった場合は，受傷あるいは術後からの経過期間や対象者のニーズなどを考慮して，医師との連携のもとで拘縮解離術や皮膚移植術，瘢痕拘縮形成術などの観血療法の検討が必要となる．

手外科領域でのリハビリテーション治療ではスプリント療法の役割は大きいが，その適応と限界を理解しておくことは大切である．スプリント療法は，各疾患の病態と経過，対象者のニーズや手の使用状況を把握し，医師と作業療法士の密接な連携によって目的を明確にしたスプリントを選択する必要があり，スプリント療法を含めた適切な作業療法の実践は治療をより効果的なものにすると考える．

参考文献

1) 椎名喜美子，寺本みかよ：手の外科のスプリント療法に必要な基礎知識．OTジャーナル，28：782-789，1994.
2) 対馬祥子：スプリント療法の適応［日本ハンドセラピィ学会（編），ハンドセラピィNo.6 手のスプリント療法］．pp13-31，メディカルプレス，1996.
3) 中田真由美，大山峰生：ハンドセラピープログラム［鎌倉矩子・他（編），作業療法士のためのハンドセラピー入門］．三輪書店，2006.
4) Schltz-Johnson K：Static progressive splinting. *J Hand Ther*, 15：163-178，2002.
5) 生田宗博：ハンドスプリント作り方・用い方．pp1-24，メディカルプレス，1998.
6) 矢崎 潔：手のスプリントのすべて 第3版．pp58-82，三輪書店，2006.
7) 齋藤慶一郎：リハ実践テクニック ハンドセラピィ．pp2-17，メジカルビュー社，2014.
8) Fess EE, Philips CA：Hand splinting. Principles and methods. 2nd ed. pp71-102, Mosby Co., St. Louis, 1987.
9) Tribuzi SM：Serial plaster splinting［Hunter JM, et al eds.：Rehabilitation of the hand. 3rd ed］. pp1120-1127, Mosby Co., St. Louis, 1990.
10) 白戸力弥：スプリント療法の原則［坪田貞子（編），臨床ハンドセラピィ Our Hand Therapy Protocol］．pp26-33，文光堂，2011.
11) Ponseti IV, Campos J：Observations on pathogenesis and treatment of congenital clubfoot. *Clin Orthop Relat Res*, 84：50-60, 1972.
12) Kleinert HE, Kutz JE, Atasoy E：Primary repair of flexor tendons. *Orthop Clin North Am*, 4：865-876, 1973.
13) Duran RJ, et al：Controlled passive motion following flexor tendon repair in zones 2 and 3. In American Academy of Orthopedic Surgeons：Symposium on Tendon Surgery in the Hand. pp105-114.

Mosby Co., St. Louis, 1975.

14) Silfverskiold KL, May EJ：Flexor tendon repair in zone 2 with a new suture technique and an early mobilization program combining passive and active flexion. *J Hand Surg*, 19：53-60, 1994.

15) Silfverskiold KL, May EJ, Tornvall AH：Tendon excursions after flexor tendon repair in zone 2：Results with new controlled-motion program. *J Hand Surg*, 18：403-410, 1993.

16) Helm PA, et al：Burn injury；Rehabilitation management in 1982. *Arch Phys Med Rehabil*, 63：6-16, 1982.

17) Pullium GF：Splintig and positioning [Fisher SV, et al：Comprehensive rehabilitation of burns]. pp64-95, Williams and Wilkins, Baltimore/London, 1984.

18) Miles WK, et al：Remodeling of scar tissue in the burned hand [Hunter JM, et al eds.：Rehabilitation of the hand 3rd ed]. pp841-857, Mosby Co., St. Louis, 1990.

（西村誠次）

2 スプリント作製の方法とポイント

1 スプリント作製の方法

　スプリント作製の方法は，施設や作製者により異なり，手の大きさを採寸して作製する<u>直接法</u>と手型から型紙を取り作製する<u>採型法</u>に大別される．

　直接法とは，手の大きさをメジャーリングして，その採寸した大きさに裁断した熱可塑性素材（以下，スプリント材）でモールディングし，硬化後に不要な部分を切り取り，形を形成していく方法である．

　採型法とは，紙に手型をトレースした後に，ランドマークを基準にスプリントの型紙を採り，その型紙をスプリント材に描き写して，あらかじめスプリントの形を形成してからモールディングする方法である．

2 スプリント作製の一般的な工程（図1）

　スプリント作製には次の工程がある．なお，本項では直接法を基本とし，採型法については補足的に記述する．

① メジャーリング（トレース）：メジャーを用いて手の大きさ（長さと幅など）を採寸する（**図2①**）．

　※採型法では，紙に手型をトレースし，ランドマークを基準に型紙を採る．

② カッティング：採寸した大きさにスプリント材を切り，スプリントの種類に応じて不要な部分を切り取る．

　※採型法では，型紙をスプリント材に描き写し，その形に添って切り取る．

③ ヒーティング：使用するスプリント材を適した温度で軟化させる．

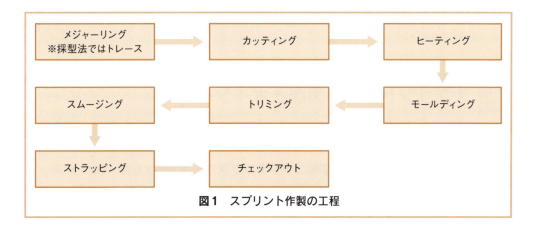

図1　スプリント作製の工程

第3章　装具総論

④ モールディング：軟化させたスプリント材を手に合わせ採型する．また，重力を利用する方法や包帯などを巻き付ける方法，素材同士を仮止めしてモールディングする方法などスプリント材の特性に応じた方法で採型すると，モールディングしやすい．

⑤ トリミング：不要な部分に印を付けて切り取る．

⑥ スムージング：すべての角は曲線とし，スプリントの縁がスムーズになるように折り返しやフレアをつける．

⑦ ストラッピング：作製するスプリントに応じてスプリントが十分固定されるよう適切な位置にストラップを付ける．

⑧ チェックアウト：骨隆起部への圧迫やスプリントの辺縁の皮膚への食い込みがないか，制限しない関節が十分可動しているかを確認する．

3 スプリント材の特性

スプリント材は次のような特性を有しており，作製するスプリントに応じて適切な素材を選択することで強度や作業の効率性を高める．

1）形状記憶性

一度伸張された後でも再度加温することによって元の形に復元する特性であり，やり直しが可能である．

2）伸張性

伸張性の高いスプリント材は，重力を利用してモールディングすることができ，手の凹凸に対しても形を整えやすい．伸張性が低いスプリント材は，加温しても型崩れがしにくいため採型法を用いて型紙通りに作製することが可能である．また，弾性包帯などを巻き付けるとモールディングが容易となる．

3）コーティング・自着性

スプリント材にコーティングされているものは，加温をしても指紋が付きにくく，べたつきにくい．コーティングがない場合には自着性が高く，素材同士を接着させる必要がある場合には有用である．コーティングをされていても除光液などで表面を拭き取るか表面を削ることでコーティングをはがすことができ，自着性を高めることができる．また，コーティングされていてもある程度の自着性を有しているので，モールディングの際の仮止めを行うことが可能である．

4 スプリント作製の実際とポイント

ポリフォーム®およびアクアプラスト®を用いた種類の異なるスプリントの作製について記述する．

1）ポリフォーム®による掌側コックアップスプリント（サムホールタイプ）

① メジャーリング（**図2①**）：前腕遠位2/3の位置から中指手掌指節皮線までの距離（長辺）と手掌幅（短辺）をメジャーリングする．

216

② カッティング（**図2②**）：採寸した長辺と手の厚み分を加えた短辺からなる長方形をカッティングし，サムホール部とMP関節部をカッティングする．カッティングは，ヒートパンやヒートガンで軟化させてから行う．

③ ヒーティング：ポリフォーム®は65〜70℃の温度で加温する．伸張性が高く，形状記憶性はないためヒートパンから取り上げる際には端を持たずに手のひらで持つように心がける．

④ モールディング（**図2③**）：手を回外位とし，机や台の端から手関節以遠を出し，脱力を促す．母指をサムホールに通し，CM関節と母指球皮線が出るようにスプリント材を軽く引く．母指球皮線が十分に出ない場合，スプリント材を折り返し，母指球皮線を出す．伸張性が高いためスプリント材を手に置くと，重力によってある程度モールディングができる．その後，手に沿わせるようにモールディングをし，手関節約30°背屈位で固定する．モールディングでは全面接触とアーチの形成が重要である．第3中手骨を背側方向へ軽く押し込みながら，環小指を背側から掌側へ包み込むように支持することでアーチが形成される．半硬化するまでその状態を維持する．

　モールディングの際は，握ったり，指先で押すのではなく母指や手指・手掌の面で支えるようにすると手指の跡等が付かずきれいに作製することができる．

⑤ トリミング（**図2④**）：半硬化後，トリミング線を引く．前腕の1/2の厚み，前腕遠位2/3の長さ，MP関節が完全に屈曲できるようにトリミング線を引く．トリミング線に沿ってカッティングする．半硬化の状態で行うと，スプリントの縁がなめらかになる．

⑥ スムージング（**図2⑤**）：スプリントの縁がスムーズになるように折り返しやフレアをつける．スムージングの操作に必要な部分のみ軟化させ，操作する．

⑦ ストラッピング：**図2⑥**のようにストラッピングをする．掌側コックアップスプリントのキーストラップは中央のストラップである．そのため中央のストラップを太めにすることで装着感が高まる．またストラップの端や面ファスナー（マジックテープ®）の縁は丸みをつける．

⑧ チェックアウト（**図2⑦**）：手指MP関節が完全に屈曲でき，かつ母指の動きも制限していないことを確認する．前腕遠位2/3の長さとなっており，前腕の厚みの1/2以上を覆っているかを確認する．また，スプリントの縁が皮膚に食い込んでいないかも確認する．

2) 掌側コックアップスプリントをベースにしたMP関節屈曲用ダイナミックスプリント

　MP関節の伸展拘縮に対して矯正を目的としたダイナミックスプリントを掌側コックアップスプリントをベースに作製する．

　作製にあたっては，MP関節伸展拘縮についての十分な評価に基づき，必要に応じてアウトリガーを作製する．本項ではアウトリガーの設置について記述する．

① アウトリガーの作製方法：アウトリガーにはワイヤーハンガーやアルミ支柱を用いる．ワイヤーハンガーを用いる場合，拘縮指の数に応じてペンチを使い**図3①**のように加工する．加工したワイヤーハンガーの端をポリフォーム®で覆う．

　ワイヤーハンガーを折り曲げ，アウトリガーの高さを作る．アウトリガーの高さは，基節骨の長軸に対して90°の方向にカフで牽引できる高さとし，設置位置を決定する．

第3章　装具総論

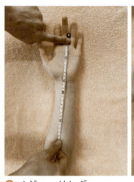
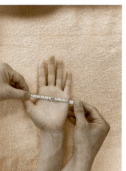
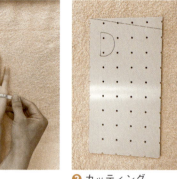

❶ メジャーリング

❷ カッティング
採寸した大きさにカッティング後サムホール部と
MP関節部をカットする

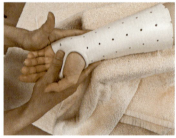
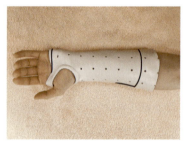
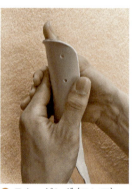

❸ モールディング
アーチの形成と全面接触を意識する

❹ トリミング
トリミング線を引き，カッティングする

❺ スムージング（フレア）

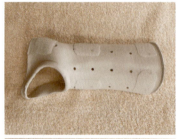
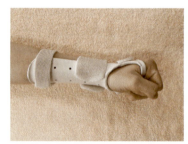

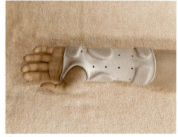
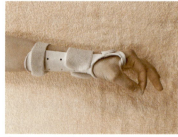

❻ ストラッピング

❼ チェックアウト
握りが十分行えるか，つまみができる
かを確認する

図2　ポリフォーム®による掌側コックアップスプリントの作製

2. スプリント作製の方法とポイント

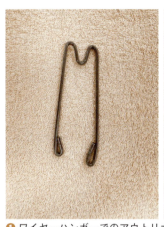 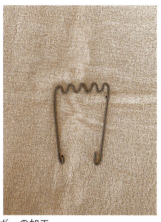 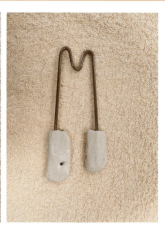

❶ ワイヤーハンガーでのアウトリガーの加工
左）1指の場合，中）4指の場合，右）接着のためにポリフォーム®で被覆

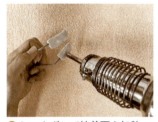 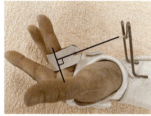 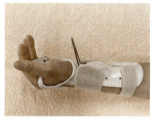

❷ ヒートガンで接着面を加熱　❸ 牽引方向　❹ 完成

図3　掌側コックアップスプリントをベースにしたMP関節屈曲用ダイナミックスプリントの作製

　設置位置の決定後，ワイヤーハンガーの端を覆ったポリフォーム®をヒートガンの乾性熱で熱し（**図3❷**），素材の自着性を引き出し掌側コックアップスプリントに接着する．この際，ベースとなるコックアップスプリントもヒートガンで熱しておくとより強固に接着できる．

② カフの作製方法：牛革などの伸縮性のない素材で作製し，カフ幅は，基節骨を覆う程度とする．細いカフは，牽引の際に接触部に圧力が集中するため，できるかぎり接触面積を広くする．

③ 牽引の強さ：250～300gの強さで牽引をする．革に取り付けたラバーバンドに面ファスナーを取り付け，牽引力を調整する．

④ チェックアウト：基節骨の長軸方向に対して90°の方向に牽引しているか（**図3❸**），スプリントの遠位端が皮膚に食い込んでいないか，過牽引となっていないかを確認する．

⑤ 完成（**図3❹**）

3）PIP関節伸展用ダイナミックスプリント

　ポリフォーム®およびアルミ支柱を用いたPIP関節伸展用のダイナミックスプリントの作製方法を記述する．

① メジャーリング：PIP関節の屈曲拘縮に対して矯正を目的にダイナミックスプリントを作

219

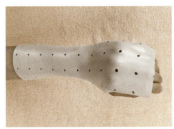 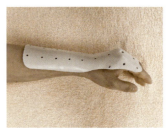 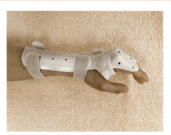

❶ PIP関節伸展用ダイナミックスプリントのモールディング　❷ トリミング後のカッティング　❸ 中手骨バーの設置とストラッピング

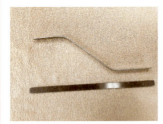 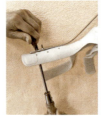 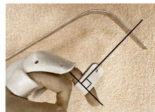 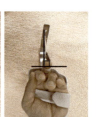

❹ アルミ棒（下）とアウトリガー用に加工したもの（上）　❺ アウトリガーをねじで強固に固定　❻ 牽引方向

図4　PIP関節伸展用ダイナミックスプリントの作製

製する場合には，基節骨背側を覆う虫様筋バーが必要になる．そのため，メジャーリングは前腕背側遠位2/3からPIP関節までの長辺を採寸し，短辺は手掌幅を採寸する．

② カッティング：採寸した長辺と手掌・手指の厚みを加算（約4cm）した短辺からなる長方形をカッティングする．

③ モールディング：ヒーティング後に，前腕回内位で手関節30°背屈位で肢位を保持し，PIP関節背側まで覆うようにスプリント材を置く（**図4①**）ことで，ポリフォーム®の伸張性によりある程度モールディングできる．その後，手に沿わせるよう整え，硬化を待つ．

④ トリミング：前腕の遠位2/3からPIP関節までの長さ，および前腕・手指の厚み1/2になるようトリミング線を引き，カッティングする（**図4②**）．

⑤ スムージング：スプリントの両端にフレアをつけ，圧迫しないようにする．

⑥ 中手骨バーの作製：第1指間から近位手掌皮線の幅，手掌の長さのバーを作製し，ベースとなるスプリントに接着する（**図4③**）．この際，ヒートガンでスプリント材を熱することで素材の自着性を引き出し，強固に接着できる．採型法の場合には，中手骨バーを型紙であらかじめ作製する．

⑦ ストラッピング：前腕近位端および手関節近位，中手骨バーの3点で固定する（**図4③**）．

⑧ アウトリガーの作製：アルミ棒を折り曲げ，アウトリガーを作製する（**図4④**）．適切な牽引方向と牽引力となるよう設置位置を検討し，ねじを用いてスプリントに固定する（**図4⑤**）．適切な牽引方向は，中節骨長軸および手指の短軸に対して90°方向に牽引することである（**図4⑥**）．また牽引の強さは250〜300gとなるよう調整する．この設置位置が

2. スプリント作製の方法とポイント

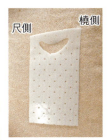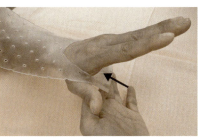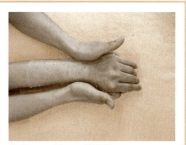
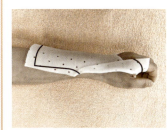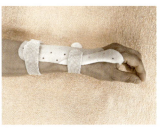

❶ 背側コックアップのカッティング後　❷ 手への設置　中手骨バー部（矢印）が掌側にくるように切り抜いた部分に手を通す　❸ モールディング姿勢

❹ トリミング線　❺ ストラッピングと完成形

図5　アクアプラスト®による背側コックアップスプリントの作製

非常に重要で，アウトリガーをスプリントに固定する前に十分に検討する．固定にあたっては，ねじの頭部は皿形とし，圧迫点とならないよう，ねじの頭部とスプリント材がフラットになるようにする．

⑨ チェックアウト：尺骨頭部が圧迫されていないか，牽引方向が正しいか，牽引の強さは適切か，牽引することによりPIP関節背側が圧迫されていないかを確認する．また，牽引によるスプリントのずれが生じていないかを十分に確認する．

⑩ 作製後：拘縮の矯正目的に作製する場合，拘縮の改善に伴いスプリントを修正しなければならない．修正点は牽引方向・牽引力を調整していく．

4）アクアプラスト®による背側コックアップスプリント

アクアプラスト®による背側コックアップスプリントの作製手順と注意点を記述する．

① メジャーリング：掌側コックアップスプリントと同様に採寸する．

② カッティング：掌側コックアップスプリントと同様に，長方形にカッティングした後，MP関節部をカッティングする．また，中手骨バーを作製するために手掌部を切り抜く（図5①）．

③ ヒーティング：アクアプラスト®は70〜75°で加温する．アクアプラスト®は，加温後に透明となるためヒートパンからの取り出すタイミングの判断が容易である．

④ モールディング：中手骨バー部が掌側にくるように切り抜いた部分に手を通し（図5②），左右を折り返してスプリント材同士をしっかりと接着させる．対象者の背面から第3中手骨を掌側から背側へ軽く押し，アーチを形成しながら手関節30°背屈位となるようにモー

221

第3章　装具総論

ルディングする（**図5③**）．アクアプラスト®は，硬化までに時間がかかるため肢位が崩れ
ないよう保持する．また，形状記憶性を有しているため，やり直しができる．

⑤ トリミング・スムージング：スプリントの長さや厚みを掌側コックアップスプリントと
同様になるようトリミング線（**図5④**）を引き，カットする．スプリントの縁にフレアを
つける．

⑥ ストラッピング：**図5⑤**のように本スプリントのキーストラップは，前腕近位である．

⑦ チェックアウト：掌側コックアップスプリントと同様，手指MP関節が完全に屈曲でき，
かつ母指の動きも制限していないことを確認する．前腕の長さ，前腕の厚みも確認する．
また，背側より覆うことにより，尺骨頭が圧迫されやすいため，必要に応じて切り抜く，
もしくは，圧迫を解除するように背側に膨らませる等の対処を要する．アクアプラスト®
は，硬化後に若干収縮する素材であり，モールディング時に比べ硬化後には若干小さく
なる．そのため，装着時に若干広げるようにすることで調整する．

参考文献
1) 日本ハンドセラピィ学会（編）：ハンドスプリントセミナーテキスト．
2) 山口　淳（監修）：写真でみる基本スプリントの作りかた．医歯薬出版，2007．

（蓬莱谷耕士）

3 下肢装具

1 目的と意義

　下肢装具は，下肢になんらかの障害が生じた際に装着する装具である．下肢装具の目的として，①変形の予防，②変形の矯正，③病的組織の保護，④失われた機能の代償または補助が挙げられる[1]．変形の予防，矯正，病的組織の保護は，おもに骨関節疾患や変形性疾患の治療を目的とした骨折や変形性疾患の安静，固定，免荷などの際に用いられる．また，失われた機能の代償または補助は，歩行機能改善を目的とした麻痺性疾患の立位・歩行運動の部分的代償，援助として用いられる[3]．

　歩行機能改善を目的とした下肢装具は，改善を目指した練習目的で使われる治療用装具と，生活で使われる更生用装具とに分けられる．治療用装具とは，麻痺等によって失われた機能を効率的に再学習するための装具であり，効率のよい運動学習が重要となる[3]．一方，更生用装具とは，リハビリテーション（以下リハ）後に残存した機能障害の代償・補助を目的とした装具であり，いわゆる最終手段として用いられることが多い．従来の下肢装具の使用目的は，更生用装具として用いることが多かったが，現在では，麻痺性疾患に対して早期から装具を使用して運動療法を実施し，症状の回復に応じて装具を替えていく装具療法が主流になっている．

　この装具療法を実施する際の概念として，才藤は「自由度制約による運動の単純化」を示している[4]．つまり，下肢の関節（股関節，膝関節，足関節，足趾など）は多彩な自由度をもって動作が可能である（**表1**）．われわれは，脳や脊髄などの優れた神経系の作用により，高い自由度をもつ各関節を制御することで的確な随意運動を可能にしている．しかし，神経系の働きが損なわれた麻痺性疾患の下肢は同様に振る舞うことができない．そのため，装具を使用して自由度を制約することで，効率性や多様性よりも安全で再現性の高い運動を可能にする必要がある．つまり，麻痺性疾患の装具機能は，自由度制約によって運動を単純化すること[5]といえる．この「自由度制約」の概念により，後述する下肢装具のなかでどの装具をどのような症状のときに選択すればよいか，などの理解がしやすくなる．

2 装具の種類

1）下肢装具の名称

　下肢装具には，短下肢装具，膝装具，長下肢装具，股装具がある．現在では，JISによる分類が国際分類として使用されているが，臨床では旧式の名称もよく使用されるので覚えておくとよい（**表2**）．これらの装具は，それぞれ自由度を制約する関節が異なっている．短下肢装具では足関節を含めた遠位関節の自由度制約，膝装具はおもに膝関節の自由度制約，長下肢装具では膝関節を含めた遠位関節の自由度制約，股装具では股関節を含めた遠位関節の自由度制約を担っている（**表3**）．

第3章　装具総論

表1　下肢関節の自由度

部位	自由度	運動方向
股関節	3	屈曲-伸展　外転-内転　外旋-内旋
膝関節	1	屈曲-伸展
足関節・足部	3	背屈-底屈　外転-内転　外がえし-内がえし
足趾	1	屈曲-伸展

表2　下肢装具の名称

名称	JIS*名称	旧式名称
短下肢装具	ankle foot orthosis（AFO）	short leg brace（SLB）
膝装具	knee orthosis（KO）	knee brace
長下肢装具	knee ankle foot orthosis（KAFO）	long leg brace（LLB）
股装具	hip orthosis（HO）	hip brace

*JIS：Japanese Industrial Standards（日本工業規格）

表3　下肢装具と自由度制約

	股関節の自由度	膝関節の自由度	足関節の自由度	足趾の自由度
短下肢装具		△	○	○
膝装具		○		
長下肢装具	△	○	○	○
股装具	○	○	○	○

○：装具によって自由度制約が可能，△：遠位関節が固定の状態で荷重したときに制約が可能

2）下肢装具の基本構成

　下肢装具の全体構成は，各体部の支持部（大腿部や下腿部など）とそれらを結合する継手部（関節部分）が主要構造となっており，その他の要素が追加されて治療目的に応じた装具デザインが決定される．

支持部

　支持部は体表より加えられる力を生体内の病的状態に作用させるものである．つまり，支持部の形態や素材によって各体部へ働きかける力学的な作用が異なってくるため，疾患，症状によって検討されるべき構成部分である．

　下肢装具の支持部には，金属製支持部とプラスチック製支持部がある（**図1①②**）．この部分はおもに体部を支持するため，体重による装具への外力，もしくは変形・予防の力を負担する部分となる．麻痺性疾患の装具を選択する際には重要な部分となってくる．

　半月（**図1③**）は，支柱に取り付けられた下肢の後面（または前面）を半周する金属部品である．装具を下肢に固定するとともに，支柱の位置決め機能をもつ．

　カフベルトは，半月と体表との接触部に用いられる革・フェルト材などを用いた帯状部品である．短下肢装具では下腿カフ，長下肢装具では大腿カフと下腿カフがついている．

　足部は，靴の形状をした靴型とプラスチック製の足底板型がある．装具の使用状況に応じて選択される．

3. 下肢装具

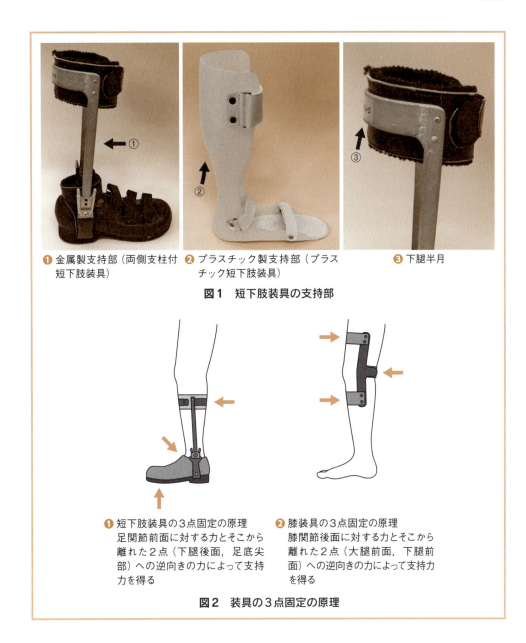

❶ 金属製支持部（両側支柱付短下肢装具）　❷ プラスチック製支持部（プラスチック短下肢装具）　❸ 下腿半月

図1　短下肢装具の支持部

❶ 短下肢装具の3点固定の原理
足関節前面に対する力とそこから離れた2点（下腿後面，足底尖部）への逆向きの力によって支持力を得る

❷ 膝装具の3点固定の原理
膝関節後面に対する力とそこから離れた2点（大腿前面，下腿前面）への逆向きの力によって支持力を得る

図2　装具の3点固定の原理

継手部

　継手には，①支柱部分の連結，②3点固定の原理の要，③可動域の制限と制御の3つの役割がある．ここで，難しいと思われがちな3点固定の原理および可動域の制限と制御について説明する．

　「3点固定の原理」とは装具の固定原理となるもので，1点に対する力とその点から離れた2点への逆向きの力によって支持力を得る方法である．足関節では，足関節前面・下腿後面・足底尖部の3点，膝関節では，膝関節後面・大腿前面・下腿前面の3点に力学的作用点を置くことで固定力が高くなる原理である（**図2**）．

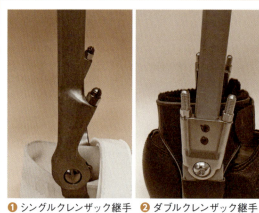 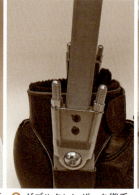 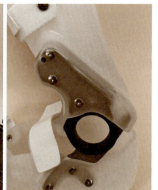

❶ シングルクレンザック継手　❷ ダブルクレンザック継手　❸ 油圧式

図3　足継手の種類

クレンザック継手（バネ式）を使用することにより，歩行時の膝・足関節の制御が可能となる．

立脚初期から足底接地における足関節底屈制御（ヒールロッカー機能），立脚中期までの膝屈曲に伴う足関節背屈制御（アンクルロッカー機能）が可能になる．シングルクレンザック継手では一つの方向のみ，ダブルクレンザック継手では二つの方向の制御ができる．油圧式では，制御がバネ式に比べスムーズに行われる．

「可動域の制限」とは，ROMを調整できるもので，可動性がないものを固定，可動性のあるものを遊動といい，可動域の大小の調節も含まれている．一方，「可動域の制御」とは，ある動作の可動範囲内において，その動作に補助力や抑制力が加わった状態のことである．制御には，ゴム，バネ，油圧などが使用されることが多い．義足の膝継手ではコンピュータ制御のものもある．

継手部の種類

足継手には，固定式，遊動式，制御式，たわみ式などがあるが，麻痺性疾患などの装具で多く使用されているものは制御式である．制御式でよく使用されるのがクレンザック継手で，一方向の動きを内蔵するバネによって足関節の動きを制御するものをシングルクレンザック継手（図3①），二方向の動きを制御するものをダブルクレンザック継手という（図3②）．油圧によって制御するタイプは，底屈時に制動力が働き，立脚初期にスムーズな足底接地が期待できる継手である（図3③）．

膝継手には，継手にロック機構をつけたロック式がよく使用される．リングロック式，ダイヤルロック式，スイスロック式，ファンロック式などがあるが，多く使用されるタイプは，リングロック式（図4①）とダイヤルロック式（図4②）である．リングロック式は下腿支柱と大腿支柱をリング状の金具で随時固定するもので，角度の調節はできない．ダイヤルロック式は，継手が円盤状となっており固定ネジなどで可動範囲を調整できるものである．

股継手には，遊動式，ロック式，外転股継手がある．外転股継手は股関節屈伸のほかに外転運動が可能な継手であり，外転位に保持するものもある．

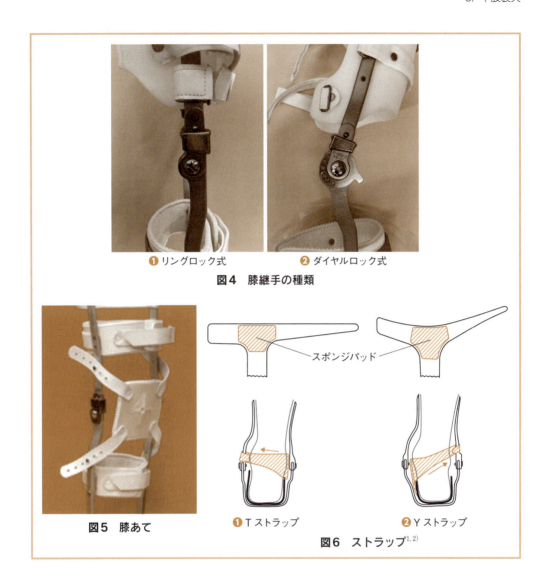

❶ リングロック式　　❷ ダイヤルロック式
図4　膝継手の種類

図5　膝あて

❶ Tストラップ　　❷ Yストラップ
図6　ストラップ[1,2]

その他の要素

a. 膝あて

長下肢装具の膝関節の支持目的で使用されることが多い．長下肢装具の3点固定の要となるのが膝あてである（**図5**）．

b. ストラップ

ストラップには，TストラップとYストラップがある．Tストラップは足関節の内反矯正に使用され，外側から水平方向に向かって牽引するのでT字型となる．Yストラップは外反矯正に使用され，内側アーチの低下を伴うため，内果下方から斜めに向かって牽引するのでY字型となる（**図6**）．

c. ターンバックル

関節拘縮の改善のために装具の支柱に取り付けてROMを調整する装置である．下肢では膝関節の屈曲拘縮の改善に使用される．上肢では肘関節の屈曲拘縮によく使用される．

第3章 装具総論

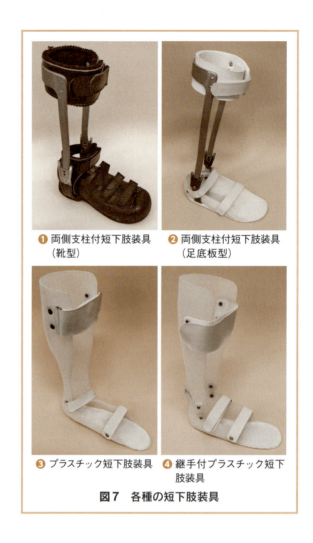

❶ 両側支柱付短下肢装具
（靴型）
❷ 両側支柱付短下肢装具
（足底板型）
❸ プラスチック短下肢装具
❹ 継手付プラスチック短下
肢装具

図7　各種の短下肢装具

3）下肢装具の種類（図7）

短下肢装具（AFO，SLB）

a．金属支柱付短下肢装具（図7①②）

　金属支柱付短下肢装具は，金属製の支柱によって支えられた強固な装具で，両側に支柱のある両側支柱付短下肢装具が主流である．支柱以外は，半月，カフバンド，足継手，あぶみなどで構成されている．また，ストラップやパッドなどその他の要素を付けやすいという特徴がある．短下肢装具のなかでも強固で，カスタマイズしやすく，優秀な機能をもち合わせているが，重量，外観の悪さなどの欠点がある．弛緩性麻痺から痙性麻痺まで，麻痺性疾患に幅広く適応可能な装具である．足部には靴型と足底板型がある．

b．プラスチック短下肢装具（図7③）

　プラスチック短下肢装具は，硬いプラスチック素材で下腿を覆うように設計された装具である．後面支持の短下肢装具を一般的にシューホーンブレースとよぶ．プラスチック素材の厚さや足関節部の最狭部幅を変えることで強度を調整することができる．短下肢装具のなか

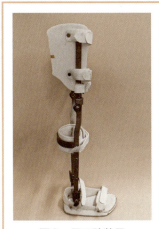
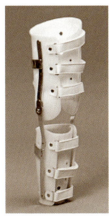
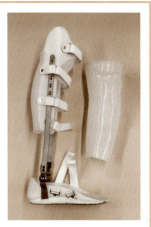

図8 長下肢装具　　図9 膝装具　　図10 免荷装具

でも軽量で外観がよくさまざまな種類があるが，一方で重度の麻痺性疾患には適応しにくいという点がある．また，一度作製してしまうと，その後の調整に限界があるという問題点もある．

c．継手付プラスチック短下肢装具（**図7**④）

継手付プラスチック短下肢装具は，プラスチック短下肢装具に足継手を取り付けた装具である．足継手を付けることによって，足関節底背屈の可動性が増加し，歩行時の足関節の動きをスムーズにすることができる．

長下肢装具（KAFO, LLB）（図8）

長下肢装具とは，金属支柱付短下肢装具に膝継手と大腿部（支柱と半月）を加えたもので，大腿部から足底までの構造をもつことで，膝関節と足関節のコントロールを可能にした装具である．重度の弛緩性麻痺を呈した麻痺性疾患に対して適応となる．金属支柱付短下肢装具を取りはずし可能な形態にすることで，麻痺性疾患の治療段階で歩行練習上，最初に長下肢装具を使用し，機能回復に応じて短下肢装具に変更して使用することが可能である．

膝装具（KO, knee brace）（図9）

大腿部から膝関節を挟んで下腿部へかけて装着し，膝関節をコントロールする装具である．適応は，変形性膝関節症，術後の固定，反張膝，膝関節拘縮や不安定などに広く用いられる．膝関節の固定・可動域の制限などの機能をもち，膝継手によっては角度を調節することも可能である．また，本体の材質をプラスチックに変更して軽量化するなど，疾患や身体状況に合わせてカスタマイズすることもできる．

免荷装具（図10）

下腿部および足部の免荷を目的とした装具である．インナーソケットを装着して，膝蓋靱帯部分で免荷する装具である．歩行あぶみを使用して足部を床面から浮かせることで完全免荷が可能になる．

第3章　装具総論

表4　金属支柱付短下肢装具とプラスチック短下肢装具の比較

	金属支柱付短下肢装具	プラスチック短下肢装具
利点	①金属支柱のため強度が高く，破損しにくい ②継手にさまざまな種類があり，関節運動を簡単に制御できる ③ストラップやパッドなどの加算要素によって足関節内外反の制御を行いやすい ④仮合わせや完成してからの修正，破損時の修理，部品交換が行いやすい ⑤下腿を覆う部分が少なく，通気性が良好	①素材がプラスチックであるため軽量 ②外観がよい ③清潔で汚れにくい ④錆びて劣化することがない ⑤使用時に雑音がない ⑥患者の身体の正確な形を得られやすい ⑦可撓性タイプは比較的強靱 ⑧加熱により形の調整がある程度可能 ⑨装具の上から靴を履きやすい
問題点	①金属製のため重い ②外観が悪い（いかにも装具） ③金属が錆びて劣化する ④使用状況によって継手が摩耗して可動角度が変化する可能性がある ⑤使用時に金属が擦れる雑音が生じる可能性がある	①継手部の耐久性が弱い ②破損した場合は修理できない ③作製後に足関節角度などの修正が行いにくい ④作製技術の熟練，適切な設備を要する ⑤汗を通さず通気性の悪いものが多い ⑥褥瘡や擦過傷が生じることがある
適応	①弛緩性麻痺，重度痙性麻痺 ②膝の支持性が不十分	①下垂足や軽度痙性麻痺 ②膝の支持性がある程度可能

股装具（HO, hip brace）

　股装具は，骨盤から大腿部に及ぶ構造をもち，股関節の動きを制御する．股関節の固定，屈曲伸展，内外転をコントロールできる装具であり，変形性股関節症，人工股関節術後の脱臼予防などに用いられる．

4) 金属支柱付短下肢装具とプラスチック短下肢装具の比較

　金属支柱付短下肢装具とプラスチック短下肢装具は同じ短下肢装具であることから，その選択基準に悩むことが多々みられる．その特徴と適応を**表4**に示す．

3 下肢装具の適応

　下肢装具には多くの種類があり，それぞれに特徴があることは前述した．では，これらの装具はどのような症状に対して適応するのだろうか？　先に述べた「自由度制約」に基づいて整理していく．

　長下肢装具の適応は，大殿筋，大腿四頭筋の筋収縮が認められない，もしくは少なくて下肢の支持性が不十分な状態に適応となる．重度の弛緩性麻痺を呈した脳卒中片麻痺患者などでは，股関節の自由度のみを認めて，膝関節，足関節は固定（自由度0）して立位練習から開始する場合が多い．歩行練習へと進む過程で，膝関節は固定（自由度0）のままで，足関節の自由度を許して足関節背屈を遊動にすることもある．

　短下肢装具の適応は，大殿筋などの股関節の筋収縮は認められるものの，大腿四頭筋の筋収縮が不十分な場合（膝折れ），痙縮が強い場合（反張膝），感覚障害が著明な場合など，膝関節のコントロールが不十分な状態に適応となる．この場合は股関節，膝関節の自由度は許して，足関節を固定する（自由度0），もしくは底背屈運動を制限，もしくは制御して許す（自由度1）などと，自由度に制限を設けることになる．制御は，クレンザック継手（バネ式）を使用することで可能となる．シングルクレンザックでは，底屈・背屈のどちらかひとつの

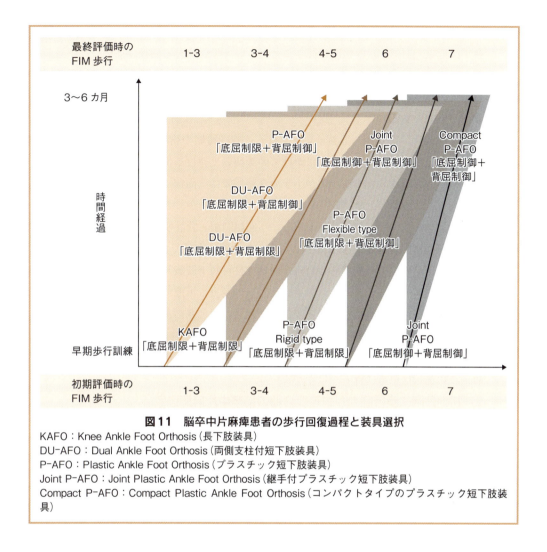

図 11 脳卒中片麻痺患者の歩行回復過程と装具選択

KAFO：Knee Ankle Foot Orthosis（長下肢装具）
DU-AFO：Dual Ankle Foot Orthosis（両側支柱付短下肢装具）
P-AFO：Plastic Ankle Foot Orthosis（プラスチック短下肢装具）
Joint P-AFO：Joint Plastic Ankle Foot Orthosis（継手付プラスチック短下肢装具）
Compact P-AFO：Compact Plastic Ankle Foot Orthosis（コンパクトタイプのプラスチック短下肢装具）

方向，ダブルクレンザックでは底屈・背屈の両方向の制御ができる．

両側支柱付短下肢装具とプラスチック短下肢装具の選択は，痙性の強度で判断することが多い．足関節内反の筋緊張が高い場合には，Tストラップが必要となるため両側支柱付短下肢装具が選択される．筋緊張の低い下垂足などでは，コンパクトタイプのプラスチック短下肢装具や継手付プラスチック短下肢装具を選択する．

4 代表的なリハビリテーション経過

脳卒中片麻痺患者に対して治療用装具として用いた下肢装具の代表的なリハビリテーション経過を紹介する．

脳卒中片麻痺患者の回復過程においては，初期段階から最終段階の歩行能力に幅が生じるため，それぞれの回復過程に応じた装具選択をしていく必要がある（**図 11**）．

1）初期段階に歩行能力が低い脳卒中片麻痺患者

早期から長下肢装具を用いて立位保持・バランス練習を施行する．麻痺側下肢への荷重

第3章　装具総論

で，体幹・股関節周囲（特に大殿筋）の収縮を促すことができる．このときは，膝継手，足継手は固定（自由度0）の状態で行うことが多い．歩行能力の回復に伴い，長下肢装具の膝継手・足継手を固定から遊動（自由度を許す）に変更して歩行練習を行う．膝継手の固定を解除しての長下肢装具を用いた歩行練習は，下肢の回旋を装具が制御してくれるため，歩容の改善に有効である．

　短下肢装具へ切り替えるタイミングは，大腿四頭筋の筋収縮が立位・歩行時に認められ，麻痺側下肢の立脚初期から中期にかけての膝関節支持性を促すステップ練習が実施できる時期である．大腿四頭筋の筋収縮が不十分な時期では，両側支柱付短下肢装具の足継手を固定（自由度0）にすることで，膝関節の安定性を図ることができる．歩行能力の回復に伴い，足継手の機能を，「底屈制限＋背屈制限」→「底屈制限＋背屈制御」→「底屈制御＋背屈制御」など足関節の自由度を調整することで，歩容の改善に有効である[6]．これらの調整はダブルクレンザック足継手で可能であるため，両側支柱付短下肢装具が適応となる．さらに，歩行能力の改善に伴い，プラスチック短下肢装具への変更も可能であるが，痙性の有無，感覚障害の程度，実際にプラスチック短下肢装具を装着したときの歩容などを評価したうえで変更したほうがよい．新たに装具を購入するコスト面の負担と精神的負担（一度，プラスチック短下肢装具を使用したら，両側支柱付短下肢装具の再使用は患者の受容が悪い）などもあるため，この選択は慎重に行ったほうがよい．

2）初期段階に歩行能力が中等度介助の脳卒中片麻痺患者

　著明な痙性，感覚障害が認められない場合には，プラスチック短下肢装具を用いて，膝関節の安定性向上を目的にステップ練習や歩行練習を実施する．プラスチック短下肢装具は足継手がないため，足関節の自由度調整ができない．そのため，装具を作製する際には，装具素材の厚さ（厚くすると固定性が高まる），足関節部の最狭部幅（広い：固定性，狭い：可撓性），足関節の角度を慎重に決める必要がある．十分な大腿四頭筋の調節が困難で，膝関節の安定性に乏しい時期では，足関節部の最狭部の幅を広くして固定性の高いタイプ（Rigid type）を使用することで，歩容の改善に有効である．歩行能力の改善に伴い，足関節部の最狭部幅を狭くすることで，可撓性が生じて足関節背屈制動が可能になり，足関節の自由度を増やすことができる．足関節部の最狭部幅を狭くするのは，義肢装具士などが簡単にカット修正することで可能である（買い替えなどは不要）．ただ，足関節背屈制動をプラスチックの可撓性で行う際に，背屈方向に加えて内外旋方向への動きが加わる，つまり，捻れが加わるということを理解しておくことが必要である[7,8]．歩行能力の改善を求めるならば，継手付プラスチック短下肢装具の作製を再考する必要もある．

3）初期段階に歩行能力がほぼ自立レベルの脳卒中片麻痺患者

　歩行は監視〜自立のレベルであっても，歩行時に膝関節の反張膝やスナッピング，足関節の内反を伴う下垂足などの歩容を示すことがある．継手付プラスチック短下肢装具やコンパクトタイプのプラスチック短下肢装具（オルトップなど）を装着することにより，膝関節・足関節の調整が可能になって歩容の改善につながる．

232

3. 下肢装具

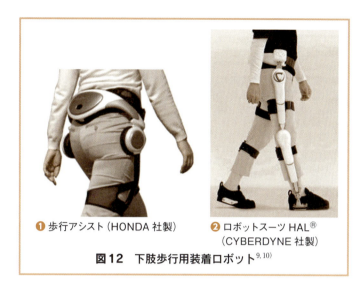

❶ 歩行アシスト（HONDA社製）　❷ ロボットスーツHAL®
（CYBERDYNE社製）
図12　下肢歩行用装着ロボット[9,10]

5　装着型ロボットの現状と課題・展望

　ロボット技術の進歩に伴い，リハビリテーション分野に多くの技術が導入されており，下肢歩行用装着型ロボットとして，歩行アシスト（HONDA社製），ロボットスーツHAL®（CYBERDYNE社製）がある[8]．これらは，人間装着型の外骨格型のロボットスーツであり，わが国で今のところよく利用されている．

　歩行アシスト（HONDA社製）は，骨盤部に装着する本体とそれと接続して大腿部に装着するフレームからなっている．股関節の屈曲・伸展運動のアシストを行い，それによって歩行の改善を目指すものである（図12❶）．

　ロボットスーツHAL®（CYBERDYNE社製）は，筋肉が収縮した際に検出される微弱な生体電位をトリガーとし，その信号をもとにパワーユニット（股関節と膝関節に組み込まれている）を制御して，随意的な運動を補助するロボットである．平成28年度診療報酬改定にて，歩行運動処置（ロボットスーツによるもの）として，神経・筋疾患の治療費用の算定が認められるようになった（図12❷）．

　下肢歩行用装着型ロボットの課題は，歩行能力向上といった機能改善についてのエビデンスが十分でないという点である．歩行アシスト（HONDA社製），ロボットスーツHAL®（CYBERDYNE社製）の両者とも，片麻痺患者をはじめ種々の疾患に対する報告[11,12]があるものの，十分に結論が出ていないと考えるのが妥当である[13]．今後は，歩行改善に寄与する可能性を十分に備えていると考えられるため，適応疾患，適応症状，使用方法などのエビデンスが確立して，広く使用されることを期待する．

参考文献

1) 渡辺英夫：下肢装具〔日本義肢装具学会（監修），加倉井周一（編）：装具学　第3版〕．pp51-108, 医歯薬出版，2003.
2) 田沢英二：Ⅲ．下肢装具．装具学，第2版（加倉井周一編），医歯薬出版，2002.
3) 飛松好子，高嶋孝倫：下肢装具〔日本整形外科学会，日本リハビリテーション医学会（監修）：義肢装具

233

のチェックポイント　第7版〕．pp230-262，医学書院，2007.

4) 才藤栄一・他：脳卒中リハビリテーションにおける装具再考．MEDICAL REHABIRITETION，97：1-6，2008.

5) Bernstein, N.A.（工藤和俊訳）：デクステリティ—巧みさとその発達．pp24-48，金子書房，2003.

6) 高木治雄：脳卒中片麻痺の積極的装具療法の進め方．PT ジャーナル，45（3）：201-208，2011.

7) 岡田　誠・他：調整機能付き後方平板支柱型短下肢装具の使用経験—従来型装具との比較—．日本義肢装具学会誌，23（4）：284-291，2007.

8) 横田元実：麻痺性疾患に対する新しい短下肢装具の開発と応用．藤田学園医学会誌，学位論文集2010：261-277，2010.

9) www.honda.co.jp

10) www.cyberdyne.co.jp

11) 陳　隆明・他：医療・リハビリテーション・介護現場での取り組み①人間装着型ロボット，臨床リハ，25（1）：18-23，2016.

12) 仲　貴子・他：装着型歩行アシストロボットによる歩行トレーニング，PT ジャーナル，45（2）：163-170，2011.

13) 森下登史・他：ロボットスーツ HAL および単関節 HAL-SJ を用いた脳卒中急性期リハビリテーション，脳卒中の外科，44（4）：302-304，2016.

（岡田　誠）

4 頸椎体幹装具

1 目的と意義

　体幹装具とは，胸部と腰部を中心にその全部もしくは一部を支える，もしくは覆うことで保護する装具であり，広義には頸部を保護する装具も含む．体幹装具の使用目的は多岐にわたるが，主に①運動の制限，②アライメントの調整および矯正，③脊柱に生じる負担の軽減や安定化（頸椎装具の場合は頭部の重量を支える），④心理的な効果が挙げられる[1]．

2 脊柱に生じる負担

　心理的な効果を除く体幹装具の使用目的を明確に理解するためには，バイオメカニクスの理解が助けになる．静止立位における脊柱に生じる負担には，対象とする関節よりも上の身体部位の質量の大きさと重心の位置が影響する．図1に示すように，第4，5腰椎間を腰部の関節中心と考えると，頭部（Head），両上肢（Arm），関節中心より上の体幹部（Trunk）を合成した重心（HAT重心）に生じる重力が腰部関節を圧縮する力，すなわち椎間板圧縮力となる．HAT重心が関節中心直上に位置している場合にはこの重力の大きさと椎間板圧縮力はほぼ一致するが，HAT重心の位置が関節中心から離れると椎間板圧縮力は瞬く間に増加する．HAT重心が腰部関節中心から離れることで，HAT重心に生じる重力と重力のレバーアームとの積による前屈方向のモーメントが生じる．身体は前屈モーメントに抗するかたちで脊柱起立筋群などによる背筋力と背筋力のレバーアームの積による後屈モーメントを発揮することが必要になる．しかし，背筋力のレバーアームは一定であるため，体幹前屈に比例して増大する前屈モーメントの増加に対しては，背筋力を大きくすることでしか対応できない．また，背筋力のレバーアームは非常に小さいため，わずかに前屈するだけでも非常に大

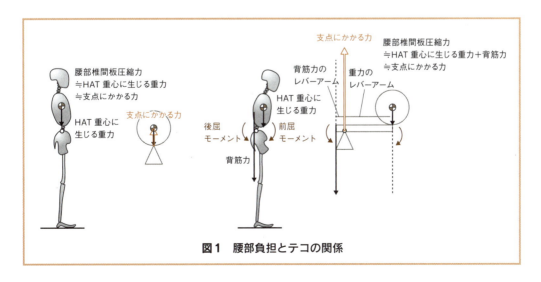

図1　腰部負担とテコの関係

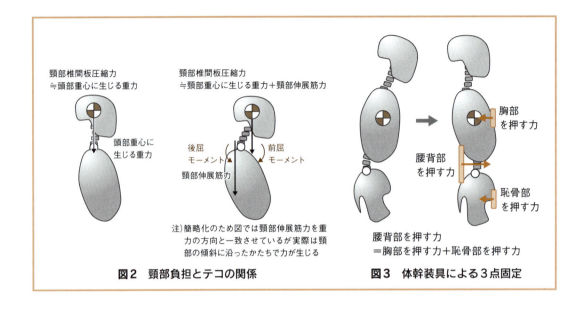

図2 頸部負担とテコの関係　　**図3** 体幹装具による3点固定

きな背筋力が必要となる．このときの椎間板圧縮力はHAT重心に生じる重力と背筋力の和となるため，背筋力の増加が椎間板圧縮力の増加に直結する．

この椎間板圧縮力が増加するメカニズムは頸部にも応用できる．**図2**に示すように頸部の関節中心を第7頸椎とした場合，頭部重心に生じる重力が関節中心の直上にあれば，椎間板圧縮力は頭部に生じる重力のみとなる．しかしながら，頭部の位置が前方へ突出し，頭部の重心が頸部の関節中心から離れてしまうと，前屈モーメントに拮抗するために頸部後部の伸展筋力によって後屈モーメントを発揮することが必要となる．このときは腰部と同様に後屈モーメントを生み出すために発揮した筋力と頭部重心に生じる重力の和が頸部椎間板圧縮力となる．

3 体幹装具の効果と使用によるデメリット

古くはNachemsonらの研究[2]，最近ではWilkeらの研究[3]において椎間板の中に圧力を計測するセンサーを挿入し，侵襲的に腰部椎間板圧縮力を計測している．体重70kgの男性の安楽立位姿勢では約900Nの椎間板圧縮力が生じるが，体幹を前屈した姿勢では約2,000Nもの圧縮力が生じることを報告している．腰部関節よりも上の体節に生じる重力が約420N（体重の60％として計算）とすると，約1,500Nの圧縮力の増大は前屈モーメントにつり合うように背筋力を増大させたことにより生じている．よって，骨折や変形の治療期間中はいかに大きな筋力を発揮させないようにするかが鍵となる．また前後方向だけでなく左右方向にHAT重心と腰部関節中心の位置がずれると，HAT重心が変位したのと反対の側屈方向にモーメントが生じる．このときも重力による側屈モーメントに抗するように側屈筋力を発揮する必要がある．前述したバイオメカニクスの知識を用いて体幹装具の役割を説明すると，運動を制限，アライメントを調整することで，上部の体節の重心が腰部関節中心から離れないようにすることが挙げられる．これらの結果としてモーメントや筋の発揮を避けることができるため，脊柱に生じる負担を軽減できると考えられる．また，重心に生じる重力自体を

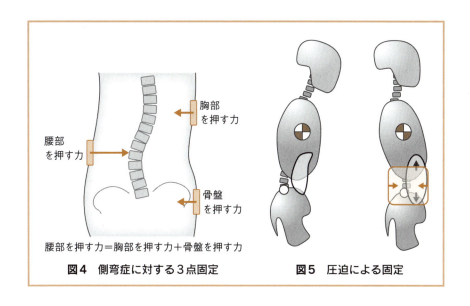

図4　側弯症に対する3点固定　　図5　圧迫による固定

支えることで負担の軽減を図る体幹装具もあり，これは頸椎装具に多くみられる．

　これらの役割を達成するために体幹装具は主に3点で固定する装具か圧迫して固定する装具に大別される．ジュエット式装具のように3点で固定する装具では，図3に示すように胸部，恥骨部，腰背部の3か所を押す力を与えることで支える仕組みをもっている．胸部を押す力と恥骨部を押す力の和が腰背部を押す力となるので，胸部と恥骨部を押す力を大きくすればするほど腰部背部が後ろから押される力が大きくなり，体幹伸展を増強させることができる．図4に示すとおり，ミルウォーキーブレースのように側弯の矯正に用いられる装具にもこの方法が用いられている．体幹側方二点から押す力の和が反対方向の一点から押す力となるので，これを側弯の突出部に合わせることで，変形の予防や修正を促すことができる．

　コルセットのように圧迫して固定する装具では，腹腔内圧を上昇させることで椎間板圧縮力を軽減できるといわれている．また，トリミングラインを変えることによって体幹や骨盤の運動制限の程度を調整することができるとする報告もある[4]．圧迫して固定する装具では腹部を圧迫することで腹腔内圧を高め，外に広がる力を利用することで椎間板圧縮力を減らしつつ，姿勢を矯正するメカニズムが用いられている（図5）．腹部を圧迫する装具を用いることで腹腔内圧が約20％高まると報告されており，腹部にフットボールが入っているような状態が生まれることから，フットボール効果としても古くから知られている[5]．強制的に呼気を止めることにより，自身で腹腔内圧を高めるバルサルバ効果という方法もあるが，この方法では椎間板圧縮力が高まることも知られている[3,6]．この現象は脊柱起立筋群や腹斜筋群が腹腔内圧を高めるため活動することで生じると考えられる．コルセットでは自らの筋活動を用いずに外から圧迫することで椎間板圧縮力を高めずに腹腔圧を高めることができる．

　先行研究では，コルセットを装着すると体幹筋力の低下を招く可能性が示唆されているが，コルセット装着が体幹周囲の筋活動自体を低下させるか否かについては動作によっても異なり，一致した見解が得られていなかった．しかしながら，Rostamiらが行った最新の研

第3章　装具総論

究で[7]，コルセットを16名のボランティアに8週間連続装着させた結果，4週間以降の装着で左右両側の腹斜筋群と体幹深部に位置する腹横筋の筋厚および多裂筋の断面積が低下したと報告されている．コルセットの長期装着が腹斜筋，脊柱の安定性に直接的に関わるといわれている腹横筋や多裂筋といった筋の機能を代替し，萎縮を招くことを示唆しており，予防や疼痛軽減を目的とした長期にわたるコルセット使用は避けるべきである．先行研究は行われていないが，より強固に体幹を固定する3点固定式の装具でも同様の筋の萎縮が生じることが考えられるため，骨折の治癒などの特定の目的以外では，長期にわたる使用は避けたほうがよい．

4　分類

以下にリハビリテーション場面で使用される頸椎，体幹装具の分類を記す．

1）頸椎装具（表1）

表1　頸椎装具（CO）の機能

頸椎装具（CO）	前屈	後屈	側屈	回旋	免荷	顎支え	背臥位での装着
頸椎カラー	△	△	△	×	×	なし	○
フィラデルフィアカラー	○	○	△	△	△	あり	×
モールド式	◎	◎	◎	◎	◎	あり	×
支柱式	◎	◎	△ ○	△	○	あり	×
ソーミー（SOMI）ブレース	◎	○	△	△	○	あり	○
ハロー式	◎	◎	◎	◎	◎	なし	×

a. 頸椎カラー（ソフトカラー，ポリネックカラー）（図6）[8]

　構造：頸部に巻きつけ，マジックテープ®で固定される．スポンジもしくはポリエチレンが用いられる．

　使用目的：頸椎の前後屈を制限し，保温効果や疼痛緩和もある．

　適応：頸椎症，むち打ち損傷，靱帯・筋の損傷，頸椎捻挫，頸部脊髄症，後縦靱帯骨化症，変形性頸椎症

　装着時の留意点：頸椎のアライメント確認．

　固定力：☆

b. フィラデルフィアカラー（図7）[8]

　構造：前方は下顎から胸部上位，後方は後頭下部から肩のラインまでを覆い，発泡ポリエチレンが用いられる．この装具は，前後二分割となるため側臥位での装着が可能である．

　使用目的：頸椎の前後屈，側屈，回旋を制限する．

　適応：頸椎捻挫，頸椎椎間板ヘルニア，頸部脊髄症，頸椎リウマチ病変，後縦靱帯骨化症，変形性頸椎症

　装着時の留意点：下顎を顎受けに乗せることで起こる前傾や過伸展防止のためのアライメント確認．顎受けがあるので咀嚼動作と嚥下が可能かどうか確認する．

　固定力：☆☆

238

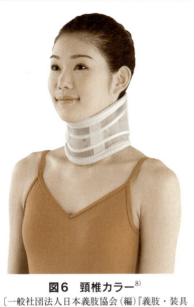

図6 頸椎カラー[8]
〔一般社団法人日本義肢協会（編）『義肢・装具カタログ』より転載〕

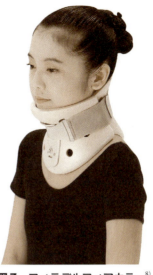

図7 フィラデルフィアカラー[8]
〔一般社団法人日本義肢協会（編）『義肢・装具カタログ』より転載〕

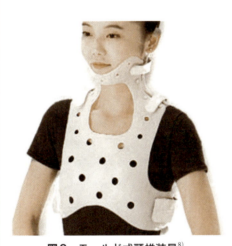

図8 モールド式頸椎装具[8]
〔一般社団法人日本義肢協会（編）『義肢・装具カタログ』より転載〕

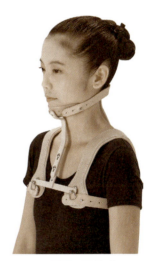

図9 支柱式

c. モールド式頸椎装具（図8）[8]

構造：採型により作製され，前方は下顎から胸骨部を覆い，後方は後頭部から背側肋骨下縁を覆い，熱可塑性プラスチックを用いて成形される．

使用目的：頸椎の前後屈，側屈，回旋を強固に固定する（支持性が高い）．

適応：骨折・脱臼術後

装着時の留意点：アライメント確認．咀嚼動作と嚥下は可能か．肩関節の可動域に制限はないか確認する．

固定力：☆☆☆☆

第3章　装具総論

d. 支柱式（**図9**）

構造：前方には下顎サポート，支柱，胸部サポートがあり，後方は肩甲間プレート，支柱後頭部サポートで構成され，金属フレームが用いられる．2本支柱/3本支柱/4本支柱があり，上下の調節が可能なものが多い．

使用目的：頸椎の前後屈の制限（4本支柱のみ側方への制限に優れる．ターンバックルを使用しているものもありさまざまな肢位に対応する）．

適応：安定した骨損傷，頸椎椎間板ヘルニア，頸部脊髄症，頸椎リウマチ病変

固定力：☆☆☆

e. ソーミー（SOMI）ブレース（**図10**）[8]

構造：前方には下顎サポート，胸部プレート，肩サポート，後方上部は後頭部サポートによって構成され，金属フレームが用いられる．食事の際にヘッドバンドを使用することで下顎サポートを取り外すことが可能．

使用目的：前屈に対する制限と，軽度の後屈/側屈の制限ができる．

適応：頸椎椎間板ヘルニア術後

装着時の留意点：頸部のアライメント確認，全体の適合確認．

固定力：☆☆☆

f. ハロー式（**図11**）[9]

構造：体幹の前後面を覆うハローベストと金属性のハローリングが支柱で連結，構成されている．頭蓋骨はハローリングから数本のピンによって直接固定される．

使用目的：すべての動きを強固に固定する．

適応：頸椎骨折術術後，頸椎リウマチ病変

装着時の留意点：アライメント確認，ピン刺入部の感染．

固定力：☆☆☆☆☆

2）胸腰仙椎装具（**表2**）

表2　胸腰仙椎装具（TLSO）の機能

胸腰仙椎装具 （TLSO）	前屈	後屈	側屈	回旋	免荷	腹圧上昇
軟性胸腰仙椎装具	△	△	△	×	△	○
テーラー型	○	○	×	×	△　胸×	○
モールド型	◎	◎	◎	◎	◎	○
ジュエット型	○	×	△	×	×	×

a. 軟性胸腰仙椎装具　別名：ダーメンコルセット（**図12**）

構造：ナイロンメッシュ素材で胸部から骨盤までを覆い，補強材として鋼材やプラスチック材が用いられる．後面を分割し，ひもで周径調整が可能になっているものもある．

使用目的：腹腔圧を高める．心理的効果．保温効果．

適応：ほぼすべての胸腰椎疾患

装着時の留意点：アライメント確認．

固定力：☆

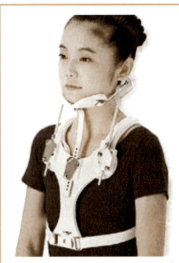
図10 ソーミー(SOMI)ブレース[8]
〔一般社団法人日本義肢協会(編)『義肢・装具カタログ』より転載〕

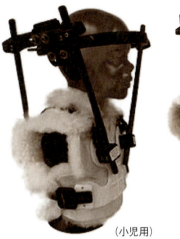
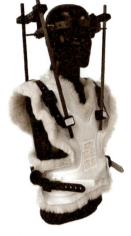
(小児用)
図11 ハロー式[9]

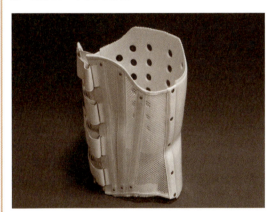
図12 軟性胸腰仙椎装具
〔田村義肢製作所(新潟)提供〕

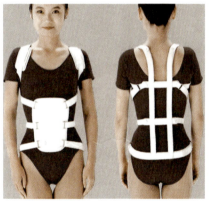
図13 テーラー型[8]
〔一般社団法人日本義肢協会(編)『義肢・装具カタログ』より転載〕

b. テーラー型(図13)[8]

　構造：前方には腹部前当てがあり，後方は骨盤帯から2本の後方支柱が伸びて，肩甲骨バンドが連結されている．腋窩ストラップが後方支柱の上端とつながり，固定される．

　使用目的：胸腰椎移行部の前後屈を制限する．

　適応：圧迫骨折，骨粗鬆症，脊髄損傷(Th6〜10)，脊椎カリエス，腫瘍，リウマチ，強直性脊椎炎，ショイエルマン病

　装着時の留意点：腋窩ストラップの腋窩部の圧迫．

　固定力：☆☆☆

c. モールド型(図14)[8]

　構造：採型により作製され胸部から骨盤までを覆い，熱可塑性プラスチックを用いて成形される．

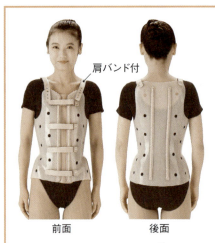
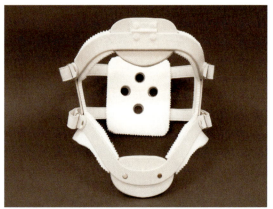

図14　モールド型[8]
〔一般社団法人日本義肢協会（編）『義肢・装具カタログ』より転載〕

図15　ジュエット型
〔田村義肢製作所（新潟）提供〕

　使用目的：胸腰仙椎装具のなかで最も強固に固定し，前後屈，側屈，回旋を制限する．
　適応：圧迫骨折，骨粗鬆症，脊髄損傷（Th6〜10），脊椎カリエス，腫瘍，関節リウマチ，強直性脊椎炎，ショイエルマン病，側弯症
　装着時の留意点：アライメントの確認，腋窩部の圧迫．
　固定力：☆☆☆☆

d. ジュエット型（図15）
　構造：前方には胸骨支持部，恥骨支持部が支柱で連結され，後方の腰部支持部による3点固定によって構成される．
　使用目的：体幹前屈制限，胸椎伸展位保持
　適応：胸腰椎の圧迫骨折，化膿性脊椎炎
　装着時の留意点：支持部が胸骨と恥骨部に位置しているか．背面に位置した腰部支持部が後方から腰椎を押す力により胸椎の伸展度合いが決まるため，適切な強さで固定がなされているか．動作時に回旋や前後屈の影響を受けて，支持部がずれないか．
　固定力：☆☆

3) 腰仙椎装具（表3）

表3　腰仙椎装具（LSO）の機能

腰仙椎装具（LSO）	前屈	後屈	側屈	回旋	免荷	腹圧上昇
軟性腰仙椎装具	△	△	△	×	△	○
ナイト型	○	○	○	×	△	○
ウィリアムス型	×	○	○	×	△	○

a. 軟性腰仙椎装具　別名：ダーメンコルセット（図16）
　構造：軟性胸腰仙椎装具に準ずる．
　使用目的：軟性胸腰仙椎装具に準ずる．

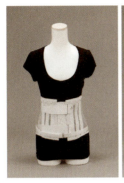
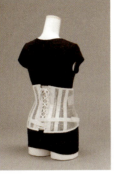
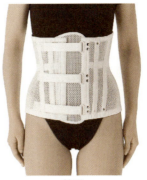
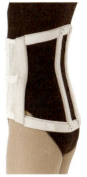

図16　軟性腰仙椎装具
〔田村義肢製作所（新潟）提供〕

前面　　　側面
図17　ナイト型腰仙椎装具[8]
〔一般社団法人日本義肢協会（編）『義肢・装具カタログ』より転載〕

適応：軟性胸腰仙椎装具に準ずる．

装着時の留意点：軟性胸腰仙椎装具に準ずる．

固定力：☆

b. ナイト型腰仙椎装具（図17）[8]

構造：前方には腹部前当てがあり，後方は骨盤帯と胸椎バンド，側方支柱2本と後方支柱2本から構成される．金属製が基本となるが熱可塑性プラスチックも用いられる．

使用目的：腹腔圧の上昇．前後屈，側屈の制限．制限が弱いが，回旋も制限する．

適応：腰椎ヘルニア，すべり症，分離症，脊柱管狭窄症，脊柱カリエス，腫瘍

装着時の留意点：骨性隆起部の圧迫．

固定力：☆☆☆

c. ウィリアムス型腰仙椎装具（図18）[8]

構造：前方には腹部前当てがあり，後方は骨盤帯と胸椎バンド，側方支柱2本と後方を斜めに渡る支柱2本から構成される．特殊な構造で可動式となっており，腹部前当て下部の骨盤ストラップの締め付けにより腹腔圧を高めることで，腰椎の前弯を減少させる．この改良型として側方支柱に可動部を設け，バネで補助するフレキションブレースがある．

使用目的：腰椎前弯抑制

適応：腰部脊柱管狭窄症，間欠性跛行と下肢痛の改善，すべり症

装着時の留意点：脊柱のアライメント確認（前屈位）．

固定力：☆☆

4）仙椎装具（表4）

表4　仙椎装具（SO）の機能

仙椎装具（CO）	前屈	後屈	側屈	回旋	免荷	腹圧上昇
仙腸ベルト	×	×	×	×	△	△

第3章 装具総論

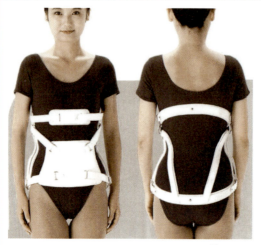
図18 ウィリアムス型腰仙椎装具[8]
〔一般社団法人日本義肢協会(編)『義肢・装具カタログ』より転載〕

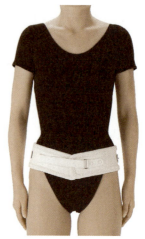
図19 仙腸ベルト[8]
〔一般社団法人日本義肢協会(編)『義肢・装具カタログ』より転載〕

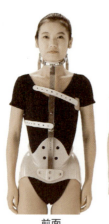 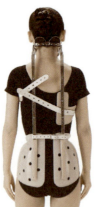
　前面　　　後面
図20 ミルウォーキー型[8]
〔一般社団法人日本義肢協会(編)『義肢・装具カタログ』より転載〕

a. 仙腸ベルト（**図19**）[8]

　構造：骨盤の仙腸部を覆い，軟性素材が用いられる．
　使用目的：患部の固定
　適応：分娩後の骨盤痛
　装着時の留意点：素材の選択．
　固定力：☆

5) 側弯装具[11]

a. ミルウォーキー型（**図20**）[8]

　構造：装具本体は骨盤ガードル，金属支柱3本（前方1本，後方2本），ネックリング，スロートモールド，後頭パッドなど，複数のパーツにより構成される．

244

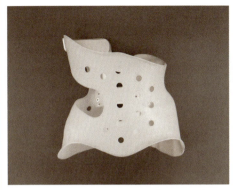 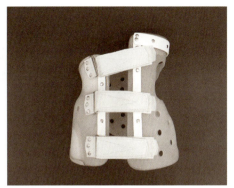

図21　ボストンブレース〔田村義肢製作所（新潟）提供〕

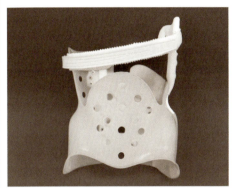 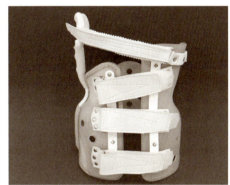

図22　大阪医大式（OMC型）ブレース〔田村義肢製作所（新潟）提供〕

使用目的：側弯回旋矯正

適応：側弯症（上位胸椎から腰椎までのカーブパターン）

装着時の留意点：パッドの位置と本人の精神的苦痛，疼痛の有無．

固定力（矯正力）：☆☆☆☆☆

b. アンダーアーム型

① ボストンブレース（図21）

　構造：骨盤ガードルと前方には腹部前当てがあり，側弯カーブ頂椎が下位胸椎以下ということもあり，後方は低く抑えられている．ポリプロピレン，サブオルソレン，軟質ポリエチレンなどが用いられる．

使用目的：側弯回旋矯正（胸椎パッド/腰椎パッド/骨盤ガードル）

適応：側弯症（下位胸椎から腰椎までのカーブパターン），脊柱後弯症

装着時の留意点：装着時の精神的苦痛，疼痛の有無．

固定力（矯正力）：☆☆☆

② 大阪医大式（OMC型）ブレース（図22）

　構造：骨盤ガードルと体幹部，ハイソラチックパッドから構成され，主にサブオルソレンが用いられる．

第3章 装具総論

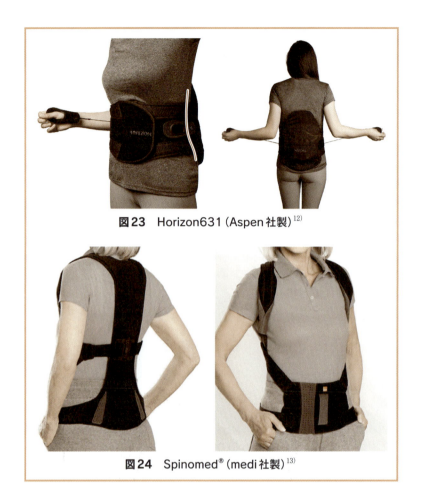

図23 Horizon631（Aspen 社製）[12]

図24 Spinomed® （medi 社製）[13]

使用目的：側弯矯正
適応：側弯症（頂椎が第8胸椎から腰椎までのカーブパターン）
装着時の留意点：装着時の精神的苦痛，特に腋窩部やその他疼痛の有無．
固定力（矯正力）：☆☆☆☆

5 新しい体幹装具

最後に新しい体幹装具を紹介したい．

a. Horizon631（Aspen 社製）（図23）[12]

腰椎の前弯を促す腰椎パッドが腰背部に設置されており，左右の紐を引くことで腹部を圧迫する程度を調整することができる．軟性コルセットよりも固く，腰背部を支えながらしっかりと固定することができる．

b. Spinomed®（medi 社製）（図24）[13]

硬質の薄いバックサポートが脊柱の生理的な弯曲を維持しつつ，肩ベルトで後方に引きながら，腹部ベルトで圧迫する仕組みとなっている．無作為化比較試験によって脊柱後弯を伴う骨粗鬆症患者への効果が確認されているエビデンスの高い体幹装具である．

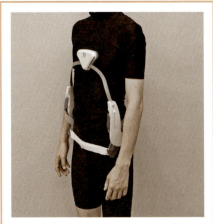

図25 トランクソリューション®（トランクソリューション社製）

c. トランクソリューション®（トランクソリューション株式会社）（図25）

　バネにより胸を押す力を与えて腹部の筋を賦活させつつ，腰背部の筋を弛緩させる新しい体幹装具である．胸を押す力が体幹を伸展させ，その反作用が骨盤を前傾させる仕組みになっている．姿勢を矯正しつつ腹部の筋を賦活させるので，高齢者や脳卒中の歩行パフォーマンス向上にも寄与する[14,15]．

参考文献
1) 日本義肢装具学会（監修），飛松好子，高嶋孝倫（編）：装具学　第4版．p121，医歯薬出版，2013．
2) Nachemson A, Elfstrom G：Intravital dynamic pressure measurements in lumbar discs. A study of common movements, maneuvers and exercises. *Scand J Rehabil Med*, 1：1-40, 1970.
3) Wilke HJ, et al.：New in vivo measurements of pressures in the intervertebral disc in daily life. *Spine*, 24：755-762, 1999.
4) 昆　恵介：腰痛症の装具療法のエビデンス．*MB Med Reha*, 142：15-22, 2012.
5) White AA, et al.："Practical biomechanics of the spine for the orthopedic surgeon." Instructional Course Lectures. *Amer Acad Orthop Surg*, pp62-78, CV Mosby Publishing Co, 1974.
6) Nachemson AL, et al.：Valsalva Maneuver Biomechanics：Effects on Lumbar Trunk Loads of Elevated Intraabdominal Pressures. *Spine*, 11：476-479, 1986.
7) Rostami M, et al.：The effect of lumbar support on the ultrasound measurements of trunk muscles：a single-blinded randomized controlled trial. *PM & R*, 6：302-308, 2014.
8) 一般社団法人日本義肢協会（編）：義肢・装具カタログ．一般社団法人日本義肢協会，2014．
9) http://dev.medicalonline.jp/index/product/eid/75345
10) 米延策雄，菊地臣一（編）：脊椎装具に強くなる！Basics & Tips. pp79-83, 三輪書店，2012．
11) 日本整形外科学会，日本リハビリテーション医学会（監修），伊藤利之，赤居正美（編）：義肢装具のチェックポイント　第8版．p286，医学書院，2014．
12) http://www.breg.com/products/spine-bracing/lumbar/horizon-631-lower-back-brace
13) http://mediusa.com/portfolio-item/spinomed-iv-ap/
14) Katsuhira J, et al：Efficacy of a newly designed trunk orthosis with joints providing resistive force in adults with post-stroke hemiparesis. *Prosthet Orthot Int*, 40（1）：129-136, 2016.
15) Katsuhira J, et al：Efficacy of a trunk orthosis with joints providing resistive force on low back load during level walking in elderly persons. *Clin Interv Aging*, 11：1589, 2016.

〈前田　雄・笹本嘉朝・勝平純司〉

第4章

装具各論
（疾患別・事例）

1 脳卒中（片麻痺上肢）

1 脳卒中（片麻痺上肢）の概要と特徴

　脳卒中のリハビリテーション（以下リハ）における装具療法は，その装着の是非と効果について，統一された見解はない．特に，下肢装具や肩手症候群の予防に対する肩装具でその有効性が示されている一方，その他の上肢装具での効果は明確ではない[1]．それは，脳卒中が半身麻痺や高次脳機能障害など全身性の病態を呈する疾患であり，まずは生活障害に対するリハが優先され，そこでは健側優位の動作施行が中心となり，特に麻痺側上肢に対する治療は後回しにされがちであったことも影響していると考える．しかし，近年，脳の可塑的変化が誘導され，ロボテックスやConstraint Induced Movement Therapy（CI療法），Hybrid Assistive Neuromuscular Dynamic Stimulation（HANDS療法）などによる麻痺側上肢の機能回復が示されるようになり，従来の機能代償だけではなく，麻痺肢の機能回復そのものに主眼が置かれるケースもみられるようになってきた．特に，ボツリヌス療法やCI療法では装具併用の有効性が示される[2~5]ようになり，装具の使途は増えている．

2 脳卒中（片麻痺上肢）で用いる装具・スプリントの概要と特徴

　脳卒中発症からの経過に応じて片麻痺上肢に対する装具を大別すると，急性期では肢位保持のための装具（アームスリングも含む），回復期では麻痺側上肢の機能を補完するための装具・補装具の役割をもつ装具，回復期〜慢性期では筋緊張管理のための装具となる．例えば，弛緩性麻痺の場合，麻痺側肩の亜脱臼を矯正し良肢位を保持して痛みの発現を回避するためにアームスリングを装着する．また肩手症候群を呈し手指に腫脹や痛みを生じる場合，機能低下をきたす拘縮を回避するために，手関節〜手指を良肢位に保持する装具を装着する．回復期の場合でも，母指を対立位に保持し，つかみ・つまみを容易にするために装具を装着する，麻痺側上肢でPCキーを操作するために，手指の形を整える装具を装着する，筋緊張が高く手指・手関節が屈曲位をとる場合，良肢位を保持するために装具を装着するなどの例が挙げられる．

3 適応する装具・スプリントの実践

　脳卒中で用いられる3つの装具について概説する（**図1**）．

1）アームスリング

　アームスリングは，装着の是非に種々議論があるものの[6]，不安定性を有する肩に対して，外力が加わることで痛みを生じることを予防したり軽減したりする目的で使用することは有効と考える．亜脱臼を予防することは難しい．装着目的が達せられれば，また筋緊張の亢進を招くようであれば装着を終了する．特に肘屈曲は，その肢位を保つことで筋緊張亢進の増長や歩容に影響する場合もあるので，急性期を過ぎ目的が達せられれば速やかに取りはずす．

1. 脳卒中（片麻痺上肢）

アームスリング		
目 的	麻痺側上肢の重さを支持し肩関節機構の温存を図る 麻痺側肩を安静に保持する	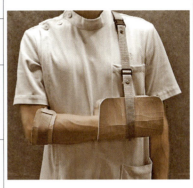
適 応	弛緩性麻痺で肩に不安定さがあり，種々の外力を受ける可能性がある場合 麻痺側肩に痛みがある場合	
チェックおよび装着方法	麻痺側上肢の重さを支持するスリングの構造を理解し，ベルトの走行とカフの位置を正しく装着する（肘屈曲タイプでは麻痺側上肢がカフから抜けない肘角度にする，手部がカフから抜けて掌屈位をとらないようにする）	
期 間	肩の支持性の改善や痛みの軽減など目的が達せられた場合は取りはずす 装着肢位が筋緊張の亢進を増悪させる可能性がある場合は取りはずす	

母指対立装具		
目 的	母指を対立位に保持することでつかみ・つまみを容易にする	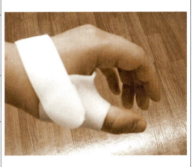
適 応	物のつかみ・つまみ時，母指が対立位をとれないことで動作遂行ができない，努力を要する場合 手指屈筋の筋緊張が強く，把持スペースが確保できない場合	
チェックおよび装着方法	つかみ・つまみ時に，スプリントでIP関節の動きが阻害されないこと スプリントで手関節の動きが阻害されないこと	
期 間	麻痺手の機能改善などにより，スプリントなしでつかみ・つまみが可能になった場合 スプリントが必要とされる作業に限っての装着もあり	

手関節手指屈筋群伸張装具		
目 的	手関節・手指屈筋群を持続的に伸張する	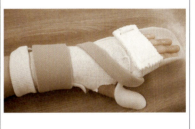
適 応	手関節・手指屈筋群を持続的に伸張し筋緊張の軽減を図りたい場合，またはボツリヌス療法などボツリヌス療法などによる痙縮治療後に，当該筋群の持続的な伸張位を確保したい場合など	
チェックおよび装着方法	矯正肢位をとることでの圧迫に注意する	
期 間	痛みを生じさせない程度の矯正肢位・装着時間であることに留意する	

図1　脳卒中で用いられる装具（例）

2）母指対立装具

母指対立装具は，麻痺側上肢機能を補完することを目的に使用する．母指を対立位にすることで把持やつまみを容易にする．把持やつまみが容易になるとリーチの幅も広がる．末梢機能の改善が中枢にも影響を与えることをふまえて，麻痺側上肢の機能改善を戦略的に進める手段として装具の適応を考える必要がある．

3）手関節手指屈筋群伸張装具

手関節手指屈筋群伸張装具は，筋緊張が亢進した筋を持続的に伸張するために用いる．ボ

第4章　装具各論（疾患別・事例）

ツリヌス療法と併用することも多い．しかし，痛みを伴う伸張は，装着時間を保てないばかりか，かえって筋緊張のさらなる亢進を招く可能性があるので禁忌である．

　すべての装具に共通することであるが，目的と適応を見定め，装着期間も含めた装具療法として作業療法アプローチを考えることが大切である．

4　作業療法における装具・スプリント導入のポイントと注意点

　脳卒中における装具は，有効性が立証されていない現況下では明確な導入理由は述べがたい．しかし，例えばボツリヌス療法後に十分な筋の伸張性を獲得するために手関節〜手指の全伸展位を保つ装具を装着するなど，ごくごく目的を絞っての適応では有効と思われることも少なくない．目的を絞ること，さらにその目的を達成できる装具をしっかり作製することによって初めて，効果的な装具の導入が果たされる．目的からはずれた，目的にそぐわない装具の装着は，筋緊張の亢進を招いて機能を阻害し，結果として機能の損失を招くことになるので注意を要する．

5　脳卒中（片麻痺上肢）の装具・スプリントの課題と展望

　筋緊張の亢進や運動機能障害を呈する麻痺手を扱うことは難しい．脳卒中の装具は，中枢性麻痺であるがゆえの作製の難しさを作り手が克服し，目的とする装具を作製して初めて効果が生まれる．作製技術の向上に努めることが必要である．

　CI療法におけるスパイダースプリントのように，近年報告されている麻痺側上肢の機能回復に向けたアプローチのなかで，装具は麻痺手の機能獲得に重要な役割を果たすことが多い．麻痺手の機能を補完する，また時には促通する効果的な装具が作製できるならば，装具の使用そのものが装具療法として麻痺側上肢の機能獲得に向けた有効なアプローチのひとつとなることもあると考える．

6　事例「麻痺側上肢の短期集中機能訓練における装具の使用」

1）事例紹介

　仮名：I氏　年齢：40歳台　性別：男性

　生活歴：営業職，仕事中心の生活であった．

　家族状況：妻と子ども2人（中学生と高校生）の4人．

　経済状況：発症後1年半の休職期間を経て仕事復帰した．発症を機に事務職へ職場転換し，PC操作が主業務になっている．妻もパートで働いている．

2）医学的情報

　疾患・障害名：脳梗塞（右被殻）後左片麻痺

　合併症：高血圧

　現病歴：自宅で倒れているところを家族が発見，救急搬送されHCU（神経内科）に入院．上記診断にて保存的に加療．発症後2日目よりベッドサイドにて理学療法・作業療法・言語聴覚療法開始．6日目に一般病棟へ転床，11日目よりリハセンターにて理学療法・作業療法・言語聴覚療法開始．発症後3週と5日で回復期リハ病院へ転院，4カ月間の入院リハを

252

1. 脳卒中（片麻痺上肢）

表1　評価結果

		開始時	終了時			開始時	終了時
ROM (passive)	肩関節屈曲	140°	160°	SIAS	Knee-Mouth Test	4	4
	肘関節伸展	−5°	0°		Finger-function Test	1 b	1 c
	手関節背屈	70°	75°		light touch	2	2
	手指伸展	20°	20°		position	3	3
Grip power	健側	48kg	47kg	FMA	総合点	28点	32点
	患側	7kg	6kg		A合計	23点	25点
Pinch power	健側	6kg	6.5kg		B合計	3点	4点
	患側	0.5kg	0.5kg		C+D合計	2点	3点
MAS	肩関節	2	1 A	ペグ(5本)取りはずし所要時間(秒)	健側	3秒	3秒
	肘関節	2	1 A		患側	36秒	29秒
	手関節	2	1 A	MAL	AOU	0.38	2.3
	手指	2	1 A		QOM	0.25	1.85

MAS：Modified Ashworth Scale
SIAS：Stroke Impairment Assessment Set
FMA：Fugl-Meyer Assessment
MAL：Moter Activity Log
AOU：Amount of use
QOM：Quality of motion

経て自宅退院．その後，同病院で通院理学療法（週1回），作業療法（週1回）を施行，回数は徐々に軽減，発症後1年半で仕事復帰．発症から3年が経過する現在，麻痺側上肢に対するボツリヌス療法も併用した短期集中機能訓練目的にリハ科に入院となる．

他職種（理学療法部門）からの情報：T字杖と足継手付プラスチック短下肢装具（P-AFO）にて歩行可能であるが，麻痺側下肢の振出しが大きく歩容の乱れがあり，歩行は努力性である．持久力にも問題がある．また，下腿三頭筋の筋緊張が高く足関節の底屈が強いため，筋の伸張が欠かせない．

3）作業療法評価

主訴：足の訓練は自分でもできるが手は難しい．手の麻痺は治らないと言われてきたが，今より少しでも左手が使えるようになりたい．

第一印象：体格がよい．礼節や身だしなみに問題はない．受け答えは明瞭で淡々と自身の状況や思いを語るが，ややせっかちな印象を受ける．

作業療法評価のポイント：麻痺側上肢の短期集中機能訓練が入院の目的であるので，麻痺の程度や上肢機能，それらに影響を及ぼす関節可動域（ROM）や筋緊張の評価が重要である．上肢機能は物品へリーチし，つかみ・つまみ，そして離す一連の動作を確認すること，筋緊張に対してはボツリヌス療法も予定されているので，筋ごとに確認していくことが必要である．そして，日常での麻痺側上肢の使用を促すことが訓練の最終目的となるので，日常生活動作（ADL）での麻痺側上肢の使用状況やニーズなどを抽出することが必要となる．

評価結果を**表1**に示す．

作業療法方針：リーチは概ね良好だが努力性である．一部手指の自動伸展もみられ，つか

第4章　装具各論（疾患別・事例）

表2　作業療法の課題分析

	心身機能構造	活動	参加
利点	・麻痺側上肢機能の改善に向けた意欲が高い	・健側上肢中心でADLは自立している	・復職できている
問題点	・麻痺側上肢機能の低下あり ・筋緊張の亢進あり ・両手動作で効果的な麻痺側上肢の使用ができない	・麻痺の程度に比し，日常動作での使用がない ・日常動作で自身が思うような麻痺側上肢の使用ができていない	・仕事で自身が思うような麻痺側上肢の使用ができていない
予後予測	・補助手としての機能が拡大，獲得できる	・日常動作での麻痺側上肢の使用が獲得できる	・仕事での麻痺側上肢の使用が獲得できる

み・つまみも可能であるが，連続動作になるとリーチは回外傾向を示し，さらに手関節・手指屈筋群の筋緊張が亢進することから把持スペースも確保できなくなる．総じて筋緊張が高く，特に作業において深指屈筋（FDP），長母指屈筋（FPL），母指内転筋（ADD）の亢進が目立つ．麻痺側上肢の使用はほとんどみられず，かろうじて，手に荷物を持つことや字を書く際に紙を押さえることなどが挙げられるが，確実に実施されてはいない状況である．麻痺側上肢の使用イメージが曖昧で，もっと左手を動かせるようになりたいという漠然としたニーズの表現となっている．

まずはボツリヌス療法を行い，筋の固さをとりつつ，随意介助型電気刺激装置で手指伸展を促通することになる．作業療法では，ボツリヌス療法後の筋緊張軽減・管理に関わるアプローチを立案・実施し，さらにその後の手指機能改善を行う．

作業療法の課題分析の内容を**表2**に示す．

4) 作業療法計画と実施

a. 作業療法の目標と内容

長期目標は麻痺側上肢の機能改善であり，機能改善とは日常生活で麻痺側上肢の活用が進むことである．そのために，ボツリヌス療法による麻痺側上肢の筋緊張軽減とその後の当該筋の伸張，および筋緊張軽減に関わる方法の自身での習得を図る．手指機能訓練は，随意介助型電気刺激装置で手指伸展を促通しつつ，手指使用の基本となるつかみ・つまみ～放し動作の獲得を目指す．そして，実生活での麻痺側上肢の使用を促すため，両手動作課題を取り入れ，またニーズを鑑みながら実動作も選択し，実用度や効率性を考慮してやり方を検討しながら実施していく．そして常に，退院後の自身での訓練や麻痺手の管理，使用が継続できるような課題を考えていく．

b. 作製した装具・スプリントについて（**図2**）

FDP，FPL，ADDの伸張を目的に，手関節は軽度背屈位で指伸展位をしっかりとることを目的として作製，夜間装着することとした．手指機能訓練では，連続したつかみ・つまみができるよう，母指対立位かつ母指・示指間にスペースをつくるよう母指装具を作製した．

c. 経過

作製した装具は持続的な伸張を目的として，主に夜間使用し約2週間継続した．訓練では，市販の伸展板を利用し橈側手根屈筋（FCR）も含めた全伸展によるストレッチを短時間

1. 脳卒中（片麻痺上肢）

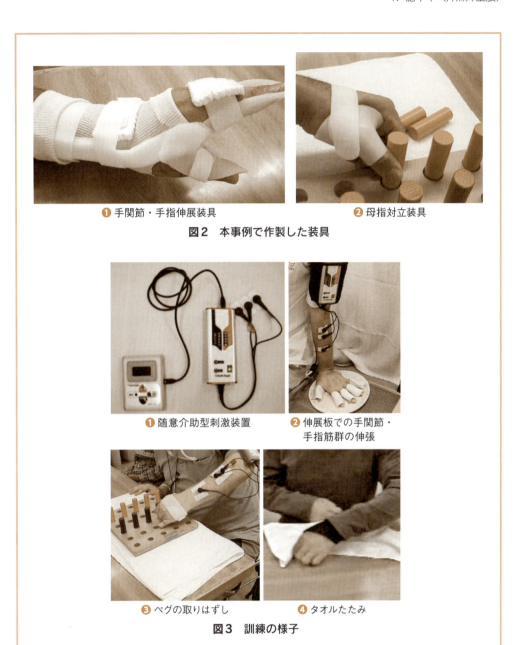

❶ 手関節・手指伸展装具　　❷ 母指対立装具
図2　本事例で作製した装具

❶ 随意介助型刺激装置　　❷ 伸展板での手関節・手指筋群の伸張

❸ ペグの取りはずし　　❹ タオルたたみ
図3　訓練の様子

行った．つまみ・つかみのための母指対立装具は，装着することで把持できる物品が拡大，また把持が容易となったことで麻痺側上肢が固くなることが減少し連続した動作の遂行が可能となった．食事のときの押さえや歯磨き時の歯ブラシの把持など課題選択的に訓練場面以外の日常でも装着してもらい，麻痺側上肢の使用の拡大を促進した．

d. 作業療法の結果・効果と考察（図3）

ボツリヌス療法と随意介助型電気刺激装置を使用した麻痺側上肢の機能訓練を経て，麻痺側上肢機能や日常生活での麻痺側上肢の使用が改善された．母指対立装具の装着下，麻痺側

255

第4章　装具各論（疾患別・事例）

上肢一側での物のつかみ・つまみから脱力した後の放しが可能となり，また両手動作でも物の固定による麻痺側上肢の使用に加え，空中での持ち替えが可能となった．それにより，例えばペットボトルの蓋開け時の固定や洗濯物をたたむ，仕事上必要のある封筒に文書を入れる，またコートをハンガーにかけて吊るすなどの動作で麻痺側上肢を効果的に使用できるようになった．退院に際し，自身で手関節・手指屈筋群の伸張ができるようその方法を指導し，また母指対立装具を装着して物品のつかみ・放し訓練を行うことの継続，日常での麻痺側上肢の使用の励行を推奨した．

5）まとめ

脳卒中後片麻痺者の麻痺側上肢短期集中機能訓練において，ボツリヌス療法と随意介助型電気刺激装置を用いた麻痺側上肢の機能訓練を行い，麻痺側上肢機能および日常での麻痺側上肢の使用の拡大が獲得できた．装具は，ボツリヌス療法後の当該筋の伸張や麻痺側上肢の機能訓練におけるつかみ・つまみ時に手の形を整えることに有効であり，それにより選択できる練習課題が拡大し，麻痺側上肢の機能や使用の改善につなげることが可能であった．また，つかめるもの・つまめるものが増えたことで退院後の自主訓練内容の構築も容易となった．

参考文献
1) 日本脳卒中学会　脳卒中ガイドライン委員会（編）：脳卒中治療のガイドライン2015．協和企画，2015．
2) 浅見豊子：上肢・手の機能と上肢装具．日本義肢装具学会誌，28：3-17，2012．
3) 竹林　崇，他：当院におけるConstrain-induced movement therapy（CI療法）の実践と効果．OTジャーナル，45：488-495，2011．
4) 藤原俊之，他：脳卒中片麻痺上肢機能障害の治療．リハ医学，43：743-746，2006．
5) 花田恵介：脳卒中後の慢性期重度片麻痺に対する多角的な上肢機能訓練を実施した一例．OTジャーナル，47：1300-1305，2013．
6) 猪狩もとみ，他：脳卒中の上肢装具．OTジャーナル，48：683-689，2014．
7) 浅見豊子：脳卒中患者に対する装具療法．総合リハ，40（5）：516-523，2012．
8) 斎藤和夫：中枢神経疾患の上肢スプリント療法．*MB Med Reha*，49：15-21，2005．

（阿部　薫）

2 脳性麻痺

1 脳性麻痺の概要と特徴

脳性麻痺の疾患特性は，厚生省脳性麻痺研究班会議で定められた定義（1968年）[1]（**表1**）および，2004年に米国のBethesdaで開催された国際ワークショップで報告された定義[2]（**表2**）から以下のとおりである．

疾患特性のポイント

- 発達初期（受胎から新生児期）に脳に受けた非進行性病変
- 筋緊張の調整および運動の協調的なコントロールの障害
- 運動と姿勢のコントロールに困難さを伴う
- 感覚，認知，コミュニケーションなどの発達的側面にも影響し，適応活動や社会参加への制限を引き起こす

2 脳性麻痺で用いる装具の概要

1) 下肢装具[3~10]

同じ装具でも異なる用語で表記されていることがあり，現在では，1997年に改定された福祉関連機器用語［義肢装具部門］JIS T 0101によって定められた基準で表記されている書籍がある．しかし，臨床においては，同じ装具を異なる用語でよんでいる場合もある．例えば，短下肢装具（ankle foot orthosis：AFO）のことをSLB（short leg brace），またはSHB（shoe horn brace）とよんだり，長下肢装具（knee ankle foot orthosis：KAFO）をLLB（long leg brace）とよぶことがある．これは，用語を使用している医師や作業療法士，理学療法士の養成課程の年代の違いによると推測される．

下肢装具の分類について**図1**および**表3**に，装具の分類を**表4**に示す．

a. 短下肢装具（目的と適応）

短下肢装具の目的は足関節と足部に対する，変形の矯正，変形の予防，病的組織の保護，失われた機能の補助である．

脳性麻痺児に起こり得る変形や麻痺に対する下肢装具の機能には，以下の3つの側面がある．

- 尖足や内反・外反など足部変形のアライメント補正による足底接地面の増大
- 関節運動の制限による麻痺と筋力低下などの代償
- 関節運動軸の単純化による運動学習の容易化

また，底屈制限あるいは底屈制動の機能をもった足継手付短下肢装具を用いることが多く，尖足を予防・改善するだけでなく，膝関節，股関節にも間接的に効果を及ぼし，立位・歩行にも有用である．

脳性麻痺児によく用いられる短下肢装具としては，足関節の可動性や，使用する素材に

257

第4章 装具各論（疾患別・事例）

表1　脳性麻痺の定義：厚生省脳性麻痺研究会（1968年）[1]

「脳性麻痺とは，受胎から新生児期（生後4週間以内）までに生じた脳の非進行性病変に基づく，永続的なしかし変化しうる運動および姿勢の異常である．進行性疾患や一過性運動障害または将来正常化するであろうと思われる運動発達遅延は除外する」

表2　脳性麻痺の定義：Workshop in Bethesda（2004年）[2]

脳性麻痺の言葉の意味するところは，運動と姿勢の発達の異常の1つの集まりを説明するものであり，活動の制限を引き起こすが，それは発生・発達しつつある胎児・乳児の脳のなかで起こった非進行性の障害に起因すると考えられる．脳性麻痺の運動障害には，感覚，認知，コミュニケーション，認識，それと／または行動，さらに／または発作性疾患が付け加わる．

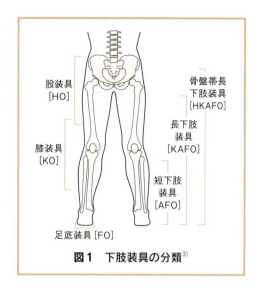

図1　下肢装具の分類[3]

表3　下肢装具に関する用語[5]

番号	用語	定義	同義語	参考対応英語
7110	足装具	足部に装着するもので，足部の生理的弯曲支持・疼痛除去等のために用いる装具の総称．ただし靴を除く		foot orthosis (FO)
7111	靴インサート	履物の中に差し込む装具で，プラスチック，皮革などでつくる		shoe insert
7112	踏まず支え	足部の生理的アーチを支持するための装具	アーチサポート，足底挿板	arch support
7113	短下肢装具	下腿装具のうち，下腿部から足底に及ぶ構造をもち，足関節の動きを制御するものの総称		ankle foot orthosis (AFO)
7123	長下肢装具	下腿装具のうち，大腿部から足底に及ぶ構造をもち，膝関節と足関節との動きを制御するものの総称		knee ankle foot orthosis (KAFO)
7128	膝装具	下肢装具のうち，大腿部から下腿部に及ぶ構造をもち，膝関節の動きを制御するものの総称		knee orthosis (KO)
7132	股装具	下肢装具のうち，骨盤から大腿部に及ぶ構造をもち，股関節の動きを制御するものの総称		hip orthosis (HO)
7133	股内・外転装具（蝶番式）	股関節の外転・内転を制御し，屈曲・伸展は遊動の股継手をもった股装具		hip abduction-adduction control orthosis
7134	骨盤帯長下肢装具	下肢装具のうち，骨盤から足底に及ぶ構造をもち，股関節・膝関節・足関節の動きを制御するものの総称		hip knee ankle footorthosis (HKAFO)

よってさまざまな種類に分かれる．素材別では，プラスチック短下肢装具，金属支柱付短下肢装具，近年では，カーボン支柱付短下肢装具なども開発されている．

① プラスチック短下肢装具

プラスチック短下肢装具は，採型を必要とし，陽性モデル（患肢の石膏型）に熱可塑性プラスチックを熱成形して作製する．シューホーン型といわれる継手なし（**図2**）もしくは継手付（**図3**）などがある．継手なしプラスチック短下肢装具は，後方のたわみ式支柱の剛性

2. 脳性麻痺

表4　装具の分類と名称[3]

使用頻度の高い用語 （日本義肢装具学会用語集より）	厚生労働省による表記
脊椎長下肢装具	
骨盤帯長下肢装具	長下肢装具　骨盤帯付き
対麻痺用装具	
股装具	股装具
股外転装具	
ペルテス病装具	
先天性股関節脱臼装具	先天性股脱臼装具
ツイスター	
長下肢装具	長下肢装具
両側支柱付長下肢装具	長下肢装具　両側支柱
靴型装具付き	
靴インサート付き	
足部覆い付き	
片側支柱付長下肢装具	長下肢装具　片側支柱
プラスチック長下肢装具	長下肢装具　硬性
坐骨支持免荷装具	長下肢装具　硬性（坐骨支持式）
膝装具	膝装具
両側支柱	膝装具　両側支柱
スウェーデン式膝装具	膝装具　スウェーデン式
プラスチック膝装具	膝装具　硬性
膝サポーター	膝装具　軟性
支柱付膝サポーター	
短下肢装具	短下肢装具
両側支柱付短下肢装具	短下肢装具　両側支柱
靴型装具付き	
靴インサート付き	
足部覆い付き	
プラスチック短下肢装具	短下肢装具　硬性
シューホーン型	短下肢装具　硬性
継手付プラスチック短下肢装具	短下肢装具　硬性
PTB免荷装具	短下肢装具　硬性（PTB支持式）
内反足用装具	内反足用装具
足底装具（JISでは足装具）	足底装具
足底板（足底挿板）	
アーチサポート	
メタタルザルサポート	
内側ウェッジ（楔状足底板）	内側楔
外側ウェッジ	外側楔
足趾装具	
外反母趾装具	
槌趾装具	

によって，制動力の調整ができる．

　継手付プラスチック短下肢装具（図3）は，各種の継手部品をプラスチック製の下腿部・足部の間に用いたもので，背屈補助を行うゴムを取り付けたりすることで，継手自体になかった制限や制動が付加される．

②金属支柱付短下肢装具

　金属フレームと足部要素部分で構成され，剛性と強度は高い．古くから用いられてきたデザインである（**図4**）．

259

第4章 装具各論(疾患別・事例)

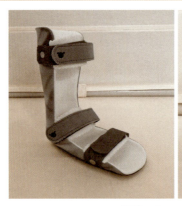
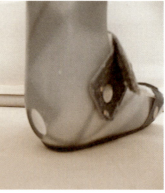

図2 シューホーン型

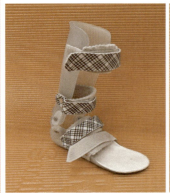
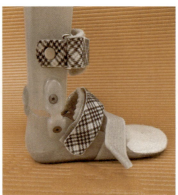
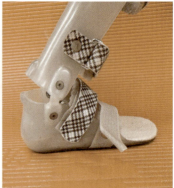

図3 継手付プラスチック短下肢装具

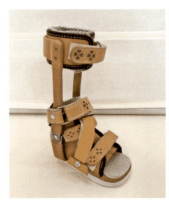
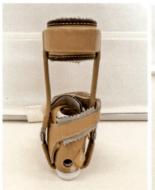
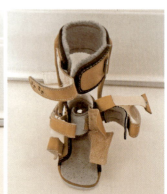

図4 金属支柱付短下肢装具

　乳幼児については，介助者が装具の着脱をすることが大半であるため，ベルトの締め方や踵が十分に装具に入っているかどうかを，踵穴(装具の踵部の穴)より確認するように指導することが必要である(**図5**)．
　使用する環境によっては外履き用と屋内用を併用している場合がある．一般的には屋外での使用時にはシューズカバーを用いる．一方で，保育園・幼稚園などの集団生活において他

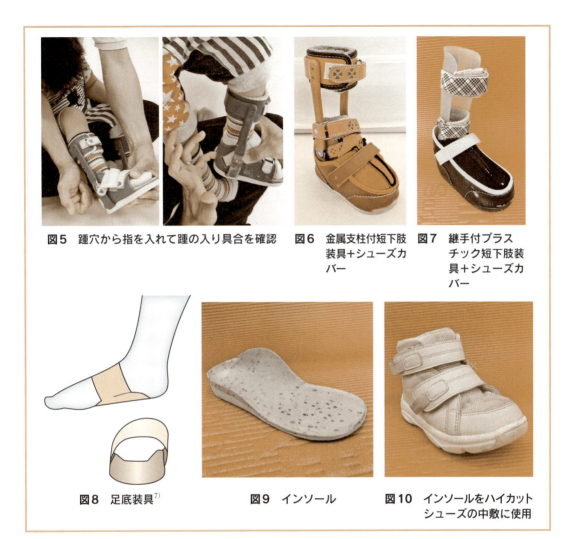

図5 踵穴から指を入れて踵の入り具合を確認　図6 金属支柱付短下肢装具＋シューズカバー　図7 継手付プラスチック短下肢装具＋シューズカバー

図8 足底装具[7]　図9 インソール　図10 インソールをハイカットシューズの中敷に使用

児や床などを傷つけないために屋内でシューズカバーを使用する場合がある（図6, 7）．

b. 足底装具（foot orthosis：FO）（目的と適応）

　足部変形に対する矯正や保持，および疼痛除去のための装具で，靴型装具を除くものを指す．足底装具には，装具自体にベルトがついていて足部に装着するもの（図8）と，市販の靴に挿入して用いるもの（一般的にインソールとよばれる，図9）とがある．足底装具は足部変形に左右差がなく，あるいはわずかであり，足底の問題も軽度である場合などに適応となる．

　低緊張で外反扁平足を呈する小児事例に対して，インソールを用いることがある．つかまり立ちから立位歩行の時期に足部のアライメントを整え，足関節の安定性を代償し，立位歩行を容易化することで運動発達を促進する作用がある．

　インソールは，ハイカットシューズの中敷きとして用いる場合が多く（図10），その際，足の入れ方や靴ベルトの締め方を適切に行わなければ，効果が減少する可能性がある．

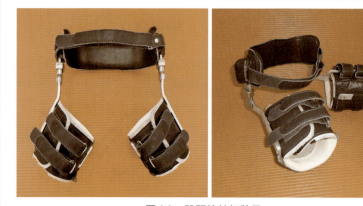

図11 股関節外転装具

c. 股関節外転装具（目的と適応）

　股関節外転装具（図11）は，基本的には股関節外転位をとらせるものである．脳性麻痺児に対する股関節外転装具の目的は，大腿骨頭の求心性を保持することにより，①安定した座位・立位，歩行を可能にすること，②小児期における正常な股関節の発育を促し股関節症を予防すること，③脱臼整復後の股関節の一時的な安静と保護である．

　股関節内転，内旋，屈曲筋群の過緊張によるはさみ肢位（scissoring posture）や，歩行時に膝が屈曲して沈み込む姿勢（crouching posture）によって生じる可能性のある股関節の痙性脱臼・亜脱臼を予防するために用いる．

　装具の特徴としては，継手を用いることにより一定の外転角度で屈曲・伸展が可能であること，継手をロックすることで固定が可能なこと，夜間装具として用いることができることである．

　SWASH（Standing Walking and Sitting Hip）装具（図12）のように，座位時には両下肢を開排位として安定させ，歩行時には股関節を内転させる力が伸展力になるため，はさみ足歩行が矯正される装具もある．

　最近では，プラスチックを素材とする股関節外転装具（愛称グーくん，図13）[11]も用いられ，弾性，柔軟性があり，マジックベルトで調整するためフィッティングがよく，児や介助者に受け入れられやすい装具もある．

2）体幹装具[12]（目的と適応）

　体幹装具は，体幹の運動制限，矯正，支持などを目的に処方される．

　脳性麻痺児の側弯，後弯に対して，最近では動的脊柱装具（dynamic spinal brace：DSB，愛称プレーリーくん，図14，装着時については図28②）を用いることが多い．

　プレーリーくんの特徴として，以下4点が挙げられる．

① 単純な3点支持左右非対称．

② 支柱の素材は弾性を有し，"固定"ではなく"たわみ"を利用する．体幹に対する矯正力は緩やかな，しかし持続するものである．

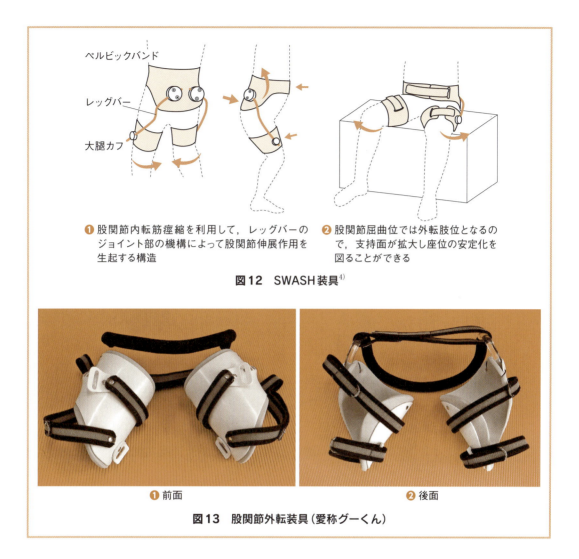

❶ 股関節内転筋痙縮を利用して，レッグバーのジョイント部の機構によって股関節伸展作用を生起する構造

❷ 股関節屈曲位では外転肢位となるので，支持面が拡大し座位の安定化を図ることができる

図12　SWASH装具[4]

❶ 前面　　❷ 後面

図13　股関節外転装具（愛称グーくん）

③ 支柱の下端は腸骨稜を支持点として骨盤を固定するのではなく，股関節外転筋部で広く支持する．

④ ハンプ押さえを後ろからベルトで巻き上げて支柱に引き矯正力とする．

　従来の体幹装具に比べ，軽量で，弾性，柔軟性[13]があり，重度障害児や低年齢児にも装着しやすい．また，体幹の支持性が向上することにより，座位姿勢が安定し（**図28②**)，車いすや座位保持装置の調整も行いやすくなる．介助者にとっては，抱っこでの移動や移乗での介助量が軽減され，日常生活のなかでも受け入れやすい．

3）上肢装具[12]（目的と適応）

　上肢の麻痺で装具療法の対象となるのは，主に幼児期以降の痙直型で，乳幼児期ではストレッチや作業療法で対処する場合が多い．痙直型の場合，上肢では肘関節屈曲拘縮，前腕回内拘縮，手関節屈曲拘縮，母指内転拘縮，手指スワンネック変形を呈することが多い．このうち手関節や母指に対して，麻痺の重症度をふまえたうえで，手関節を中間位，母指を外転対立位の良肢位に保つ手関節カックアップスプリントの静的装具を装着し，母指のROM改

第4章 装具各論（疾患別・事例）

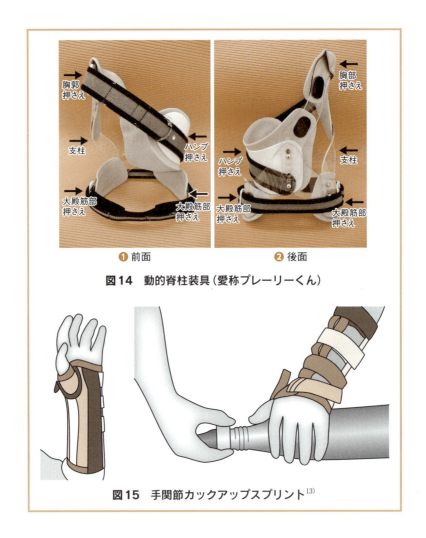

図14　動的脊柱装具（愛称プレーリーくん）

図15　手関節カックアップスプリント[13]

善，握力上昇，手指機能改善が導き出せることが示されており，痙直型片麻痺児においては，麻痺側上肢の補助手として参加を促しやすくする（**図15**）．

　日常的に装着が可能な場合は，手関節を中間位から背屈位に保つことができるため，床座位または腹臥位で手支持がしやすくなる．そのことにより，肩甲帯周囲筋の活動が活発になり，頭部コントロールの向上が期待できる．また上肢のアライメントが整うことで過剰な筋緊張の高まりに結びつきにくく，そのことが姿勢を整え，安定性を補償し，活動に取り組みやすくなる（**図16**）．

　昼間の装着が困難な児に対しては，夜間に継続的に装着することで，ROMが改善，維持できる．そのことによって朝，起床してから更衣するときに，腕を服の袖から抜く，入れるなどの動作が容易となり，介助者の負担も軽減できる．

4）その他，姿勢保持具・機能の代償としての補装具（目的と適応）

　装具の目的は，身体的な機能向上のための，姿勢矯正や変形予防である．また補装具の目的は，姿勢保持具や移動用具を用いて姿勢の安定や移動のしやすさを保障するとともに，情緒の安定，意欲の向上により活動性を高め，発達や生活の広がりを促すことである．

2. 脳性麻痺

　脳性麻痺児の補装具の選択は，本人の状態のみならず，介助者（保育園・幼稚園や学校の先生，介助員など）・家族の状況（健康状態，導入の受け入れ，使いやすさ）やニーズも考慮しなければ，生活のなかで有効（長期的，頻繁）に使うことができない．そのため，子ども自身の評価，および周辺環境の評価が不可欠であり，作業療法士の役割は大きい．

a. 座位保持装置

　座位保持装置は，座る姿勢を保つための椅子である．言い方を変えれば，座ることが難しい児や者のための椅子である．

　座位保持装置の適応となるのは，体幹を含む麻痺，筋力低下，変形・拘縮および姿勢運動の障害である．さまざまなタイプや種類（**図17**）があるなかで，子どもの座位保持能力や機能障害の状況のほか，年齢や使用目的に応じて選択される．そのため，子ども自身や使用環境の評価が重要である（**表5**）[14]．

b. 車いす・障害児用バギー

　一般に車いすとよばれているのは，普通型（自分で駆動できるタイプ，**図18**）と手押し型（介助者が押して駆動するタイプ）に分類される．ともに折りたたみ機能が付いているものが大半ではあるが，座位保持が不安定な乳幼児の場合，普通型より軽量で張り調整機能の付いている手押し型（通称：バギー，**図19**）を選択することが多い．そのため，座位保持装置同様，子ども自身の評価が重要である．

c. 立位保持具

　立位保持具は，身体的な機能向上として，体幹から下肢の持続的な抗重力伸展活動を促し，骨・筋の成長および股関節脱臼の予防を目的に使用される．またテーブルに上肢をついて支持することで姿勢が安定し，頭部コントロールの向上も期待できることから手元が見やすくなり，上肢操作が行いやすくなる．視線が高くなり，視界が広がることで興味・関心が広がり，コミュニケーション等が変化し，日常生活場面でのさまざまな経験・学習の機会が増える．

　①プロンボード（**図20**）

　腹臥位から起こした状態での立位を保持する．

　②スーパインボード（**図21**）

　背臥位から起こした状態での立位を保持する．胃瘻や気管切開の処置がされている場合など，体幹前面の圧迫を避ける際に用いられる場合が多い．

d. 歩行器

　目的や使用環境によっていくつかの歩行器がある（**図22**）．

3 作業療法における装具導入のポイントと注意点

1）身体的側面

a. 姿勢管理の重要性

　脳性麻痺の疾患特性として，筋緊張の調整および運動の協調的なコントロールの障害によって，自発的な運動性の乏しさや，定型的もしくは異常性を伴った運動パターン・運動学習が積み重ねられていく．そのため，脳の病変そのものは非進行性であっても，経年的に，

265

第4章 装具各論（疾患別・事例）

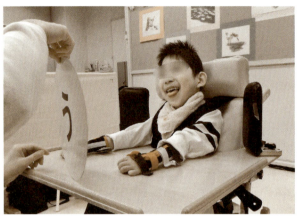

図16 リラックスして姿勢が安定することで楽しく勉強しています

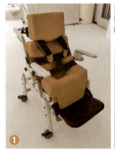 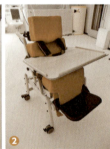 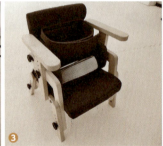 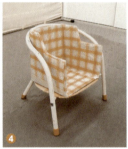

図17 さまざまな座位保持装置のタイプ・種類
①モールド型（採寸および採型をして作製する）
②①にテーブルを装着
③平面形状型（既製品）
④子ども用パイプ椅子に段ボールで作った箱椅子をのせたもの

表5 座位保持装置の評価項目[14]

機能障害の評価
- 機能障害の特性
  座位保持能力，運動発達レベル
  麻痺のタイプまたは筋力低下の分布
  姿勢の異常を引き起こす異常運動パターン
  知覚障害
- 変形拘縮
- 呼吸・循環機能
- 上肢機能・摂食機能
- 精神・心理的状況
- その他の留意事項
  原疾患の特徴，全身状態・合併症

使用環境に対する評価
- 人的環境の評価
  介護者のニーズ，介護能力
- 物理的環境の評価
  使用環境，経済的側面

266

2. 脳性麻痺

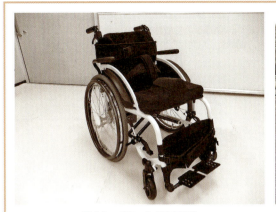

図18　車いす（普通型）

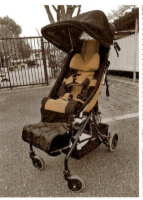 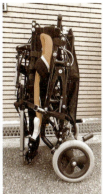

❶ 開いた状態　　❷ 折りたたんだ状態

図19　障害児用バギー

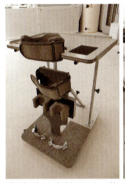 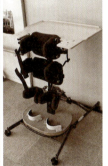

❶ 身体の支持面が一枚の板になっており，しっかり身体を固定できる
❷ 接触面が柔らかく，部品の設定を細かく変えることができるため調整機能が多様（前後，左右，回旋）

図20　立位保持具（プロンボード）

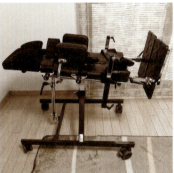 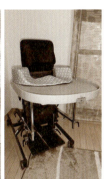

❶ 寝かせた状態（背臥位）　　❷ 起こした状態

図21　立体保持具（スーパインボード）

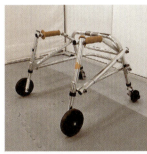 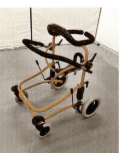 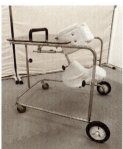 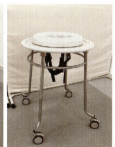

❶ PCW（Posture Control Walkers）
❷ ミニウォーク
❸ SRC（Spontaneous Reaction Control）ウォーカー
❹ UFO ウォーカー

図22　さまざまな歩行器の種類

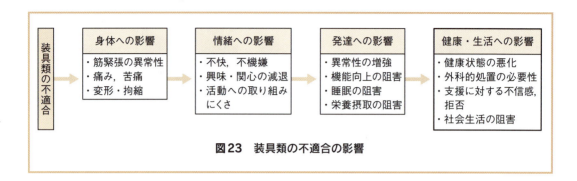

図23 装具類の不適合の影響

また成長に伴う身体的変化によって筋の短縮，関節の拘縮・変形，体幹の側弯・変形，股関節の脱臼など，関節構造の崩れが生じる可能性が高くなる．よって，脳性麻痺児・者において姿勢管理は重要な課題となる．

b. アライメントの調整

二次障害として異常発達や異常性を強めないための予防対策としてはもちろんのこと，効率的で適切な筋の働きや関節の動きをサポートする治療的意義からもアライメントを整えることは不可欠であり，そのためにも装具類の使用は重要な役割を果たす．

c. 適合性

脳性麻痺は先天性であり，幼児期から装具類を使用する可能性がある．そのため，成長に伴う身体的変化への対応が不可欠となる．そして，装具類は適切に使用されなければ効果が期待できないことに加え，装具類の不適合や不適切な使用は，装着する本人に不快や苦痛，痛みさえ与えかねない．またそのことがさらに過剰な筋緊張の高まりを生じさせ，運動の制限，異常性に結びついてしまい，日常生活において悪影響を及ぼしてしまう（**図23**）．特に子どもの場合，過剰な筋緊張の高まりによる不快感や苦痛から，日常的な不機嫌や不眠，また過剰な噛み込みにより口腔内を傷つけてしまうことで口内炎が絶えず，摂食時の不快感や食欲不振などに陥ることがあり，健康状態へも影響しかねない．

2) 日常生活・発達的側面

姿勢保持や移動が困難または努力を要する脳性麻痺児・者では，装具類の使用によりアライメントが整えられ，身体の支持性や安定性が補完され，立位・歩行においては自分自身の身体を支える経験や移動がしやすくなる．また姿勢保持具などの使用によって姿勢が安定・安楽になることで，見て楽しむことや手を使うことがしやすくなり，活動に取り組みやすくなる．そしてそのことによって，遊びの広がりや，情緒面，上肢機能，口腔機能（摂食，発語）などの発達の促進につながる．身体の安定や整いは気持ちの安定につながり，活動や課題に取り組むための準備として重要である．そして，そこでの経験がさらに次へのモチベーションを高め，発達を促し，機能の向上，生活の広がりへとつながっていく（**図24**）．

3) 小児における装具・補装具

小児にとっての装具類の使用は，麻痺（運動障害）による機能低下を補完する手段というだけでなく，変形の予防，骨・筋の発達や運動発達を促進させるためのツールでもある．そして，ライフステージに沿った，場面や目的に合わせた適応（使い分け）が必要である．

2. 脳性麻痺

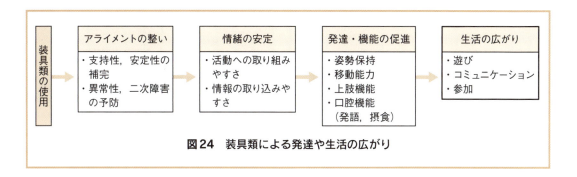

図24 装具類による発達や生活の広がり

4 事例①「姿勢が安定，安心して"こんなこともできたよ！"」

1) 事例紹介

仮名：A君　年齢：4歳　性別：男児　疾患・障害名：痙直型四肢麻痺

全体像：未頸定，ADLは全介助．基本的には低緊張であるが，精神的な興奮により，後頸部から背部にかけて筋緊張を高める．自力での姿勢保持や移動は困難であり，不快なときは頭部左回旋，後屈，上肢右屈曲，左伸展パターンとなり，非対称な姿勢で反り返る．足部は両側内反尖足となるため，金属支柱付短下肢装具を座位・立位時に使用している．

経口摂取が困難なため胃瘻を造設している．随意的な運動性の乏しさに加え，視覚的に情報が入りにくいこともあるが，家族の声や歌，抑揚のある声かけは大好きで，笑顔がよくみられる．

2) 使用した装具・補装具

- 金属支柱付短下肢装具
- 座位保持装置
- 立位保持具（スーパインボード）
- バギー
- SRCウォーカー

3) 生活の様子と補装具類の使用状況

現在，医療型児童発達支援センターに週4日通園している．また自宅では訪問看護，ヘルパーを利用しており，保育士，訓練士，看護師，介護福祉士等，さまざまな職種が支援している．

足部の変形予防，立位，座位の安定のために金属支柱付短下肢装具を使用している．装具（金属支柱付短下肢装具）の着脱を家族以外の人が行うことが日常的にあるため，理学療法士が「足首の曲げ伸ばし…」「足を入れやすいように，入口を大きく開きます…」などのポイントを説明しながら母親が手順を撮影し，"装具のはかせ方のマニュアル"を協力して作成した（図25）．装具の装着の仕方が悪いと，摩擦により発赤や水疱がみられたり，不快感から筋緊張を強め変形を増強することもあるため，適切な装具のはかせ方について写真でポイントを示すことは有効な手段である．

立位保持具の使用については，胃瘻を造設しているため，腹部を支持部につけるタイプの

第4章　装具各論（疾患別・事例）

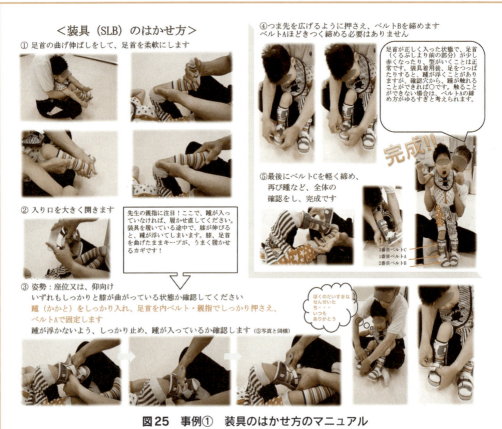

図25　事例①　装具のはかせ方のマニュアル
お母さんお手製の"装具のはかせ方のマニュアル"でいろんな人に上手にはかせてもらえたよ．写真付きでとてもわかりやすい！

　プロンボードでは胃瘻部を圧迫し，傷つける可能性があることと，立位保持具の作製当時は未頸定で頭部が前屈し，空間で保持することが困難であったためスーパインボードを選択した．背臥位から徐々に立位の姿勢に起こしていくことにより，頭部の安定を図りながら下肢に荷重することができた．頭部のコントロールが向上し，周囲を見たり手を使って楽しんだりしやすくなった（**図26①**）．

　立位保持具や座位保持装置を使うことによって，母親の手が姿勢を安定させるための抱っこから離れ，顔を見ながら一緒に遊びやすくなった．また母親はＡ君の様子を見て声をかけながらの家事がしやすくなった（**図26②**）．そしてＡ君は視界が広がることによって家族の様子を確認することができ，安心して過ごせるようになった（**図26③**）．

　SRCウォーカーを使用することで，幼稚園で友達と過ごす際に目線の高さや距離が近くなり，移動や外遊びを一緒に楽しむことができた（**図26④**）．

　お出かけの際には，折りたたみや車への乗せ降ろしがしやすいバギーを使用している（**図26⑤**）．

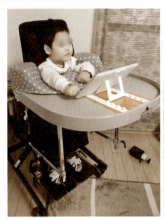
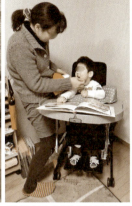
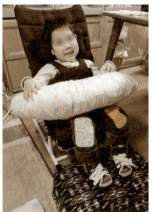

❶ iPadで何を見ているのかな？　❷ 家事の合間に声をかけて「A君，おりこうね」　❸ みんなのことがよく見えるよ！

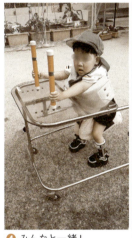
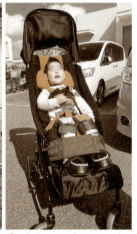

❹ みんなと一緒！歩行器を竹馬風に改造してもらったよ　❺ バギーでお出かけ．どこ行くの？

図26　事例①　"こんなこともできたよ！"

5　事例②「幼稚園や学校でみんなと一緒に参加したよ！」

1）事例紹介

　仮名：B君　年齢：7歳　性別：男児　疾患・障害名：痙直型両麻痺

　全体像：独歩は数歩可能．しかし体幹下部の低緊張により立位，歩行場面では，股関節屈曲，内転，内旋，膝関節屈曲位で，体幹を十分に伸展することが困難で円背姿勢となる．足部は外反尖足（左＞右）となり裸足では左踵接地が困難であるため，両下肢に金属支柱付短下肢装具を装着している．屋内での移動は四つ這いまたは手つなぎ歩行，屋外ではロフストランド杖での歩行もしくは障害児用バギーを使用している．

　ADLや机上課題に積極的に取り組むが，不安定な姿勢設定の状況では両肩が引き込み，

第4章　装具各論（疾患別・事例）

細かな操作や手元を注視することが妨げられる.

2）使用した補装具

- 金属支柱付短下肢装具
- プラスチック短下肢装具
- PCW
- ロフストランド杖（両側）
- 車いす（学校用：普通型，自宅用：バギー）
- 座位保持装置（自宅用，学校用）
- 頭部保護帽

3）生活の様子と補装具類の使用状況

　就学前は，医療型児童発達支援センターと幼稚園の併行通園であった．当時，幼稚園舎の廊下や教室の広さ，他児との接触など安全面に配慮する必要があったため，屋内での主な移動は，四つ這いまたは介助歩行（手つなぎ，**図27①**）であった．屋外では，介助歩行とPCW（**図27②**）を併用していた．また，登園や遠足などの介助移動用として，車いすを使用していた．

　小学校では特別支援学級に在籍しているが，授業はほぼ通常学級で受けている．入学当初は，教室内の移動は介助歩行，PCWであった．現在の学校生活においては，登下校や教室移動はロフストランド杖歩行（保護帽併用）も実用レベルになり，おもな移動手段となっている（**図27③**）．朝礼や体育の時間，移動距離が長い，または時間がない場合に車いすを使用している（**図27④**）．運動会ではPCWで徒競走にも参加した（**図27⑤**）．

　自宅での移動は裸足．屋外や買い物時には，母親にとって車への乗せ降ろしがしやすく，折りたたみがしやすいバギーを使用している（**図27⑥**）．

　座位保持装置を使用することで，食事や学習の際に姿勢が安定し手が使いやすくなった（**図27⑦⑧**）．また，プロンボードで立位が安定して視線が高くなり周りが見やすくなった（**図27⑨**）．

　継続的な訓練（作業療法・理学療法）と装具，補装具の使用により，ADLが向上していった．足部の変形予防のため金属支柱付短下肢装具を使用しているが，歩行バランスの向上により，より軽く自分で履きやすい，プラスチック短下肢装具の使用も検討し試行している．

　幼稚園，学校，家庭と異なる環境のなかで，目的や状況に応じて適切に装具，補装具の選択をすることにより，学習や生活の幅を広げていくことができた．

6　事例③「身体の崩れを防ぐことで本人も介助者も楽になりました」

1）事例紹介

　仮名：C君　**年齢**：12歳　**性別**：男児　**疾患・障害名**：痙直型四肢麻痺

　全体像：全体的には低緊張であるが，活動時および精神的な興奮により，後頚部から背部の反り返りを強めて運動する．左上肢優位の運動パターンで体幹右側に崩れやすく，非対称な姿勢となり，左凸の側弯を生じている（**図28①**）．上肢の引き込みと両股関節脱臼に対し

2. 脳性麻痺

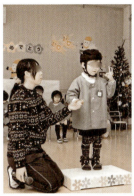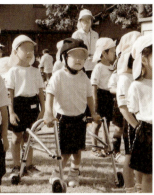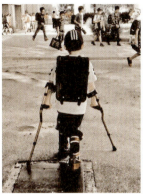

❶ お誕生日会でしっかり立ってご挨拶　❷ 運動場でもみんなと一緒によい姿勢　❸ ランドセルを背負って歩く凛々しい背中

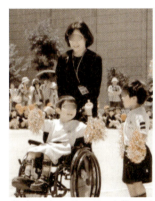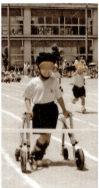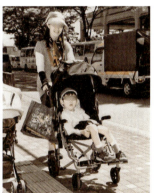

❹ 車いすでポンポンを持ってレッツダンス！　❺ ゴール目指してがんばれ，がんばれ，あと少し！　❻ ママとお出かけ．バギーで行こう！

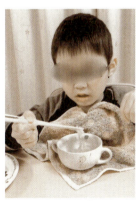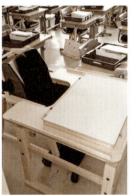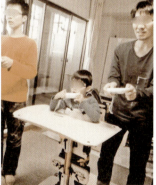

❼ お箸で上手に"いただきます"　❽ 教室の机と椅子に合わせた座位保持装置でみんなと一緒にお勉強　❾ みんなで楽しいゲームに夢中！

図27　事例②　みんなと一緒に参加したよ！

第4章 装具各論（疾患別・事例）

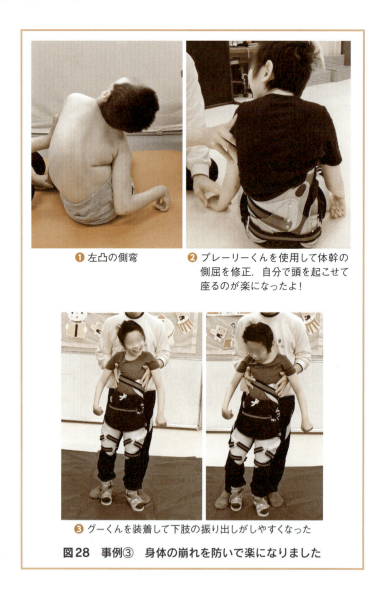

❶ 左凸の側弯
❷ プレーリーくんを使用して体幹の側屈を修正．自分で頭を起こして座るのが楽になったよ！
❸ グーくんを装着して下肢の振り出しがしやすくなった

図28　事例③　身体の崩れを防いで楽になりました

て，整形外科的選択的痙性コントロール手術後，上下肢の筋緊張は軽減したものの，股関節内転，内旋，屈曲筋群の過緊張によるはさみ肢位の傾向は残っている．足関節は，左外反足，右内反尖足となっている．

自力での移動としては，床上で反り返りでの背這い，寝返りは可能だが，目標に向かっての移動は困難である．

2）使用装具・補装具類
・金属支柱付短下肢装具
・動的脊柱装具（愛称プレーリーくん）
・股関節外転装具（愛称グーくん）
・立位保持具（プロンボード）
・座位保持装置
・SRCウォーカー

・車いす

3）生活の様子と補装具類の使用状況

ADLのすべてにおいて介助が必要だが，装具を装着することにより姿勢保持が安定し，介助量が軽減された．

側弯に対して動的脊柱装具（愛称プレーリーくん）を使用することで体幹部の側屈が修正され，正中保持がしやすくなった（**図28②**）．本人の座位保持が楽になり，介助者への負担も軽減された．

介助歩行時，はさみ肢位になることで下肢の振り出しが困難であったが，「グーくん」を装着することにより，股関節の内転，内旋が抑制され，装具の素材自体の弾性，柔軟性により，両側足部が接触することなく，左右下肢への重心移動，振り出しも可能となった（**図28③**）．

自分でできる運動は限られており，補装具の使用でいろいろな活動を経験している．学校では，学習・給食場面でプロンボード，座位保持装置を使用して姿勢保持を行っている．移動用具としては介助用車いす，SRCウォーカーを装具と併せて使用することにより，姿勢の安定と活動を補完し，努力性の活動を軽減し，介助者の負担も軽減している．

7 脳性麻痺の装具の課題と展望

脳性麻痺の装具に関わってきたこれまでの経験から，装具・補装具に携わっていくにあたっての心構えについて述べたい．

小児の装具・補装具に関わり始めて約20年近くになる．当時，装具の相談があったとき，色やデザインを考えるより機能性を重視する傾向にあった．

装具類の支柱は金属むき出しで，重く扱いづらいものであった．また補装具類は，調整機能に乏しく，S・M・L等，標準タイプから選択し，身体に合わせるというよりは，物に身体を合わせるタイプが大半であった．成長期の子どもたちに適合させるために，その都度，タオルやバスマットをパッド代わりに合わせることがよくあった．

現在では，短下肢装具のように軽くて丈夫なカーボン支柱，または，色付きの革を巻いた金属支柱や，花や星を型抜きして可愛くデザインしたり（**図29①②**），好きな野球やサッカーチームのカラーに合わせたりと，選択できる色や素材も増えた（**図29③〜⑤**）．

前述のプレーリーくんやグーくんは，軽くカラフルで，子どもたちがテレビのヒーローのように，装着して"変身！"できるといったよいイメージももたらしてくれる（**図30**）．

補装具については，身体に合わせたモールド型の座位保持装置や，座面の角度を調整したり体幹に合わせて張り調整のできるバギー等，高機能なものが増えてきた．選択肢が広がり，子どもたちや親にとっては選べる楽しさが生まれ，前向きに考えていけるツールとなることは，とてもよいことであり嬉しいことでもある．

このように見た目がかっこよく，デザイン性が高い装具・補装具は，個別のニーズが高く，量産ができないため費用も高くなる傾向にある．しかし，時代の流れから，装具・補装具もデザイン性，ファッション性と個々に応じた機能性に付加価値を併せもったものが求められている．

第4章 装具各論（疾患別・事例）

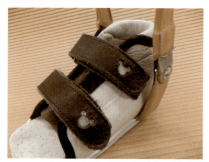
❶ くまさんマークの型抜き

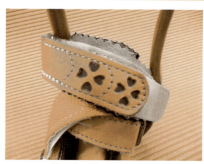
❷ お花のマークの型抜き

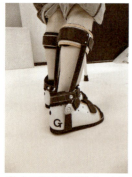
❸ 右に好きな野球チームの
マークを入れてもらったよ！

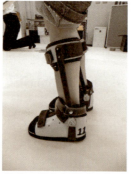
❹ 左に好きな選手の背番
号を入れてもらったよ！

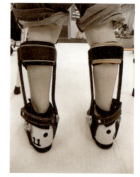
❺ 右と左でセ・リーグ，
パ・リーグ．かっこいい！

図29　色やデザインの例

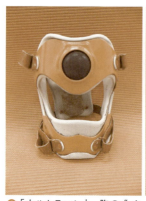
❶「ウルトラマン」．胸の"カ
ラータイマー"も付いてウル
トラマンの体幹装具でシュ
ワッチ！

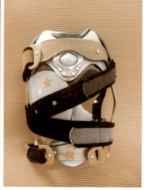
❷「ウルトラマンゼロ」！

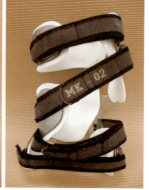
❸「ダンボール戦機のオー
ディーン Mk-02」をイメージ
して作ってもらったよ！

図30　装着するのが楽しくなるデザイン

　装具・補装具はデザインがよく高機能であることだけで万人に適合するものではないので，作業療法士・理学療法士としては，その子どもに合った装具・補装具を選択する，あるいは高機能な補装具を調整できる知識と技術を習得する必要がある．
　介入する作業療法士・理学療法士が装具類を見極めるためには，検討を行う場面におい

て，業者や義肢装具士との会話のなかで情報収集したり，情報共有しておくことがお互いのスキルアップにつながり，適合評価の判断材料となる．

例えば，「これは何のために付いているのですか？」「これはどこで調整するのですか？」などと情報収集することが知識や技術の確認の機会となり，「なるほど！」と納得することで"引き出し"が増えていきスキルアップしていく．

私たち作業療法士は個人でする仕事ではなく，チームでする仕事である．さまざまな職種と連携を図りながら，子どもたちにとって今何が必要か，将来何が必要になってくるのかを考え，適合評価できる作業療法士でありたい．

参考文献
1) 公益社団法人日本リハビリテーション医学会（監修）：脳性麻痺リハビリテーションガイドライン　第2版．金原出版，2014．
2) Bax M, et al：Proposed definition and classification of cerebral palsy. *Med Child Neuro*, 47：571-576, 2005.
3) 日本整形外科学会，日本リハビリテーション医学会（監修）：義肢装具のチェックポイント　第8版．医学書院，2014．
4) 飛松好子，高嶋孝倫（編）：装具学　第4版．医歯薬出版，2013．
5) 日本工業標準調査会：福祉関連機器用語［義肢・装具部門］JIS T 0101．日本規格協会，1997．
6) 瀬下　崇：脳性麻痺リハビリテーションガイドラインと義肢装具のかかわり．日本義肢装具学会誌，31(3)：157-160，2015．
7) 公益財団法人テクノエイド協会 企画部：補装具費支給事務ガイドブック．2014．
8) 浅見豊子：下肢の麻痺性障害に対する装具治療の実際．*Mon Book Med Rehabil*, 179：50-55, 2015.
9) 柴田　徹：麻痺性股関節障害に対する装具治療．*Mon Book Med Rehabil*, 179：30-34, 2015.
10) 川村次郎・他：義肢装具学　第4版．医学書院，2009．
11) 梶浦一郎，鈴木恒彦：脳性麻痺のリハビリテーション実践ハンドブック．市村出版．2014．
12) 大川敦子，梶浦一郎：中枢神経障害による脊椎変形と装具．*Mon Book Med Rehabil*, 179：16-20, 2015.
13) 名倉温雄，川端秀彦：上肢・手指の変形や障害に対する装具治療の現状．*Mon Book Med Rehabil*, 179：1-6, 2015.
14) 陣内一保，安藤徳彦監修：こどものリハビリテーション医学―第2版．医学書院，2008．

（加藤雅子・田中克佳）

コラム⑧

機能性とデザイン性を両立させた義肢装具

義肢や装具は，装着者の体の一部として治療場面や日常生活で使用される．就学や就労をはじめ日常生活全般で使用される場合は機能性のみならず，色や模様などそのデザイン性も大切である．1957年に通商産業省（現経済産業省）によって創設され，公益財団法人日本デザイン振興会が主催するグッドデザイン賞を受

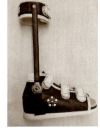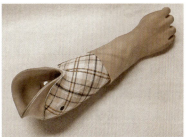

賞する義肢装具や車いすもある．義肢装具の色や模様は，機能性に影響を及ぼすことなく工夫でき，義肢装具士によれば，その技法は難しいものではないらしい．義肢装具を必要とする子どもから高齢者までが，自分の服をコーディネートするように好きな色や模様を施した義肢装具を装着することは大切である．

3 関節リウマチ

1 関節リウマチの概要と特徴

　関節リウマチ (rheumatoid arthritis：RA) は，免疫異常を背景とした滑膜の炎症を主病変として，関節の腫脹や疼痛（自発痛・運動時痛・圧痛），炎症性細胞の浸潤による軟骨破壊やパンヌス形成による骨びらんにより関節が破壊される疾患であり，その原因は未だ不明である．発症年齢は40歳台をピークとして広く分布し，一般に女性の罹患は男性の3〜4倍である[1]．進行すると，靱帯・腱断裂など軟部組織の破綻，脱臼などによる関節変形，強直に至り，関節拘縮や筋力低下，全身持久力の低下などにより，日常生活活動 (activities of daily living：ADL) や手段的日常生活活動 (instrumental activities of daily living：IADL) の制限，社会活動への参加が制約される．また，リウマトイド結節，呼吸器病変や眼疾患，血管炎などの関節外症状も伴う．診断には，米国リウマチ学会（ACR）と欧州リウマチ学会（EULAR）が合同で提唱した2010年 ACR/EULAR RA分類基準が用いられ，早期にRAとして分類できるようになった．また，RAのトータルマネジメントでは，基礎療法のうえに立って，薬物療法，人工関節置換術などの整形外科的手術，ケア，リハビリテーション（以下リハ）がRA治療の4本柱とされている．

　RAの薬物療法は，メトトレキサートなどの疾患修飾性抗リウマチ薬（DMARDs）に加え，わが国では2003年に承認された生物学的製剤の登場によりパラダイムシフトを迎え，これまでコントロールが困難であった炎症性滑膜炎の鎮静化が図れるようになった．2017年6月現在，生物学的製剤は，インフリキシマブ（レミケード®），エタネルセプト（エンブレル®），トシリズマブ（アクテムラ®），アダリムマブ（ヒュミラ®），アバタセプト（オレンシア®），ゴリムマブ（シンポニー®），セルトリズマブペゴル（シムジア®）の7種類があり，点滴静注，皮下注射など投与方法は薬剤により異なる．これらの生物学的製剤は，RAの病態形成に関わる炎症性サイトカインやT細胞活性化を特異的に抑制し，炎症と症状の改善による臨床的寛解から，関節破壊抑制による構造的寛解，そして身体機能の維持による機能的寛解のすべてを満たす完全寛解を治療目標にすることが可能となった．そこで，発症早期からの治療介入の重要性に基づいてRAの目標達成に向けた治療 (Treat to Target：T2T) が提唱され，RAの治療目標はまず臨床的寛解を達成することと定められた[2]．現時点では進行した患者や長期罹患患者では低疾患活動性が当面の目標となり得るとされている．また，臨床でよく使用される総合疾患活動性指標として，Disease Activity Score 28 (DAS28)，Simplified Disease Activity Index (SDAI)，Clinical Disease Activity Index (CDAI) があり，それぞれに寛解基準が示されている．さらに，T2Tでは，患者の長期的な生活の質 (quality of life：QOL) を最大限まで改善することが治療目標のひとつとされ，RA患者のQOL改善が治療ゴールのひとつとされたことは注目すべき点である．なお，T2Tは2014年にアップデートされた[3]．

3. 関節リウマチ

　RA治療の変革はリハにも及び，機能障害を呈する前の発症早期から介入することで機能低下の予防が期待できるようになった．しかし，RAとしての難治例，罹病期間が長く関節破壊が進行しすでにADL制限を呈している患者，臨床的寛解が得られても病期の進行により機能的寛解が得られない患者，高薬価という医療経済的な問題や重篤な合併症の発症リスクなどから生物学的製剤を使用できない患者も存在する．また，発症早期や寛解導入例であっても，痛みがある関節が1関節でもあれば，それが生活上での困難さの一因となり，薬効が発現するまで，もしくは減弱した時期や休薬した時期の関節状態の変化，また，活動量が増加することで，すでに破壊されている関節が変形性関節症として関節破壊が進んでいくという過用（オーバーユース）症候群も報告されている[4]．このように病期や症状が異なる多様な患者が，作業療法の対象となるようになり，さらに，例えば生物学的製剤の自己注射動作がRA患者のADL動作のひとつとなるなど，薬物療法の進歩に応じてRA患者への作業療法も広がりをみせている．そのため，多職種との連携が重要であり，RA患者に対するチーム医療の必要性が高まっている．

　『2015年リウマチ白書』では[5]，「現在不安なこと」として，"悪化・進行"次いで"日常生活動作の低下""薬の副作用や合併症"と続く．作業療法士は，「生活のしにくさ」を抱えるRA患者が「望むように生活できる」ように支援していく．日内，日間さらに経年的に身体機能に変化がみられ得るRA患者に対して，家庭での役割や仕事，趣味，さらに出産や育児などのライフイベントを予測しながら，多彩で多様な生活に合わせて，一人ひとりに合わせた介入を行っていくことが大切である．

2　関節リウマチで用いる装具・スプリントの概要と特徴

　RAにおける装具は義肢装具士が作製する場合と既製品で対応する場合があるが，手・手指に関しては作業療法士が作製することが多い．手・手指のスプリント療法は，滑膜炎による炎症性疼痛や腫脹，すでに破壊された関節に生活上で負担がかかることによる疼痛，関節の不安定性や変形を呈し機能的な手の使用が困難となった場合などに適応となる．その目的は，関節の固定・支持・矯正を図り，①安静と外力からの保護による疼痛軽減，②アライメントの保持，③変形の防止がある．さらに，装着することで生活動作を行いやすくすることも主要な目的となる．

　硬性スプリントは主に熱可塑性プラスチック材，軟性スプリントはオペロンやクロロプレンゴムなどの生地を用いて作製し，テーラーメイドである．作業療法士が作製するスプリントの長所は，腫脹の変化に対応しやすく調整が容易であり，患者の意見・要望を取り入れることができる点にある．短所としては，耐久性が挙げられる．使用されるスプリントの条件は，①効果があり（有効性），②適合し（フィット感），③見栄えがよく（ファッション性），④自己着脱が可能であることである[6]．手指変形のある場合は，スプリントを自己着脱できるように工夫し，長期的なステロイドの服用などにより皮膚の脆弱性を呈している場合もあるため，スプリントの圧迫で皮膚潰瘍を発生させないように注意する．

279

第4章 装具各論（疾患別・事例）

表1　スプリント選定における評価項目

患者からの聴き取り	① 主訴 ② 痛み・腫脹の有無や程度：痛みはいつから・どんなときに出現しているのか 　（安静時・作業時；家事，仕事，ADL時にどんな痛みが出現するか，具体的に聴取） 　腫脹は日内・日間変動があるか ③ スプリントに対するニーズや望むこと：痛みの軽減，変形の予防・進行防止・矯正など ④ 家庭内役割や仕事などの社会的役割，趣味など 　家事・仕事内容，育児，趣味など手の使用頻度や負担の程度 　具体的に困っている作業内容 ⑤ 装着できる時間帯
作業療法評価	① 疾患活動性：炎症期かどうか，使用薬剤，休薬や薬剤の変更はないか ② 視診・触診：圧痛・腫脹の部位，程度 ③ 関節状態：滑膜炎の鎮静化の予測／変形の程度と進行の予測，拘縮の有無／拘縮の程度 ④ スプリントで矯正をかけた場合の予測：徒手的に矯正してつまみ動作などをチェック

表2　スプリント選定・作製，フォローアップ手順

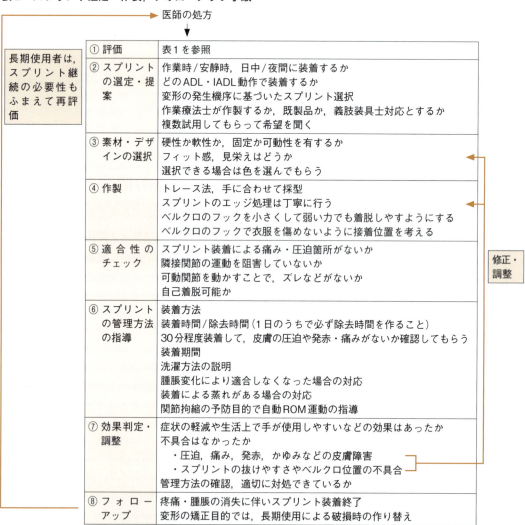

3. 関節リウマチ

3 　適応する装具・スプリントの実践

　スプリントを選定していくうえで，症状や生活動作の聴取，手の状態と薬物治療による病勢のコントロール状態を含めた評価を行う（**表1**）．作製にあたってはスプリントの目的を明確化し，患者と相談しながら選定して，その目的を共有することが大切である．装着してもらって初めてスプリントの効果が発揮できる．作業療法士によるスプリント選定，作製，フォローアップの手順について**表2**に示す．RA患者は，外来で定期的に受診されるため，フォローアップしやすい環境にある．以下に，RAにおける代表的なスプリントを示す．

1）母指スプリント

　RAでは，母指の罹患頻度は高く，病変の進行に伴いつまみ動作や把握動作に影響を及ぼす．母指変形にはNalebuffの分類があり6型に分類されている[7]．そのうち，Type Ⅰは中手指節関節（metacarpophalangeal joint：MP関節）の滑膜炎が原因で，MP関節で屈曲，母指指節間関節（interphalangeal joint：IP関節）で過伸展となる母指ボタン穴変形で，母指変形のなかで最も多い．母指ボタン穴変形に対するスプリントは，早期ではMP関節を伸展位に支持することでIP関節の過伸展が矯正できる場合があり，MP関節支持スプリントの適応となる．進行した場合は，IP関節を軽度屈曲位で矯正するリング型スプリントを作製する（**図1**）．IP関節の橈屈方向への不安定性が出現している場合は橈側方向に2点のバーがくるように作製し，中間位に矯正する（**図2**）．

2）手指スプリント

a. 手指スワンネック変形に対するスプリント（**図3**）

　RA手指におけるスワンネック変形は，近位指節間関節（proximal interphalangeal joint：PIP関節）で過伸展，遠位指節間関節（distal interphalangeal joint：DIP関節）で屈曲を呈する変形である．MP，PIP，DIP関節それぞれの滑膜炎からの発生機序が報告されており，そのなかで最も頻度が高いのがMP関節炎から発生する場合である[8]．MP関節の滑膜炎により，関節包・側副靱帯の破綻によって基節骨が掌・尺側に脱臼し，これに虫様筋や骨間筋などの内在筋拘縮が加わり，側索が背側に移動し伸展力がPIP関節に働くようになる．スワンネック変形に対するスプリントは，3点支持でPIP関節を軽度屈曲位に矯正する．また，MP関節を中間位に矯正することでPIP関節の過伸展が改善できる場合，掌側からのMP関節支持スプリントを作製する．

b. 手指ボタン穴変形に対するスプリント（**図4**）

　ボタン穴変形は，PIP関節の滑膜炎が原因で，PIP関節が屈曲，DIP関節で過伸展を呈する変形である．PIP関節背側の滑膜炎が持続すると，腫脹により背側関節包と中央索を弛緩させ，PIP関節の完全伸展を維持できなくなり，側索の掌側への転位をきたす．その結果，側索の牽引力はPIP関節を屈曲させ，DIP関節を過伸展させる力として作用するようになる．進行するとPIP関節の屈曲拘縮を呈する．ボタン穴変形に対するリング型スプリントは，3点支持でPIP関節を伸展位に矯正する．義肢装具士が取り扱うものとしては，オーバルエイトやTMフィンガーブレース（タガワブレース）があり，スワンネック変形にも対応する．

281

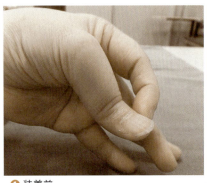
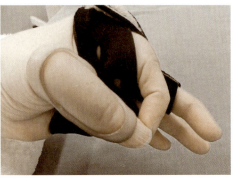

❶ 装着前
つまみ動作で，IP関節の過伸展が増強

❷ 装着後
つまみ動作時に，IP関節が過伸展方向に逃げないため，力が入りやすい．変形の進行防止とADL動作改善目的での使用

図1　母指ボタン穴変形に対するリング型スプリント
洗濯物干しなどの家事の際に作業用として装着．約1年使用中

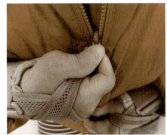
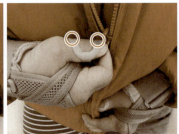
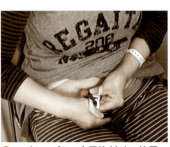

❶ 装着前
つまみ動作でIP関節の橈屈方向への不安定性が強い

❷ 装着後
IP関節が安定することで，ファスナーも開け閉めしやすい．橈側に2点のバーがくるように作製（○）

❸ アバタセプトの自己注射時に使用
アルコール綿を開封する，腹部をつまむなどのつまみ動作を安定させることで，自己注射動作がスムーズになる

図2　母指IP関節橈屈変形に対するリング型側方スプリント

3）手関節スプリント（図5）

　手関節における滑膜炎の好発部位は，橈骨手根関節，尺骨茎状突起部，遠位橈尺関節などがある．尺骨側では遷延する滑膜炎により，関節包の弛緩と三角線維軟骨複合体が破壊されることで尺骨頭の背側亜脱臼，尺側手根伸筋の掌側方向への転位が出現し，遠位橈尺関節の不安定性が出現する．尺骨頭の背側亜脱臼は，手指伸筋腱の摩耗性断裂の要因となる．

　手関節は安定性と可動性も求められるため，家事・仕事上での手の可動性を制限しない軟性のリストサポーターが好まれ，増減する腫脹に対応するためと着脱のしやすさから，手関節に巻きつける形状がRA患者に適している．作業療法士が作製する場合，代表的な素材にはオペロンやクロロプレンゴムがある．クロロプレンゴムに両面ジャージーが貼られたウェットスーツ用生地は，装着感がよく色が選択でき，洗濯ネットに入れて洗濯機での洗濯が可能で生地が傷みにくい．そのため，筆者の施設では患者に好評であるが，蒸れやすいと

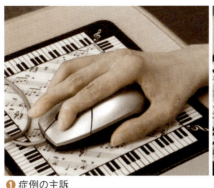 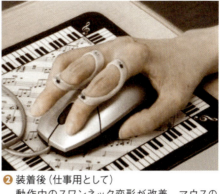

❶ 症例の主訴
仕事上で，特にマウスのクリックなどのPC操作やボタンを押すなどの動作時に，スワンネック変形が助長される

❷ 装着後（仕事用として）
動作中のスワンネック変形が改善，マウスのクリック時もスプリントが滑ることなく使用できている．症例自身でネイルシールでスプリントにデコレーションしてもらった

図3　手指スワンネック変形に対するリング型スプリント

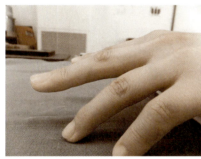 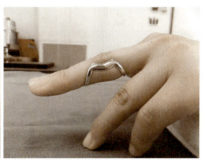

❶ ボタン穴変形の初期　❷ TMフィンガーブレース（タガワブレース）

リング型スプリントを作業療法士が作製しフォローアップしていたが，転院に伴い破損しにくいタイプを希望され，義肢装具士より適合．装着下でDIP関節の自動屈曲運動を行ってもらうこと，PIP関節炎の消失で装着の終了（再燃時は再装着）を指導した症例

図4　手指ボタン穴変形に対するスプリント

いう短所がある．また，関節破壊が進行し，手根骨の掌側脱臼など手関節の不安定性を呈する場合や，疼痛・腫脹が強く，生活上での手への負担が大きい場合などは，手関節を固定する硬性スプリントの適応となる．

4）手指MP関節尺側偏位防止スプリント（図6）

尺側偏位は，示指〜小指のMP関節が小指側に偏位する変形である．発生機序は，MP関節の滑膜炎によって関節包が弛緩し，MP関節が掌尺側へ亜脱臼傾向を示す．加えて虫様筋や骨間筋の内在筋の拘縮，正常でも屈筋腱の走行はMP関節を尺側へ走行させるベクトルとして働きやすいこと，滑膜炎により尺側へ移動した伸筋腱が緊張すると尺側偏位の力として働くこと，手根骨の橈側回転など手関節からの影響も受け尺側偏位はさまざまな因子の複合的な関与で生じる[9]．日中は，作業用として軟性の尺側偏位防止スプリントが適合しやす

第4章 装具各論（疾患別・事例）

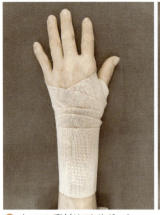 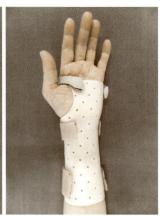

❶ オペロン素材リストサポーター
薄手で通気性がよいが，短所として生地がいたみやすく，汚れが目立ちやすい

❷ コックアップスプリント
介護を行うようになり手関節痛が増強したため，症状が鎮静化するまでの一時的な使用とした

図5　手関節スプリント

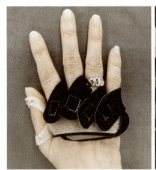 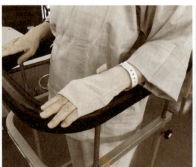 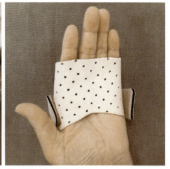

❶ ストラップで橈側方向に矯正をかける形状（ウェットスーツ用生地）

❷ 手袋型（オペロン素材）

❸ 硬性スプリント
日中は軟性，夜間は硬性というように使い分けることもできる

図6　尺側偏位防止スプリント

く，手指を橈側方向へ矯正し，矯正が必要な指に合わせてストラップを増減させる．手袋型は脱着が簡単である．また，MP関節の亜脱臼がある場合は，掌側からの硬性スプリントを作製しMP関節を中間位に保つ．

4　作業療法における装具・スプリント導入のポイントと注意点

RAの病態，関節の状態と変形のメカニズムを理解したうえでの変形の予測，ADL・IADLや仕事など役割に応じて，適応やスプリントの種類を判断し提案する．罹病期間が長い症例では，母指・手指変形があっても機能的に手が使用できている場合もあり，スプリントにより筋腱のアンバランスが増大する場合は変形を矯正することで手が使用しにくくなる．また，徒手矯正が不可能な関節拘縮に対して，スプリントは適合しにくい．そのため，装着下

で標的となる生活動作やADLに改善する部分があるかを評価し，個々に合わせた判断が求められる.

　スプリントを効果的に使用してもらうためには患者教育が重要であり，装着のアドヒアランス（積極的な参加）を高めることが必要である．スプリント装着により予測される効果，さらに関節可動域（range of motion：ROM）制限などの二次障害とその予防方法を十分に説明し，スプリントの管理・洗濯方法について理解を得るなど，作製後の丁寧な説明と装着後のフォローアップがアドヒアランスを高めることにつながる[10]．スプリントのフォローアップは作業療法士が行うが，入院中であれば作製当日は看護師にも情報提供をして，不具合時の対応などを情報共有しておく．RA患者は自己管理できる方が多いが，スプリントが多少痛くても効果があれば終日装着し続けることもあるため，外来で作製した場合などでスプリントに問題があったときの即時のフォローが難しい場合は，必要に応じて家族にも合わせて指導し，施設入所者に関しては施設への情報提供，介護保険の被保険者であればケアマネジャーを通じて訪問ヘルパーや訪問看護師などへの情報提供を行う.

　RAの手の変形は多関節に起因することも多く，把握・つまみ動作の形態は手関節の可動性にも左右されやすい．単関節のみにとらわれず隣接関節，さらには肩・肘などの近位関節もふまえて総合的に判断する視点が求められる．スプリントはあくまで作業療法のひとつの手段であり，変形を助長する肢位をとっていないかなど動作方法の見直しや家事の簡略化の検討を含む関節保護，自助具の使用など，生活行為に合わせた具体的な生活指導を併せて実施することが大切である.

5 関節リウマチの装具・スプリントの課題と展望

　RA患者に使用されている手・手指スプリントは多種多様であり，Steultjensらは[11,12]，手・手指装具は疼痛軽減や握力改善に効果がみられると報告しているが，RA患者のスプリントに対する効果は限定的である．わが国においては作業療法士が作製することも多いが，作業療法士が作製したスプリントについてのエビデンスは極めて少ない．すでに変形を呈した症例の生活動作を行いやすくすること，さらに薬物療法の進歩によりRAの病勢がタイトにコントロールできる時代になったからこそ，疼痛軽減や握力・手指機能の改善，ADL・IADLの改善のみならず，スプリントを適切なタイミングで使用することで軟部組織の破綻を防ぎ，変形予防ひいては関節破壊の進行防止に寄与できる可能性が期待できる．そのためには，RAのスプリントに対しての有効性を検証・蓄積し，エビデンスを構築していくこと，そして，自宅だけでなく，外出時や仕事上でも衣服のように装着してもらえるように，外観的なデザインを探求していくことが求められる.

第4章　装具各論（疾患別・事例）

6 事例「仕事用のスプリントにより左示指尺側偏位の改善と手関節への負担軽減を図ったRAの一例」

1）事例紹介

仮名：A氏　年齢：20歳台　性別：女性　利き手：右利き

生活歴：10歳台後半にRA発症．20歳で，大学へのバスや電車での通学時に，右手には鞄を持ち，つり革やシートを左手で把持して身体を支えるために左手関節痛が出現し，外来にて，スプリント作製の作業療法が処方された．最初は見栄えの点で既製品のリストサポート（Ottobock Japan）を購入したが，左手関節の支持性が弱く，左母指MP関節痛もあったことから継続使用できなかったため，同時に母指MP関節も支持できるように，母指ループ型のウェットスーツ素材リストサポーターを作業療法士にて作製した．

20歳台前半，就職活動をするにあたり，臨床心理士になるために大学院に行くか，イラストレーターを目指すかなど今後の進路を考えたときに，働きながらRAの症状とつきあっていくこと，生物学的製剤などの高額な医療費を支払っていくこと，趣味や娯楽，旅行などにも行きたいということから，「土日祝も休みがある」「安定した収入が見込める」職業を選び，金融機関に内定となった．

家族状況：同居家族は両親，妹．

2）医学的情報

疾患名：関節リウマチ（Steinbrocker分類：Stage Ⅲ，Class Ⅰ）

現病歴：X年11月頃から両示指・中指MP関節，次いで足趾MTP関節の腫脹が生じた．特に午前中が体動困難で症状が増強するため，X+1年2月当院初診，手足の小関節炎が強くメトトレキサートを4mg/週で開始し，その後6mg/週に増量したが関節痛は軽快せず，痛みのために通学も困難となり同年5月インフリキシマブを併用，有効であったが6回目に気分不良と嘔吐が生じ投与時反応と判断され中止，同年11月アダリムマブを開始した．炎症マーカーであるC反応性蛋白（CRP）は0.0mg/dlが続くも，関節痛増強を訴えX+2年12月にアバタセプトに変更，二次無効となりX+4年7月にトシリズマブを開始，臨床的寛解状態であった．X+7年3月，1泊2日のトシリズマブ投与入院時，左示指の尺側偏位を自覚しスプリント作製にて作業療法が処方された．

既往歴：X+1年10月に，右長母指伸筋腱皮下断裂により腱移行術（固有示指伸筋腱移行）を施行された．術後の作業療法を担当したのが症例との最初の関わりで，以降，20歳時のリストサポーター作製など筆者が継続して担当している．

他職種からの情報

医師　「使用薬剤はトシリズマブ8mg/kg/4週，メトトレキサート6mg/週，セレコキシブ400mg/日．左手関節痛の出現と消失は，経年的に繰り返していて関節破壊は徐々に進行している．Larsen分類は右手関節grade Ⅰ，左手関節grade Ⅲ．」

3）作業療法評価

主訴：把握時に左示指が尺側に偏位して上に中指が重なるため，物を持ったときに違和感がある．左手首が静かに変形してきたような気がする．

3. 関節リウマチ

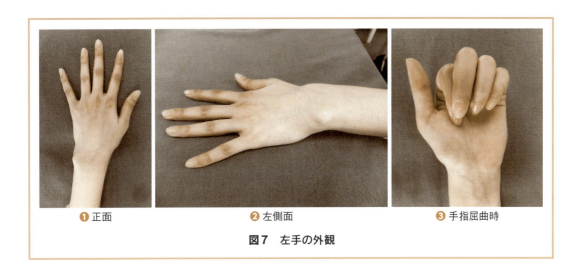

❶ 正面　　　　　　　　　❷ 左側面　　　　　　　　　❸ 手指屈曲時

図7　左手の外観

第一印象：視診上では，手・手指関節に腫脹なし．左尺骨頭の背側亜脱臼と手根骨が掌側に亜脱臼傾向であった（**図7**）．

作業療法評価のポイント：最初に，左示指がいつから重なるようになったか，どういった時に不便さを生じているか生活動作について具体的に聴き取りを行った．関節状態を把握するために，全身の疼痛・腫脹関節の問診と触診，他に症状として気になっていることはないかを聴取した．さらに，示指の尺側偏位が，どこが原因で発生してきたのか判断するため，左示指を中心とした手指・手関節のアライメント，X線などの画像所見の経年的変化をみて総合的に評価を行った．これは，尺側偏位の原因を知ることで，進行防止を図るために，どのスプリントを選定するか判断するためのポイントとなる．さらに，左示指が重なるようになった時期に手の使用量の変化はなかったか，生活環境に変化はなかったか，症例がスプリントに求める要望も併せて聴取した．また，身体機能の評価として，手関節痛は100 mmVAS，左手指を中心に自動ROM，握力を計測し，ADL評価としてHealth Assessment Questionnaire Disability Index（HAQ-DI）を実施した．症例の主訴である左示指・手関節だけにとらわれずに，全身の関節状態と生活動作について評価することがポイントである．

評価結果を**表3**に示す．

作業療法方針・予後予測：左示指MP関節の尺側偏位は，趣味活動では示指が重なりそうになったら意識的に戻しており，特に問題となっていなかったが，生活上でスピードを求められる作業時に指が重なるため物品を把握しにくく，示指を戻すことに手をとられることがもどかしいということであった．そこで，主として作業用（就職後は仕事用）として，尺側偏位防止スプリントを作製することにした．示指MP関節は，現在は触診上で腫脹はなく，X線画像でも骨破壊や掌側亜脱臼はみられなかったが，屈曲時に伸筋腱が軽度尺側に偏位する要因として，症例は，発症時に左示指MP関節の腫脹が出現し継続していたことから，MP関節の軟部組織の弛緩を呈している可能性が考えられた．加えて，左手関節は徐々に関節破壊が進行しており，手根骨の橈側回転と回外変形による手関節のアライメント変化が加わったことが，示指MP関節の尺側偏位の発生要因であると考えられた．予後予測として，

287

第4章　装具各論（疾患別・事例）

表3　評価結果

	初期評価　X＋7年3月 （就職1カ月前）	再評価とスプリントの効果判定　X＋7年12月
左示指MP関節 （尺側偏位が出現した時期・誘因）	疼痛・腫脹なし 屈曲時にMP関節部で伸筋腱が尺側に偏位傾向 （1, 2カ月前に気付き，誘因なく発生）	変化なし
左手関節	疼痛，腫脹なし	疼痛あり（日間変動あり）
左手関節のアライメント （X線，視診・触診）	尺骨頭の背側亜脱臼，手根骨の橈側回転と回外変形，掌側亜脱臼	CM関節に新たな骨びらんが出現，橈骨と舟状骨の関節裂隙がやや狭小化
疼痛関節	左肘関節	両肘関節，右手関節，右母指MP関節，右中指PIP関節，右膝関節
腫脹関節	左肘関節	右中指PIP関節
DAS28-ESR	2.55（寛解）	3.31（中等度疾患活動性）
100mmVAS 　左手関節痛 　右手関節痛	安静時・作業時　0 未計測	安静時47，作業時；非装着75，リストサポーター装着64 安静時35，作業時；非装着54，リストサポーター装着47，手関節固定装具装着40
自動ROM	左示指　尺側偏位角度 伸展時0°把握時10°（他関節は特に制限なし）	左示指　尺側偏位角度 伸展時0°，把握時；非装着　12°，尺側偏位防止スプリント装着　0°
握力（mmHg）	右　226　左　202	右　230　左　198 右　手関節固定装具装着　274　左　尺側偏位防止スプリント装着　230
ピンチ力（kgf） 　三指つまみ 　側腹つまみ 　指腹つまみ	未計測	右　3.6　左　非装着　3.6　尺側偏位防止スプリント装着　3.8 右　5.4　左　非装着　2.8　装着　3.4 右　1.0　左　非装着　0.8　装着　1.6
HAQ-DI	0.25	0.25
職業など	大学生（就職1カ月前）	金融機関での出納業務
趣味	イラストを描く（PC使用や鉛筆，水彩画など）際に，示指の尺側偏位は特に気にならない	右手関節痛があるときは，適宜リストサポーターを使用
スプリントの要望	仕事上で少しでも手が使いやすいようにしたい 新社会人となり，仕事を始めるので変形の進行防止	変形の進行防止と予防

　4月より社会人となり生活が大きく変わっていくこと，最初の1カ月程度は研修で，支店に配属となり実務が始まるのが5月ということで，今後活動量の増加による関節痛の増強などが予測されるため，4週ごとのトシリズマブ投与入院時にフォローを行うことにした．
　作業療法の課題分析の内容を**表4**に示す．

4）作業療法計画と実施

　目標と解説：短期目標は，特に仕事での左示指の尺側偏位を防止させ把握動作をスムーズにすること，長期目標は痛みや困難なく仕事ができること，リハ目標は変形の進行防止と身体機能の維持を図ることができること，生活目標は，仕事内容について関節保護を図る方法を自ら考え，それを実行できることとした．

　作業療法内容：1泊2日の短期入院での対応となるため，スプリント作製と調整，さらに

3. 関節リウマチ

表4 作業療法の課題分析

	心身機能・構造	活動	参加	環境
利点	手指・肘・肩関節のROM制限なし,握力も良好	ADL/IADL自立,趣味活動も自立	社会活動など制約なし	家事は両親が行ってくれる
問題点	左示指の尺側偏位 日間変動する関節の疼痛・腫脹	スピードが必要な作業時に,左示指と中指が重なることで,物品が把握しにくい	・新社会人,初めてで慣れない仕事 ・8時間労働	移動は公共の交通機関
予後予測	就職し,仕事を開始することで,関節への負担が増加 ・RA症状の変化(疼痛などの関節症状出現・増加,全身倦怠感が出現する可能性) ・左示指尺側偏位の進行の可能性 ・仕事を始めてからの身体への不安	関節痛が出現した場合,疼痛により生活動作の行いにくさなどが出現する可能性	示指が重なることで,仕事上での動作スピードなどの質の低下 ・周りの仕事のペースに合わせる必要がある(自分の体調や症状で手を止めることはできない) ・疲労や全身倦怠感の増強が,社会参加に影響する可能性	・生活面においては,両親の支援が期待できる ・職場の上司には疾患について報告予定のため,業務内容を配慮してもらえる可能性がある

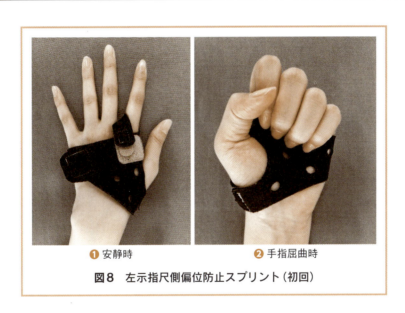

❶ 安静時　　❷ 手指屈曲時

図8　左示指尺側偏位防止スプリント（初回）

関節保護の指導を関節状態および仕事内容の変化に応じて実施した．

作製したスプリントについて（図8）：左示指の尺側偏位防止スプリントを作製するうえで，症例における尺側偏位の発生機序の予測から，手関節スプリントも考慮したほうがよいと考えた．しかし，硬性スプリントは，手関節が固定されるため仕事で左手が使いにくくなることが予測できること，手根骨を回内方向に徒手的に矯正することは困難で，さらに手関節痛がなかったことから希望されなかった．そこで，素材は作業用として手の使用を妨げないように軟性素材を選択し，スプリントのデザインは示指のみストラップで矯正をかける形状に決定した．手関節と一体型にすることも可能であったが，仕事用として装着したい意向があるため，見栄えの問題と脱着しにくさの点から望まれなかった．使用材料は，ウェット

第4章　装具各論（疾患別・事例）

表5　経過

	1カ月	2カ月	3カ月	4カ月	6カ月	9カ月	
1. 左示指尺側偏位防止スプリント	→	修正タイプ作製	洗い替え作製	→	→	洗い替え作製	
2. 右手関節スプリント ①ウェットスーツ素材リストサポーター		→	→	‑‑‑→	趣味活動時など適時	‑‑‑→	
②手関節固定装具（日本シグマックス）				仕事用のスプリント →		→	
3. 左手関節スプリント ①ウェットスーツ素材リストサポーター				‑‑‑→	痛みに応じて適時	‑‑‑→	手関節症状に合わせて使用
②手関節固定装具（日本シグマックス）						‑‑‑→	
4. 関節保護の指導・教育				仕事内容に合わせて具体的に検討	→	→	

スーツ用生地両面ジャージー（扶桑ゴム産業）の厚み1.5mmを使用して，色は本人に選択してもらいネイビーとした．スプリントの手指側へのずれ防止のため，母指にかける形状とした．

　経過（**表5**）：2カ月後，全体研修が終わって支店に配属されると，最初の業務内容は広報となった．書字などが多いため，両手関節痛が出現し特に右手に強くなり，全般的に調子が悪くなった．左示指尺側偏位防止スプリントは，基節部を広く覆って橈側に矯正できるように，羽をつけてMP関節中間位とした．また，平日は常に装着するため洗い替えを希望され，母指運動時に圧迫感があるということで，洗い替え用は母指球部にあまりかからず，縫いしろをCM関節部に下げて母指を通す穴を広くして作製した（**図9**）．右手関節痛については，スプリントで対応することにし，手関節固定装具と軟性タイプを試用して実際に書字を行ってもらい，書字動作を妨げにくいことから，趣味活動でも使用できるように，軟性タイプのウェットスーツ素材リストサポーターを作製した（**図10**）．

　4カ月後，修正版スプリントで，母指運動の圧迫感は消失していた．しかし，仕事内容が変更になり出納業務となったことで，硬貨を大量に運搬する，出納機に棒金を押しこむ，手元にある2～3kgの金庫の移動，紙幣を数えるなどと，右手に負担がかかる状態となっていた．軟性のリストサポーターでは対応困難と判断し，手関節の負担軽減を図り作業時に装着しやすい点を考慮し，既製品の手関節固定装具ショート（日本シグマックス）を提案，購入し仕事用とした（**図11**）．また，左手関節痛も増強しており，スプリントを検討するうえで，左手は尺側偏位防止スプリントを装着しており（患者の第一優先のスプリント），着脱が簡便なため，本スプリントの形状は変更したくないという意向があった．両手関節を固定すると仕事がしにくくなるため，ウェットスーツ素材リストサポーターを作製した（**図12**）．同時に，Melvinの関節保護法を説明し動作を検討[12]，棒金を出納機に押しこむ際は前腕で行うことにした．

　6カ月後，職場環境がよく同僚も協力的で，始業・終業時の硬貨の運搬（5kg程度）は可能

3. 関節リウマチ

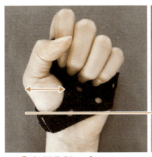
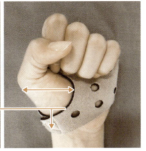

❶ 初回作製スプリント

❷ 修正版
母指球部を広く開け（↔）,
縫いしろを下に移動させて
（↓）母指運動時の圧迫感
の改善を図った

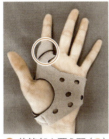
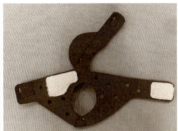

❸ 基節部を覆う羽（○）

❹ 修正版デザイン

図9　左示指尺側偏位防止スプリント（修正版）

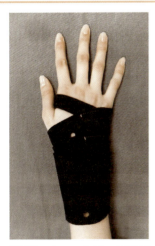
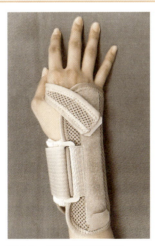
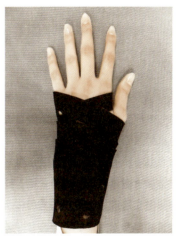

図10　ウェットスーツ素材リストサポーター（右手関節）

図11　手関節固定装具ショート（日本シグマックス）（右手関節）

図12　ウェットスーツ素材リストサポーター（左手関節）

291

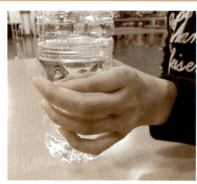 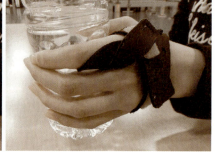

❶ 非装着時
示指に中指が重なり，把握しにくい

❷ 装着時
示指の位置を自己で意識的に戻すことなく，把持できている

図13 左示指尺側偏位防止スプリント装着時の把握形態

な範囲で他者に依頼されていた．同僚が忙しいときは，自分で行っていた．

9カ月後に，さらに調子が悪くなりイグラチモド（ケアラム®）25mg/日が追加となり，左手関節痛が増強していたため左手関節固定装具ショート（日本シグマックス）を購入．仕事では，左手は尺側偏位防止スプリントのみを装着しているが，業務内容やその日の左手関節痛の状態に応じて，尺側偏位防止スプリントと手関節スプリント（リストサポーター，左手関節固定装具）を使い分け，もしくは併用してもらうことにした．2年目からは窓口業務となる予定のため，通帳を束にして紙で留める作業を試してみたが，量が多く通帳をきちんと合わせてまとめることが難しいことがわかった．さらに手指に痛みが出現したため，本業務の実施については上司に相談することを自己にて検討されていた．

作業療法の結果・効果と考察：左示指は，尺側偏位防止スプリント装着下で中指と重ならないため，作業スピードに影響することなく，周囲の業務のペースに合わせて仕事を行うことができ，変形の進行も防止できていた（**図13**）．また，装着下で握力・ピンチ力が向上していたことから，仕事用のスプリントとして実用的であったと思われた．右手関節は，手関節固定装具を使用して仕事での作業時痛が軽減し，現在，右手のリストサポーターは趣味活動用として使用しているが，100mmVASでも手関節固定装具装着下のほうが疼痛は減少していた．仕事内容の変化はあったものの，負担を予測して手関節固定装具を仕事用のスプリントとして第一選択とできなかったことが反省点であった．また，A氏はアドヒアランスがよく，自己の関節症状を判断しながら業務での動作の工夫や負担がかかる業務依頼を自ら行え，関節保護を図ることができていた．さらに，継続的にフォローアップできたことで，スプリントの問題点の修正や，業務内容や症状変化に応じてスプリントの変更を行うことができたと考えられた．しかし，左手関節の関節破壊の若干の進行がみられていることから，手関節スプリントと尺側偏位防止スプリントの併用が今後の課題である．

5）まとめ

生物学的製剤により臨床的寛解が得られていたが，左手関節は経年的に少しずつ関節破壊

が進んでおり，左示指の尺側偏位の出現，さらに社会人となり生活が変化し，仕事での活動量が増加することで関節痛などの臨床症状が再燃した事例であった．痛みがなく，外見・触診上で腫脹がないような状態でも変形が進行していくため，関節エコーで滑膜炎を捉えることも有用であると思われる．今，本人が困っていることを改善するのはもちろんであるが，年齢も若く，仕事や趣味など長期的なQOLを維持していくためにも，関節破壊の進行や変形を防止できるように，薬物療法と合わせて適切なタイミングで戦略的にスプリントを使用して負担軽減を図ることが重要である．今後も，早期対応を図るためには，医師との連携および作業療法士のフォローアップと，本人自らが関節保護を行えること，自己の関節状態の変化に気付くことが何より大切であり，それには患者教育が重要であると考えられた．

参考文献

1) 亀田秀人：関節リウマチ─病態，臨床所見，診断［公益財団法人日本リウマチ財団　教育研修委員会，一般社団法人日本リウマチ学会　生涯教育委員会（編）：リウマチ病学テキスト　改訂第2版］．pp88-97，診断と治療社，2016.
2) 竹内　勤：治療戦略の進歩 Treat to Target．治療学，44 (10)：1081-1085，2010.
3) Smolen JS, et al：Treating rheumatoid arthritis to target：2014 update of the recommendations of an international task force. *Ann Rheum Dis*, 75 (1)：3-15, 2016.
4) 三浦靖史，佐浦隆一：関節リウマチへの新しいチャレンジ─薬物療法の動向と早期リハ　オーバービュー．臨床リハ，18 (2)：102-107，2009.
5) 公益社団法人日本リウマチ友の会（編）：2015年リウマチ白書　リウマチ患者の実態〈総合編〉．p94，障害者団体定期刊行物協会，2015.
6) 松尾絹絵：装具療法 (2) ADLの向上・拡大を図る上肢装具［西林保朗（監修），佐浦隆一，八木範彦（編）：リハ実践テクニック関節リウマチ　改訂第2版］．pp162-174，メジカルビュー社，2014.
7) 石川　肇：リウマチ母指変形の治療．関節外科，32 (4)：77-88，2013.
8) 秋田鐘弼：リウマチスワンネック変形の治療．関節外科，32 (4)：62-68，2013.
9) 水関隆也：RA手指尺側偏位の治療．関節外科，27 (1)：71-77，2008.
10) Veehof MM, et al：Determinants of the use of wrist working splints in rheumatoid arthritis. *Arthritis Rheum*, 59 (4)：531-536, 2008.
11) Steultjens EM, et al：Occupational therapy for rheumatoid arthritis：A systematic review. *Arthritis Rheum*, 47 (6)：672-685, 2002.
12) Steultjens EM, et al：Occupational therapy for rheumatoid arthritis. *Cochrane Database Syst Rev*, CD003114, 2004.
13) Jeanne L. Melvin：リウマチ疾患─作業療法とリハビリテーション─［木村信子（監修），小玉絹子，清水　一，他（共訳）］．pp204-221，協同医書出版社，1982.

（松尾絹絵）

4 頸髄損傷

1 頸髄損傷の概要と特徴

　脊髄を損傷すると，脳と上肢・下肢などの伝達が途絶えて損傷部以下の運動や感覚が麻痺してしまい，脳により近い損傷レベルほど身体の麻痺域も広範となる．頸髄の損傷では上肢・体幹・下肢・自律神経系のほとんどが障害されてしまう．脊髄の損傷状況により，感覚・運動が完全に麻痺する「完全麻痺」と損傷部以下の感覚・運動の一部が残存する「不全麻痺」に分けられる．受傷原因は，交通事故と転落，歩行時の転倒がほとんどであるが，もともと頸椎症や後縦靱帯骨化症（OPLL）に伴う脊柱管狭窄があり転倒した際に重度な上肢麻痺を呈する高齢の中心性頸髄損傷者も多くみられるようになった．

2 頸髄損傷で用いる装具の概要と特徴

1）頸椎・体幹装具
　受傷後，可及的早期の損傷脊椎の整復・固定による脊髄保護が重要となるが，頸部損傷の固定手段として医師の診断のもとに頸椎装具が処方され，頭蓋骨にピンで固定したハロー装具（図1）や頸椎カラー（図2）などが適応される．また胸椎以下の損傷の場合，体幹装具が処方される（図3）．

2）ポータブル・スプリング・バランサー (PSB)（図4）
　スプリングの張力を利用することにより上肢の重さを軽減し，わずかな筋力でも上肢を動かすことができる装具である．

3）手関節固定装具
　第5頸髄節残存（C5）レベルでは手関節の自動運動が行えないため，手関節固定装具を使用する．装具にフォークなどを取り付けることで食事動作などが可能となる（図5）．

4）RIC型把持スプリント（図6），エンゲン型把持装具（図7）
　第6頸髄節残存（C6）レベルでは手関節の背屈が可能なため，テノデーシスアクションによる把持動作をより効果的に行う装具が利用される．

3 作業療法における装具の活用と導入のポイント

1）頸椎・体幹装具
　頸髄損傷者のリハビリテーション（以下リハ）における阻害因子として起立性低血圧が挙げられる．頸椎装具により頸椎の安定が得られることで早期からリハに参加することが可能となり，長期臥床による全身的な体力低下や起立性低血圧への対応が行える．ただし，頸髄損傷者の障害像を理解するにあたり以下のことが重要となる．急激な麻痺部位以下の感覚・運動麻痺の影響で不安定なベッド臥位姿勢を呈し，上肢は痙性を強め全身的な不適応状態に陥る．さらに頸椎装具により頸部の運動が制限されるため視覚情報も狭小化され，恐怖心は

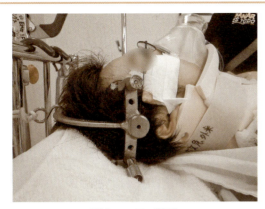
図1　ハロー装具

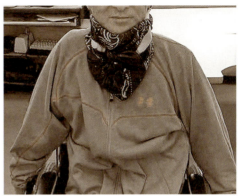
図2　頸椎カラー（頸髄損傷，不全四肢麻痺）
オルソカラーにスカーフを巻いて通気や見栄えに考慮している

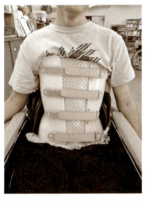
図3　体幹装具（胸髄損傷，不全対麻痺）

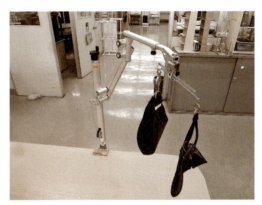
図4　ポータブル・スプリング・バランサー（PSB）

増強する．そのようななか，急性期を過ぎ回復期になる頃，医師の診断のもとに頸椎装具がはずされるが，装具による固定がなくなることで患者は受傷部位である頸部の運動に対し怖さを訴え，また長期にわたる頸椎装具の固定期間の影響で頸部を中心とする筋活動も低下するため一層身体を動かすことに消極的となる．

　胸腰髄損傷における体幹装具の場合も，装具の固定により体幹や股関節の運動制限が生じROMの低下が著明となる．また残存している筋活動も低下するためバランス能力が低下する．したがって，リハを行う場面では転倒の危険が生じないように十分な安全への配慮が重要となり，恐怖心が軽減されるような環境調整を行うことが大切となる（**図8**）．

2）PSB

　近年増加している中心性頸髄損傷者や高位頸髄損傷による完全麻痺者は両上肢に著しい麻痺を呈するため食事動作などは困難となるが，僧帽筋（主に副神経支配）の筋活動は残存するため肩で引き上げる戦略を余儀なくされる．継続した偏った動作パターンは上肢の可動域低下や痛みを引き起こし，機能不全に陥る恐れがある（**図9**）．

第4章 装具各論（疾患別・事例）

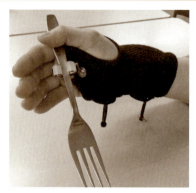

図5 フォークなどを脱着できるように加工した手関節固定装具

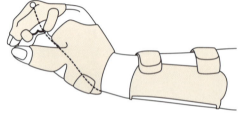

図6 RIC型把持スプリント

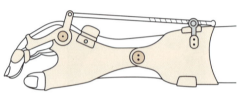

図7 エンゲン型把持装具

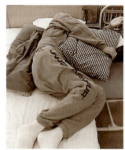

❶ 背中にクッションを入れて体幹を安定させ，前方には台を置き視覚的にも安心感を与えている

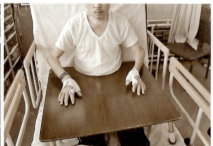

❷ 前方にカットアウトテーブル，左右にベッド柵を設定

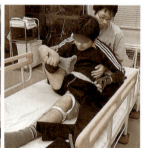

❸ ベッド柵により安全面に配慮し，作業療法士が後方に位置することで能動的に動ける環境を作っている

図8 恐怖心を考慮した環境設定

　そこで上肢にわずかな運動が生じる場合，PSBの活用が重要となる．上肢の重さを免荷することで偏った動作パターンを抑制し，運動性の向上や目的活動の一助となり得るため，日常生活に定着させる有効な手段となる．ただしPSBを有効に活用するには，設置する位置，カフを付ける位置，調整棒の距離など十分に配慮する必要がある（**図10**）．そこで重要となるのが徒手的な誘導である．作業療法士は患者と「一緒に動く」なかで動作パターンや潜在性を評価し，効率的な動作を導ける支援を検討する．その試行錯誤をもとにPSBの設置位置などを検討する必要がある．PSBがうまくいかない場合は，「一緒に動く」という徒

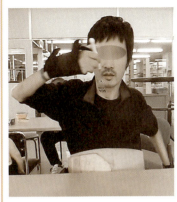 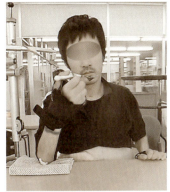 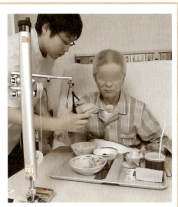

図9 頸髄損傷・完全四肢麻痺（C5A）
口へのリーチにおいて肩甲骨は挙上・後退、肩関節は内旋・外転で固定し、上肢の自由度が制限されている.

図10 図9の直後のPSB使用の動作
テーブルで肘を支えることで安定し、PSBにより効率的なリーチが行えている

図11 病棟での実践

手的な誘導に立ち返ることが必要となる．また，リハ室で動作が可能となっても，病棟での実践場面では環境や食形態など条件が異なるため努力的な動作に陥りやすい．そのため実践場面において徒手的な誘導を行うことが大切であり，また上肢機能の変化に伴いPSBや自助具の調整を行うことが必要である（**図11**）．

4 事例「PSBを使用した上肢機能への介入（復職を目指して）」

1）事例紹介

仮名：M氏　年齢：30歳台前半　性別：男性

生活歴：正規社員として勤務．

家族状況：妻，2人の幼い子どもとの4人構成．当院入院に伴い，病院近くのアパートの1階に引っ越す．本人，両親，家族とも仕事復帰は困難と考え，本人の実家に戻って暮らすことを検討．

2）医学的情報

疾患・障害名：頸髄損傷・C4完全四肢麻痺（感覚C4，運動右C4・左C5）

現病歴：X年，転落にて受傷．急性期の病院にて頸椎骨折，頸髄損傷を認め入院．排痰困難で人工呼吸器管理，気管切開，ハロー装具装着．C2～C7後方固定術．ハロー装具から頸椎カラーに変更．受傷から約1カ月後に人工呼吸器離脱，約2カ月後に気切抜去．その後，当院に入院となる．

他職種の1カ月後の情報

理学療法士評価　リクライニング車いすを使用しているが，普通型車いすの乗車では気分不快の訴えが強い（起立性低血圧）．

看護師評価　スタッフに対して協力的．夜間の肩の痛みや褥瘡予防のポジショニング検討が必要．

第4章　装具各論（疾患別・事例）

表1　評価結果

	初期評価（当院入院時）	最終評価（当院入院後9カ月）
ASIA機能障害スケール	A	A
Zancolliによる頸髄損傷麻痺手の分類	右：C4 左：C5A	右：C5A 左：C5B
感覚	右：C4領域まで残存 左：C5領域まで残存	右：C5領域まで残存 左：C5〜C6領域まで残存
MMT	右：上腕二頭筋1　三角筋1，手根伸筋0 左：上腕二頭筋3　三角筋1，手根伸筋0	右：上腕二頭筋3　三角筋3，手根伸筋0 左：上腕二頭筋4　三角筋4，手根伸筋0
ADL，APDL	すべて全介助	・携帯・パソコン操作，食事，整容，車いす上姿勢変換，車いす移動は自立． ・移乗は直角移乗にて中等度介助． ・上着は自立〜軽介助．その他は全介助． ・配置転換により復職が決まる．

3）作業療法評価

　主訴：車いすを手で駆動したい．

　第一印象：リクライニング車いすにて来室．頸椎カラーは当日はずしたとのこと．起立性低血圧の訴えは強いが明朗に受け答えを行う．

　作業療法評価のポイント：初回評価として車いすとベッド間の移乗の構成要素が重要となる．体幹を起こしたときに生じる起立性低血圧の影響や股関節・体幹・肩関節の可動性や痛み，姿勢による頭頸部の運動性，また恐怖心などが注意するポイントとなる．また，上肢の筋活動の有無は予後予測に大きく影響するため詳細に評価することが重要である．徒手的な誘導により上肢の運動性がどう変化するのか，PSBの検討においても必要となる．さらにリハの阻害因子とならないように褥瘡予防や夜間の身体の痛みへの対応は病棟と連絡を取り合い，マットレスやポジショニングの検討を早期から進めることが大切となる（**表1**）．

　作業療法方針：本人の主訴として上肢操作による車いす駆動が挙げられた．高位頸髄損傷者による車いす駆動には三角筋や上腕二頭筋の活動が重要となる．左上肢は偏った動作パターン（肩甲骨挙上に伴う肩内旋外転パターン）のため三角筋の前部線維が機能不全に陥っているが，筋活動の改善により車いす駆動を行えるレベルと判断した．

　一方，右上肢は関節運動には至っておらず，わずかに三角筋や上腕二頭筋の収縮が生じるレベルであった．また起立性低血圧や座位耐久性低下は上肢の活動の阻害因子となるため，体幹が起き，かつ座位時間が延ばせるような関わりを当面の方針とした．患者は若く，リハに対する意欲も高いが将来に対するイメージが全くつかめない状態であるため，少しずつできることを増やし将来をイメージできるような支援が必要と思われた（**表2**）．

4）作業療法計画と実施

　リハ目標：在宅復帰（家屋改修や福祉用具の導入）

　作業療法長期目標：復職（日中のパソコン操作および車いす移動）

　作業療法短期目標：起立性低血圧の改善（日中の座位時間の拡大），PSBを利用した携帯電話・パソコン操作→PSBを利用した食事動作

　解説：復職を目指す場合，日中の座位時間の拡大が重要となる．完全麻痺の頸髄損傷者にとって起立性低血圧は座位活動の大きな妨げになるため本人が興味をもてる座位活動の提供

4. 頸髄損傷

表2　作業療法の課題分析

	心身機能構造	活動参加	個人因子	環境因子
利点	・左上肢は運動機能は C5 レベル ・右上肢は筋収縮あり ・褥瘡なし ・四肢に著明な可動域制限なし	・コミュニケーション能力は良好	・意欲がある	・家族の面会が多い ・両親の受け入れが良好
問題点	・起立性低血圧 ・感覚は C4 領域 ・C2～C7 頸椎後方固定と装具の使用による頸椎の可動性・筋力低下	・ADL はすべて介助		・福祉用具などが整っておらず外泊が不可
予後予測	・起立性低血圧の改善	・食事，整容の自立 ・除圧動作の獲得による日中の座位時間の拡大	・障害理解	・在宅復帰

が大切である．また，座位時間の拡大は褥瘡のリスクを高めるため除圧動作の獲得は早期から重要な課題となる．C5レベルの左上肢も体幹の不安定性や筋力低下の影響で空間操作は困難なため除圧動作を含めたバランス練習や偏った上肢の運動パターンとならないようなPSBの利用がポイントとなる．

　作業療法内容・経過：上肢の運動性向上が目標であるが（本人のニーズが上肢による車いす駆動），当初は起立性低血圧が著明であったためリクライニング車いす対応であった．上肢活動の向上のためには座位姿勢の安定が不可欠であるため車いす上・ベッド上での姿勢変換を早期から実施した．また，起立性低血圧の改善のため，本人との話し合いのもと座位時間の拡大を進めるべく興味があるパソコン操作を活動として選んだ．当初は上肢での操作は困難であり，また頭頸部のコントロール向上もふまえマウススティックでのパソコン操作を開始した（図12）．徐々に車いすでの背もたれ角度が大きくなり起立性低血圧の改善に至った．また日常生活への定着が上肢活動において重要なため，余暇活動としてPSBを利用した左上肢での携帯電話操作を病棟にて行えるように調整し，リハ室では食事動作の自立に向けPSBを利用した左上肢での活動を開始した．作業療法開始2カ月半後，左上肢の活動はPSBなしでの自立に至ったため，PSB利用での右上肢の日常生活への定着を目指した．PSB利用と左上肢のサポートによる自動介助運動（図13）や車いす上での姿勢変換（図14）などで右上肢の機能訓練を行い，4カ月目で病棟にてPSBを利用した食事動作が可能となる．病棟との話し合いのなかで，朝昼食は左上肢で，夕食はPSBを利用した右上肢での食事を行うこととなった．5カ月目で右上肢はPSBなしで食事が可能となり，電動シェーバーを両手操作にて自立に至る（図15）．本人のニーズである上肢による車いす駆動は両上肢の食事動作の改善とともに向上した（図16）．

　調整した上肢装具の設定と考察：PSBの設定を検討する際，徒手的な誘導が重要となる．入院当初，比較的運動性のよい左上肢は，三角筋前部線維（MMT2），上腕二頭筋（MMT3）という状態であった（肘の屈曲の筋力が比較的良好）．リーチにおいて肩甲骨の挙上・後退に伴い肩関節の内旋・外転という偏ったパターンとなっていた．作業療法士の誘導では肩甲骨プロトラクションの支援において，肩関節の外転が軽減され口元へのリーチの潜在性（可能性）が感じられた．そのため，PSBの支柱の位置を左上肢の前方へ（プロトラクションの

299

第4章 装具各論（疾患別・事例）

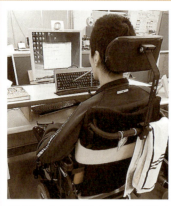
図12 マウススティック使用でのパソコン操作

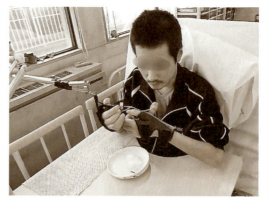
図13 自動介助運動
PSBを使用した左上肢のサポートによる右上肢の食事動作練習

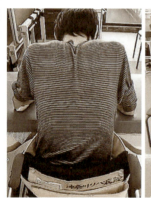
❶ on elbow にて

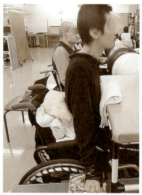
❷ on hand にて

図14 車いす上での姿勢変換

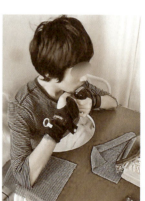
図15 両手を使った電動シェーバー操作

効果が得られるように），またPSBのアームの作動範囲から右手用のPSBを選択した．最初の設定ではリーチ範囲は拡大したが肘の不安定性は改善できなかった（図17）．そのため誘導を行うなかで肘用のカフをはずし，代わりにテーブルに触れることで肘の安定性をつくり，手部のみでのカフに変更した（図18）．誘導を通し，運動学習をするなかでリハ室での食事動作は自立，病棟の食事場面にてさらに運動学習を行い，看護師に設定等を伝達し病棟での食事動作も自立に至った．その後，PSBを利用し効率のよい活動をするなかで，筋力も偏りなく促通されPSBなしでの食事となる（図19）．

　左上肢の食事動作が自立したため右上肢の日常生活への定着を目標とした．右上肢は入院当初，三角筋・上腕二頭筋ともにMMT1レベルであった．左上肢のような偏ったパターンとならないように筋活動の促通を行い，弱い筋力ながらも肩の挙上や後退が生じないリーチが可能となった．そのためPSBの支柱の位置は右体側に設定し，テーブルで肘を安定させ食事摂取が可能となる．その後，PSBを利用した食事動作を継続しPSBなしでの自立へ至った．

　両上肢ともPSBにて重さを免荷し効率的な運動学習を日常生活のなかで継続した結果，

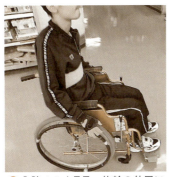
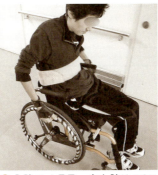
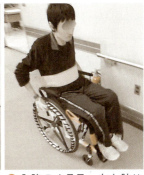

❶ 入院1.5カ月目．体幹の伸展にて右上肢を後方のハンドリムへ乗せている

❷ 入院3カ月目．右上肢はPSBにて携帯電話操作が可能となり，肘の屈曲により後方のハンドリムへリーチが行えるようになってきた

❸ 入院5カ月目．右上肢はPSBなしで食事が自立となる．右上肢の屈曲も大きくなり病棟とリハ室の移動が自立となる

図16　車いす駆動の経過

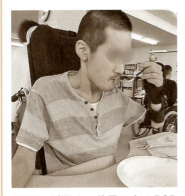
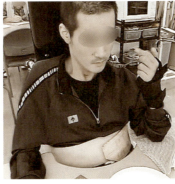
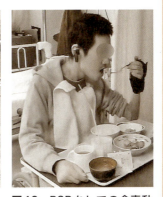

図17　肘用カフ使用によるPSB操作
初めて口へのリーチが可能となったが，努力的な動作となっている

図18　肘用カフをはずしてテーブルの高さ調整を試行したPSB操作
肘が安定し効率的な動作となる

図19　PSBなしでの食事動作
病棟での食事がPSBなしで可能となる

僧帽筋上部での偏ったパターンであった上肢を引き上げる動作（肩甲骨挙上・後退，肩関節内旋・外転）から自由度のある動作へと改善した．上肢を引き上げる動作から解放され両手動作である髭剃りや車いす駆動が自立に至った．また，PSBなしでの両手によるパソコン操作も可能となり，以前の職場近くに転居し復職となった．

5）まとめ

年齢が若く，幼い子どもが2人いる患者にとって復職は重要である．自分でできることが増えていくなかで，徐々に復職への希望が語られた．職場ではパソコン業務が可能となれば配置転換を検討する状況となり，上肢機能の向上が大きなニーズとなっていった（**表3**）．上肢機能の向上には日常生活でいかに適切に使用するかが重要である．24時間のなかでリハ室での活動はわずかなものであり，その他の時間を上肢活動へつなげていくことが機能の向上に至る大きな要素である．PSBは上肢機能の低下している患者に対して，より早く日常

表3 経過

当院入院後	1カ月	3カ月	5カ月	7カ月	9カ月
車いす上姿勢変換					→
ベッド上姿勢変換					→
パソコン操作	マウススティックにて →	左上肢にて →	両手にて →		
PSBでの携帯電話操作	左上肢にて →	PSBなし 右上肢にて →	PSBなし		
PSBでの食事動作	左上肢にて →	PSBなしへ 右上肢にて →	PSBなしへ		
整容動作	左手での歯磨き	自立へ	右手での歯磨き → 髭剃り	自立 → 自立	
車いす自走			→ 自立		
上着の着脱					→
直角移乗					→

　生活に導入できる機会を与える装具である．メリットは上肢の重さを免荷することであるが，ただ使うだけでは適切な筋活動への波及には至らない．徒手的な誘導を通して患者の潜在性を確認し，そのなかでPSBの調整の糸口が見つかるものである．そのためには病棟の看護師との継続した関わりが必要であり，情報交換を積極的に行うことは活動の日常生活への定着を促す近道となる．

参考文献
1) 佐々木　貴，松本琢麿：脊髄損傷の障害像と福祉用具選定のポイント．福祉介護機器，3：5-9，2011．
2) 松本琢麿：頸髄損傷〔澤　俊二，鈴木孝治（編）：作業療法評価のエッセンス〕．pp43-51，医歯薬出版，2010．
3) 神奈川リハビリテーション病院 脊椎損傷マニュアル編集委員会：脊椎損傷マニュアル リハビリテーション・マネージメント　第2版．pp176-178，医学書院．

（佐々木　貴）

コラム⑦

自動車ハンドル旋回装置

　頸髄損傷者を中心とする四肢麻痺者や上肢機能に障害のある方が，自動車のハンドル操作を行う際，把持機能を補助するものとしてハンドル旋回装置がある．旋回装置は，ハンドルに固定する基台部分と手部を固定する手型部分から成る．既製品では対応が難しい場合，作業療法士がスプリント材料である熱可塑性樹脂などを使用して手形モデルを作製し，ハンドル旋回動作はもちろん，着脱動作や取扱方法の評価・練習を行い，その後，義肢装具士と連携し旋回装置を作製する．
　自動車運転ができれば対象者の生活は大きく変わる．自動車運転に関わる道具や装置についてもぜひ知っておいてほしい．

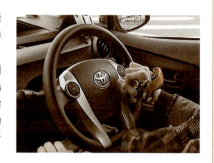

5 骨折

1 骨折の概要と特徴

　一般的に上肢の骨折後の装具・スプリントは骨折部の保護・安静，また変形を矯正し，関節可動域（ROM）を改善するために用いられる場合が多い．ここでは，代表的な上肢骨折後の装具療法について述べる．

　上腕部骨幹部骨折では，骨折部の保護のために，サルミエント型装具を用いる（図1）．

　肘関節周辺部の骨折では，肘頭骨折が最も多く，ギプス脱後に着脱容易な簡易型肘関節固定スプリントを用いる場合がある（図2）．肘関節の拘縮が残存している場合には，ターンバックル式肘装具が用いられてきたが，近年では屈曲・伸展の矯正が行いやすいタウメル式肘装具やダイヤルロック式肘装具が用いられている（図3）．装具完成までに時間を要することが多いため，筆者らは簡易型の肘関節スプリントを多用している（図4）．

　橈骨遠位端骨折では，骨折部の保護や疼痛軽減のために，掌側カックアップスプリントや全周囲型カックアップスプリントを用いる（図5）．前腕の回旋障害がある場合には，改良型コレロ–アブラハム型スプリントを用いている（図6）．複合性局所疼痛症候群（CRPS）などによって手指の拘縮を生じた場合には，動的伸展スプリントや動的屈曲スプリントを用いるが，疼痛を助長しないように，ゴムの牽引力には細心の注意が必要である（図7）．

　中手骨骨折や基節骨骨折では，ナックルキャスト型スプリントを用いて，手指の拘縮を予防している（図8）．手根骨のなかで最も多い舟状骨骨折に対しては，ギプス脱後にサムスパイカスプリントを用いる（図9）．マレット骨折では，カペナースプリントやスタック型スプ

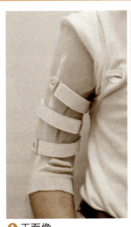 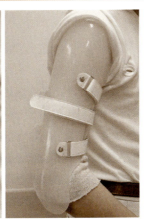

❶ 正面像
外側・内側から圧迫し，骨折部の転位を予防する

❷ 側面像
肘関節以遠の関節運動を制限しない

図1　上腕骨骨幹部骨折に対するサルミエント型装具

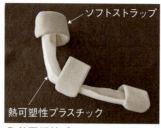
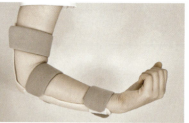

❶ 熱可塑性プラスチックを用いている
❷ 上腕部・前腕近位部・前腕遠位部を3点固定する

図2　肘関節固定用スプリント

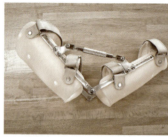
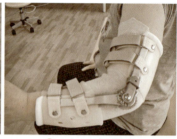

❶ ターンバックル式肘装具
❷ タウメル式肘装具

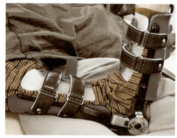
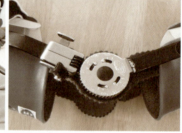

❸ ダイヤルロック式肘装具
❹ 継ぎ手
　ダイヤルを回転させることで屈曲・伸展の矯正が可能である

図3　肘関節矯正装具

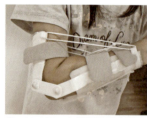
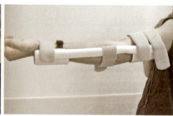
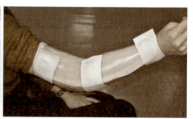

❶ ゴムを用いた肘関節屈曲矯正スプリント
❷ パラレルバー型肘関節伸展矯正スプリント
❸ 漸次静的肘関節伸展矯正スプリント

図4　作業療法で作製している簡易型肘関節スプリント

リント，シェル（Shell：貝殻）型スプリントを用いる場合が多い（**図10**）．
　代表的な上肢骨折後の装具療法について概説したが，以下に手指の骨折のなかでも，最も治療に難渋することの多いPIP関節背側脱臼骨折について述べる．

5. 骨折

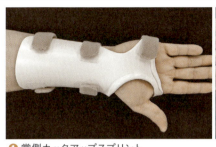
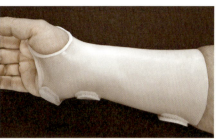

❶ 掌側カックアップスプリント
母指・手指の運動を制限しないように作製する

❷ 全周囲型カックアップスプリント
強固な固定力が必要な場合に用いる

図5　橈骨遠位端骨折に対する手関節固定装具

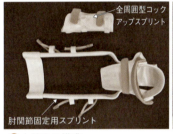
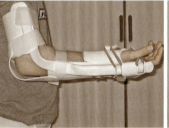
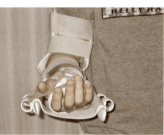

❶ 本装具の構成
2方向から牽引するため，回内・回外矯正が可能である

❷ 側面像

❸ 正面像

図6　前腕回旋障害に対する改良型コレロ-アブラハム型スプリント

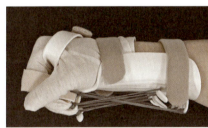
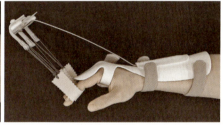

❶ MP・PIP関節屈曲矯正スプリント

❷ PIP関節伸展矯正スプリント

図7　動的スプリント

2　PIP関節背側脱臼骨折の概要と特徴

　PIP関節背側脱臼骨折は，手指の骨折のなかでも，治療に難渋する外傷のひとつである．脱臼骨折は関節内骨折を伴い，腱の癒着や掌側板の損傷等によって，PIP関節の拘縮を生じやすい．特に，術後はPIP関節を屈曲位に固定する場合が多く，固定中に側副靱帯の短縮や掌側板・側索の癒着によってPIP関節の屈曲位拘縮の増悪をきたす．また，指節間関節のなかでも，PIP関節は大きなROMを有するため，関節拘縮を生じると日常生活動作（ADL）の障害も重篤となる．

305

第4章 装具各論（疾患別・事例）

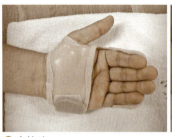

❶ 安静時
MP関節屈曲位 PIP関節伸展位に固定

❷ 自動運動時
PIP関節 DIP関節の運動を制限しない

図8　ナックルキャスト型スプリント

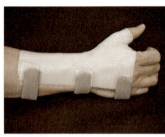 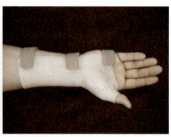

❶ 背側面
手関節および母指CM・MP関節の固定

❷ 掌側面
母指IP関節と示指〜小指の関節運動を制限しない

図9　サムスパイカスプリント

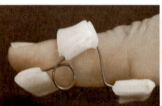 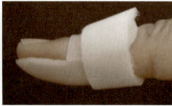 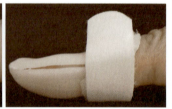

❶ カペナースプリント　❷ スタック型スプリント　❸ シェル型スプリント

図10　マレット骨折に対する各種スプリント

　PIP関節背側脱臼骨折は，受傷機転や損傷形態から，過伸展損傷と軸圧損傷に大別される（**図11**）．

　過伸展損傷は，掌側から伝わる外力によって生じる．掌側板の剥離骨折を伴うことが多いが，脱臼が整復されれば，再脱臼をすることは少ない．

　軸圧損傷は，手指の遠位から伝わる外力によって生じる．中節骨基部の関節面に大きな掌側骨片や陥没骨折を有する場合が多い．

　過伸展損傷の治療では，徒手整復し，1〜2週間の固定の後にバディスプリント（**図12①**）を用いて，積極的に手指の自動運動を開始する．

　軸圧損傷の治療では，脱臼の再発がみられることが多いため，経皮ピンニングを用いた伸

306

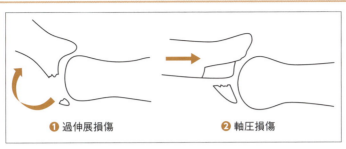

図11 PIP関節背側脱臼骨折の分類
❶ 過伸展損傷　❷ 軸圧損傷

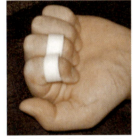 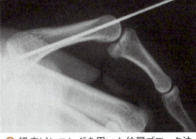 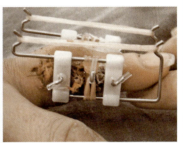

❶ バディスプリントを用いた自動運動法　❷ 経皮ピンニングを用いた伸展ブロック法　❸ 牽引創外固定法

図12 PIP関節背側脱臼骨折の治療法

展ブロック法（**図12**❷）や各種の創外固定器（**図12**❸）を用いた観血的整復術が行われる．隣接関節の自動・他動運動と疼痛に留意した愛護的なPIP関節の自動運動から開始する．

3 骨折に用いる装具・スプリントの概要と特徴

　通常，過伸展損傷のように整復位の保持が可能な場合には，バディスプリントを用いて，積極的に自動運動を行う．バディスプリントは，マジックテープ®で簡便に作製でき，隣接指の動きによって，罹患指の運動を促進でき，側方動揺性のあるものや回旋変形の予防に用いられる（**図12**❶）．

　屈曲ROM改善には，動的PIP関節屈曲スプリント（**図13**❶）を用いる．前腕および手の掌側・MP関節は，熱可塑性プラスチックで固定し，手袋にゴムをつけて屈曲方向に矯正力を加えるものである．

　伸展ROM改善には，動的PIP関節伸展スプリント（**図13**❷）を用いる．手背部およびMP関節は，動的屈曲スプリントと同様に，熱可塑性プラスチックで固定し，アウトリガーにゴムをつけて伸展方向に矯正力を加えるものである．動的スプリントは，主に腱の癒着や筋の短縮による関節拘縮に用いられる．

　関節包や側副靱帯などの関節構成体によるPIP関節屈曲位拘縮の場合には，スクリュースプリント（**図14**❶）やセイフティピンスプリント（**図14**❷）を用いる．必要に応じて，夜間には手指伸展保持用スプリント（**図14**❸）を用いる．

第4章 装具各論（疾患別・事例）

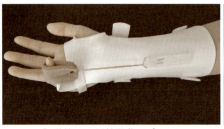 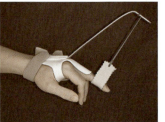
❶ 動的 PIP 関節屈曲スプリント　　❷ 動的 PIP 関節伸展スプリント
図13　動的スプリント

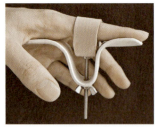 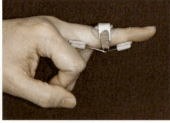 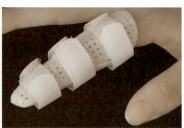
❶ スクリュースプリント　❷ セイフティピンスプリント　❸ 手指伸展保持用スプリント
図14　PIP関節屈曲拘縮に用いるスプリント

4 適応する装具・スプリントの実践

1）バディスプリント

　目的：自動運動の促進・関節拘縮の予防・側方動揺性の防止
　適応：手指骨折や脱臼・腱損傷など
　チェックポイント：末梢循環を阻害していないか，指尖部の浮腫や腫脹に留意する．自動運動時に運動を阻害していないか確認する．また，脱着時に，発赤等のテープかぶれの有無を確認する．
　装着方法：日中，可能な範囲で常時装着し，積極的に自動運動を行う．
　装着時期・期間：できる限り術後，翌日から装着する．十分な自動運動が獲得でき，側方ストレスに対しても動揺性がなくなれば装着を終了する．
　注意点：小指の損傷の場合には，環指・小指に装着するが，PIP関節の位置が異なるため，作製方法の工夫が必要である（図15）．

2）動的PIP関節屈曲スプリント

　目的：屈曲ROMの改善・伸筋腱癒着の改善など
　適応：手指骨折・脱臼・腱損傷・筋の短縮・背側関節包の拘縮など
　チェックポイント：装着時にPIP関節の屈曲を制限していないか確認する．
　過度な疼痛がなく，ゴムの牽引力や牽引方向は適切であるか注意する．PIP関節のみの制限に対しては，前腕の長軸に平行に牽引する（図16①）．MP関節・PIP関節に制限がある場合には，舟状骨の遠位に集束するように牽引方向を変更する（図16②）．装着時にスプリ

308

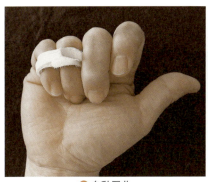
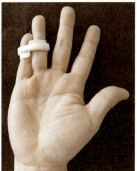

❶ 自動屈曲　　❷ 自動伸展

図15　小指に用いるバディスプリント

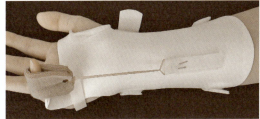
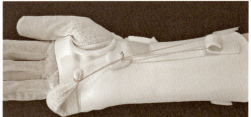

❶ PIP関節のみを牽引する場合は，前腕の長軸に平行に牽引　　❷ MP関節・PIP関節を牽引する場合は，舟状骨の遠位方向に牽引

図16　動的PIP関節屈曲スプリントの牽引方向

ントのずれがないか確認する．指尖部にしびれや血流障害がないか注意する．

　装着方法：日中，1回15～20分，3回/日装着を原則とするが，長時間装着するほうが望ましい．また，脱着後は，自動運動を励行する．

　装着時期・期間：主治医と装着時期について協議し，骨折部に仮骨形成や関節の不安定性が消失すれば装着を開始する．通常2～3カ月が装着期間の目安となる．

　効果判定：1～2週間ごとにROM測定を行い，改善がなければ終了する．

　注意点：屈曲矯正時にPIP関節掌側の痛みがある場合や逆に伸展矯正時にPIP関節背側に痛みがある場合には，ブックオープン現象（**図17**）の可能性があるので注意する．

3）動的PIP関節伸展スプリント

　目的：伸展ROMの改善・屈筋腱癒着の改善

　適応：手指骨折・脱臼・腱損傷・筋の短縮・掌側関節包の拘縮など

　チェックポイント：過度な疼痛がなく，ゴムの牽引力や牽引方向は適切であるか注意する（**図18**）．スプリントのずれがないか確認する．指尖部にしびれや血流障害がないか確認する．

　装着方法：動的PIP関節屈曲スプリントと同様であるが，屈曲・伸展ともに制限がある場合には，動的屈曲スプリントと動的伸展スプリントを交互に用いる．対象者のニーズに合わせて屈曲スプリントあるいは伸展スプリントの装着時間や装着頻度を調整する．

　装着時期・期間：動的PIP関節屈曲スプリントと同様である．

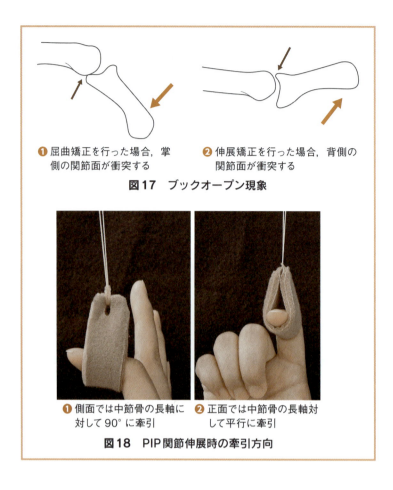

❶ 屈曲矯正を行った場合，掌側の関節面が衝突する
❷ 伸展矯正を行った場合，背側の関節面が衝突する

図17　ブックオープン現象

❶ 側面では中節骨の長軸に対して90°に牽引
❷ 正面では中節骨の長軸対して平行に牽引

図18　PIP関節伸展時の牽引方向

　　効果判定：1～2週間ごとにROM測定を行い，改善がなければ終了する．
　　注意点：伸展矯正を行った場合にPIP関節背側の痛みがあれば，ブックオープン現象の可能性があるので注意する．

4) スクリュースプリント

　　目的：屈曲位拘縮の除去・伸展ROMの改善
　　適応：掌側板・掌側関節包・側副靱帯の拘縮など
　　チェックポイント：DIP関節の過伸展を生じていないか，ネジの緩みがなく効果的に矯正できているか確認する．PIP関節部に発赤がないか注意する．
　　装着方法：動的PIP関節屈曲スプリントと同様である．
　　装着時期・時期：動的PIP関節屈曲スプリントと同様である．
　　効果判定：動的PIP関節屈曲スプリントと同様である．
　　注意点：装着時に，DIP関節の過伸展を生じていないか確認する．

5) セイフティピンスプリント

　　目的：屈曲位拘縮の除去・伸展ROMの改善
　　適応：掌側板・掌側関節包・側副靱帯の拘縮で，30°以下の軽度の屈曲位拘縮
　　チェックポイント：DIP関節の過伸展を生じていないか，効果的に矯正できているか確認

5. 骨　折

表1　手指の関節拘縮の原因とスプリントの適応

関節拘縮の原因			スプリントの適応
関節内	関節面の不適合	関節内骨折	適応とはなりにくい
	関節包・靱帯の拘縮や癒着	不良肢位固定 長期間の固定	よい適応である
関節外	皮膚性	熱傷・挫傷後の瘢痕	軽度のもの以外は適応とはなりにくい
	腱性	腱縫合・腱移植後の癒着 骨折後の癒着	よい適応である
	筋性	阻血性拘縮	軽度のもの以外は適応とはなりにくい
その他	複合性局所疼痛症候群 (complex regional pain syndrome：CRPS)		疼痛を増悪させない範囲で適応となる

する．PIP関節部に発赤がないか注意する．

　装着方法：動的PIP関節屈曲スプリントと同様である．

　装着時期・時期：動的PIP関節屈曲スプリントと同様である．

　効果判定：動的PIP関節屈曲スプリントと同様である．

　注意点：装着時に，DIP関節の過伸展を生じていないか確認する．

6) 伸展位保持スプリント

　目的：屈曲位拘縮の除去・伸展ROMの改善

　適応：掌側板・掌側関節包・側副靱帯の拘縮

　チェックポイント：PIP関節部の発赤がないか確認する．

　装着方法：おもに夜間装着する．疼痛に応じて，2～3日に1回の頻度でチェックし，緩みや矯正位保持が不十分であればスプリントの修正を行う．

　装着時期・時期：動的PIP関節屈曲スプリントと同様である．

　効果判定：動的PIP関節屈曲スプリントと同様である．

　注意点：PIP関節部の発赤がないか確認する．

5　作業療法における装具・スプリント導入のポイントと注意点

　スプリントの導入に際しては，腱性・筋性・関節構成体などROM制限の原因を十分に評価するとともに，医師と緊密な連絡を取りながら，骨癒合等を考慮してスプリントの種類や矯正力を決定して，適切なスプリントを作製することが重要である．外傷性関節拘縮とスプリント療法の適応[1]について**表1**に示す．

　スプリント装着前に，スプリントの目的・装着方法・チェックポイント等について，対象者に十分な説明を行い，同意を得ること，また対象者のスプリント療法に対する理解力，性格，職業などの環境因子も考慮して，スプリント療法を導入することが大切である．さらに，導入後は定期的にスプリントをチェックし，適宜修正を加えることも必要となる．

　対象者に評価結果やスプリント療法の効果を伝えることは，訓練に対するモチベーションの維持につながり，スプリント療法の成功のカギとなる．

311

第4章　装具各論（疾患別・事例）

6　骨折に用いる装具・スプリントの課題と展望

　骨折では，受傷機転や脱臼骨折のタイプによって，使用するスプリントの種類が異なってくる．軽微な過伸展損傷では，バディスプリントのような簡便なスプリントを用いた保存療法で，十分なROMを獲得できる場合もある．しかし，重篤な軸圧損傷では，保存的治療の適応はなく，種々の観血的治療が行われ，ROM制限の原因や組織の治癒過程に応じて，各種のスプリントを用いた作業療法を行う必要がある[2]．

　骨折にスプリント療法を用いる場合には，外傷の病態，受傷機転，手術内容，組織の治癒過程などについて，作業療法士も熟知しておくことが必要不可欠である．また，各種スプリントを使用することも多いため，スプリント療法の適応や解剖学・運動学の基礎的な知識を理解しておくことや，スプリント作製技術を十分に習得することも大切である．

7　事例「小指PIP関節開放性背側脱臼骨折症例の趣味活動への参加に向けた作業療法」

1）事例紹介

　仮名：A氏　年齢：70歳台　性別：男性　利き手：左利き（書字と箸の使用は右手を使用）

　生活歴：大学卒，元会社員で現在無職，趣味は野球・ゴルフ

　性格：明朗で社交的であるが，訓練場面では少しせっかちな一面がみられる．

　生活環境：定年退職後は，野球やゴルフなどの趣味活動に積極的に参加している．また，地域のボランティア活動も行っている．

　家族状況：妻と2人暮らし．子どもは独立して近隣に在住．キーパーソンは妻である．

　経済状況：定年退職し，年金生活であるが，経済的問題はない．

2）医学的情報

　診断名：右小指PIP関節開放性脱臼骨折，右小指橈側側副靱帯損傷

　現病歴：X年Y月Z日，野球の試合中にスライディングをした際，右小指がベースに引っ掛かり，右小指の外反を強いられて受傷．A病院に緊急搬送された．受診時，小指基節骨掌側を挫創し，基節骨骨頭が露呈していた（**図19**）．X線等の検査を行い，前述の診断のもと，創の洗浄と観血的整復術・皮膚縫合術を施行．術後はPIP関節30°屈曲位でシーネ固定．2週間シーネ固定ののち作業療法を開始した．

　既往歴：特記事項なし

　他職種からの情報：

　主治医　PIP関節開放性背側脱臼骨折で，過伸展損傷型．術中所見では，掌側板の剝離骨折・橈側側副靱帯の完全断裂，基節骨骨頭の一部骨欠損がみられた．整復後，再脱臼傾向が認められないため，創部の洗浄と皮膚縫合のみ実施．術後は2週間のシーネ固定を行い，リハビリテーションを開始する．

　通常，過伸展損傷は予後良好とされているが，開放性であること，脱臼骨折であること，重篤な軟部組織損傷を合併していることから，疼痛・ROM制限・筋力低下が残存する可能性がある．

312

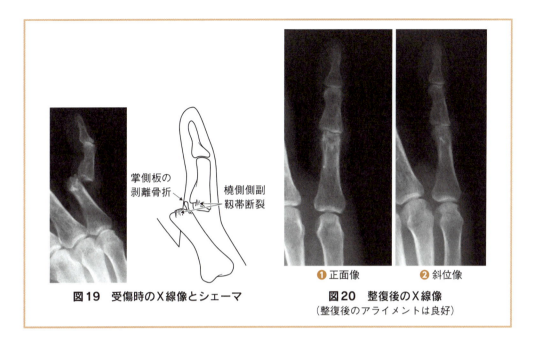

図19 受傷時のX線像とシェーマ

図20 整復後のX線像
（整復後のアライメントは良好）

❶ 正面像　　❷ 斜位像

3）作業療法評価（術後3週目）

主訴：できるかぎり元に戻したい．野球・ゴルフがしたい．

第一印象：訓練に対して意欲的である．患側指の腫脹や疼痛が強く，自動運動は不十分であった．X線像では，骨のアライメントは良好である（**図20**）．

作業療法評価のポイント：小指PIP関節掌側板の剝離骨折および橈側側副靱帯損傷があるため，ROM測定は自動運動のみとした．握力等の筋力評価は困難である．

評価結果：初回評価および最終評価結果を**表2**に示す．

作業療法方針・予後予測：右小指の腫脹と疼痛が著明で，十分な自動運動が認められない．ROM制限の原因としては，疼痛・屈筋腱の滑走障害・伸筋腱の癒着，側索や掌側板の癒着，掌側関節包や皮膚の柔軟性低下などが考えられる．疼痛については運動時のみであり，感覚障害・しびれ感もないため指神経の損傷はみられない．

現在，術後3週目で，筋力評価は困難であるが，ROM制限や腫脹軽減が不十分であれば，関節拘縮が残存し，また廃用性の筋力低下も生じる可能性がある．

リスク管理としては，掌側板の剝離骨折と側副靱帯の損傷があるため，訓練に際しては小指の回旋変形，PIP関節の動揺性に十分注意して訓練を行う必要がある．

一般的にPIP関節背側脱臼骨折の過伸展損傷は，軸圧損傷に比べて，関節面の損傷が少なく，比較的機能予後は良好である．しかし，本症例の場合は骨損傷が軽微であるが，開放性脱臼骨折であること，側副靱帯損傷も合併しているため，関節拘縮などの二次的障害の予防が大切である．また，外来通院のため，スプリント療法を含めた自宅での自主訓練，ADLでの使用方法の指導が必要であると思われる．

作業療法の課題分析：作業療法の課題分析を**表3**に示す．

第4章　装具各論（疾患別・事例）

表2　評価結果

初回評価（受傷後3週）

周径（cm）		右	左
	基節骨中央	7.5	5.5
	PIP関節中央	7.2	5.6
	中節骨中央	6.8	5.0
自動ROM-T	右小指MP関節　屈曲/伸展：30°/0° 　　　　　PIP関節　屈曲/伸展：30°/0° 　　　　　DIP関節　屈曲/伸展：12°/0° 　　　　　％TAM：27%　TPD：6.5cm		
ADL-T	左手のみ使用し，セルフケアほぼ自立　両手動作困難		
日本語版DASH	機能15.9/100点　スポーツ87.5/100点		
疼痛	安静時痛（－）運動時痛（＋）		
MMT・握力	実施困難		

最終評価（受傷後5カ月）

周径（cm）		右	左
	基節骨中央	6.0	5.5
	PIP関節中央	6.2	5.6
	中節骨中央	5.5	5.0
自動ROM-T	右小指MP関節　屈曲/伸展：92°/0° 　　　　　PIP関節　屈曲/伸展：94°/－10° 　　　　　DIP関節　屈曲/伸展：70°/0° 　　　　　％TAM：91%　TPD：0cm		
ADL-T	セルフケアすべて自立　両手動作可能　スポーツ復帰		
日本語版DASH	機能2.3/100点　スポーツ18.8/100点		
疼痛	安静時痛（－）運動時痛　軽度（＋）		
MMT・握力	FDS・FDP5レベル　握力右31.2kg　左37.9kg		
その他	関節の不安定性（－）　回旋変形（－）		

注1：％TAM　TAM（total active motion）
　　（総自動屈曲角度－総自動伸展不足角度を算出し，健側角度で除した値）
注2：TPD（tip palmer distance）
　　指尖と手掌間の距離
注3：DASH（Disabilities of the Arm,Shoulder and Hand）
　　患者立脚型の上肢機能評価（日本手外科学会　http://www.jssh.or.jp/）

4）作業療法計画と実施

　　生活目標：患側手を使用したセルフケア自立と趣味活動への復帰

　　機能改善目標：①小指のROM拡大，②熱感・腫脹・疼痛の軽減，③握力の増強，④関節の動揺性および回旋変形の予防

　　リハ目標：（短期目標）関節拘縮など二次的障害の予防

　　長期目標：ROMや筋力などの最良な運動機能の再獲得

　　作業療法内容：術後3週目から交代浴・フリクションマッサージ・自動ROM訓練を開始．自宅での自主トレーニングとしてPIP関節自動屈曲運動，スポンジのグリップ訓練，フリクションマッサージ，アイシングなどを指導した．また，日中はバディスプリントを使用させた．また，ADLでは，強いグリップを必要とする動作は禁止した．

　　術後4週目から軽度の他動屈曲運動，Place＆Hold訓練およびブロッキング訓練を追加し

5. 骨 折

表3　作業療法の課題分析

	心身機能構造	活動	参加	環境	個人
利点	1) 感覚障害（－） 2) 患指以外のROM制限（－） 3) 患指以外の筋力低下（－） 4) 骨損傷が軽度 5) 知的障害（－）	1) 左手を使用し，セルフケアほぼ自立 2) コミュニケーション問題なし	1) 下肢の障害がなく独歩可能	1) 経済的問題（－） 2) 力仕事などで支障をきたす場合は，妻の協力がある	1) リハビリテーションに対する意欲が高い
問題点	1) 小指の運動時痛（＋） 2) 小指の腫脹（＋） 3) 小指のROM制限（＋） 4) 筋力・握力低下 5) 皮膚の柔軟性低下	1) 患側手のセルフケアでの参加（－） 2) 両手動作困難 3) 重量物の把持困難	1) 趣味活動の参加困難 2) 車やバイクなど移動手段の制限 3) ボランティア活動の参加困難	1) ボランティア・スポーツ早期復帰への友人の過度な期待	1) 左利きであるが，書字・箸操作は右手を使用
予後予測	・骨損傷は軽微であるため，予後は良好だと考えられるが，関節包・側副靱帯などの軟部組織損傷が顕著なため，十分なリハビリテーションが困難であれば，筋力低下やROM制限などが残存する可能性がある	・小指のROM制限や握力低下・疼痛が残存すれば，両手動作や把握が障害される可能性がある	・握力や十分なROMが得られなければ，趣味活動の制限をきたす可能性がある		

た．

　術後5週目から積極的な他動屈曲運動を開始．屈曲ROM改善を目的に動的屈曲スプリントを装着，夜間は伸展位保持スプリントを装着するようにした．

　術後7週目からPIP関節の伸展制限に対して，他動伸展運動と日中，セイフティピンスプリントを装着．

　術後8週目から徒手での抵抗運動，セラプラスト潰しなどの筋力増強訓練を開始した．疼痛に応じて，積極的にADLでの患側手の使用を許可した．また，スポーツ復帰に向けてゴルフクラブの把持，野球のボール把持訓練を行った．

　作製した義肢装具について

① バディスプリント：患側指の自動運動促進および外反ストレスの予防を目的として作製した（**図21①**）.

② 動的PIP関節屈曲スプリント：患側指の屈曲ROMの改善を目的として作製した（**図21②**）.

③ セイフティピンスプリント：軽度の伸展制限に対して，伸展ROMの改善を目的に作製した（**図21③**）.

④ 伸展位保持スプリント：屈曲拘縮の増悪を予防するために作製した（**図21④**）.

　経過：作業療法プログラムを**表4**に示す．PIP関節背側脱臼や側副靱帯損傷による関節面の不適合，屈筋腱・側索・掌側板の癒着，腫脹の遷延化などさまざまな二次的障害が想定された．

　外来作業療法開始時より二次的障害の予防に着目したプログラムを立案し，実施した．週

315

第4章 装具各論（疾患別・事例）

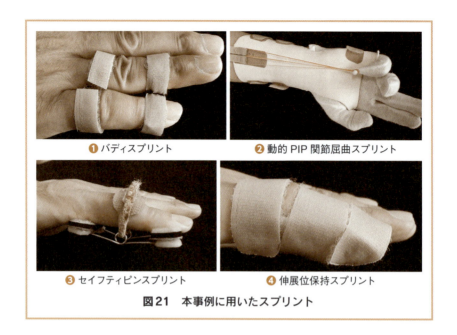

❶ バディスプリント　　❷ 動的PIP関節屈曲スプリント

❸ セイフティピンスプリント　　❹ 伸展位保持スプリント

図21　本事例に用いたスプリント

表4　作業療法プログラム

	術後3週	術後5週	術後8週	術後10週	術後12週	術後20週
交代浴	→→→
自動ROM訓練・ブロッキング訓練	→→→
他動ROM訓練	屈曲方向 →→
		伸展方向 →→→→→→→→→→→→→→→→→→→→→→→→→→→→→→→→→→→→
バディスプリント	→→→→→→→→→→→→→
動的屈曲スプリント		→→→→→→→→→→→→→→→→→→
セイフティピンスプリント	→→→
伸展位保持スプリント		→→→→→→→→→→→→→
筋力増強訓練			→→→→→→→→→→→→→→→→→→→→→→→→→→→→→

　3回の外来リハビリテーションを実施したが，疼痛や腫脹が著明で，ROMの改善は緩徐であった．整形外科診察時に主治医に，評価結果およびスプリント療法の必要性について報告した．

　スプリント作製の処方を得て，術後5週目より動的屈曲スプリント，術後7週目よりセイフティピンスプリントなど時期に応じてスプリントを使用し，自宅での自主訓練・スプリント療法も積極的に行い，ROMの改善を図った．軟部組織や骨の修復に合わせて，術後8週より筋力増強訓練を実施した．最終評価時の右小指％TAMは91％で良好な機能を獲得で

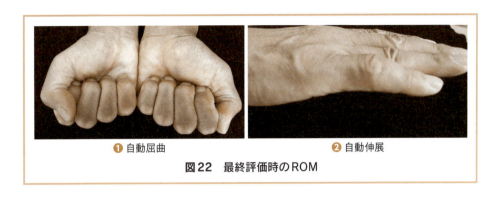

❶ 自動屈曲　　　　　　　　　❷ 自動伸展

図22　最終評価時のROM

き，また対象者の希望でもあるスポーツ復帰に向けた評価や指導も実施し，野球やゴルフへの復帰も果たした．

　作業療法の結果・効果と考察：PIP関節内骨折のうち，過伸展損傷で，脱臼を伴わない場合は，バディスプリントなどの簡便なスプリントを用いて早期運動を行うことで，良好な成績が得られている[3,4]．しかし，背側脱臼を伴う場合には，後療法中のPIP関節の屈曲位拘縮が問題になることが多い[5]．本事例の場合も，屈曲ROM改善に反して，徐々にPIP関節伸展制限がみられた．セイフティピンスプリントや夜間の伸展位保持スプリントを併用したことが，良好な結果につながったと思われる（**図22**）．最終的には受傷時の挫創に伴う皮膚性拘縮は，軽度残存したが，日常生活やゴルフ・野球などの趣味活動の復帰が可能となった．これは，スプリント療法に対して十分な理解が得られたこと，訓練室での訓練だけでなく，自宅での自主トレーニングを積極的に実施したことなどが要因として考えられる．

5）まとめ

　高度の軟部組織を伴った開放性PIP関節背側脱臼骨折の症例であったが，二次的障害を予防し，ROM制限の原因を十分に評価するとともに，骨や軟部組織の治癒過程を考慮したスプリント療法を含めた作業療法を実施した．さらに，症例の状況に応じて，各種のスプリント療法を実施した結果，良好な成績が得られたと思われる．

参考文献

1) 櫛邉　勇・他：外傷性関節拘縮手に対するスプリント療法．［日本ハンドセラピィ学会（編）：ハンドセラピィ6　手のスプリント療法］．pp107-117，メディカルプレス，1996．
2) 大山峰男：手の外傷のスプリント療法．*MB Med Reha*，67：41-46，2006．
3) 畑中　渉：Buddy splintによる手指PIP関節掌側板付着部裂離骨折に対する早期自動運動療法の治療成績．日手会誌，28(3)：245-248，2011．
4) 峯　博子，鶴田敏幸：PIP関節掌側板付着部裂離骨折に対する保存療法の成績．日手会誌，28(5)：499-504，2012．
5) 佐々木　孝・他：PIP関節背側脱臼骨折の治療成績．日手会誌，14(1)：139-142，1997．

（櫛邉　勇・垣下真宏）

6 腱損傷

1 腱損傷の概要と特徴

手指の腱損傷は屈筋腱損傷と伸筋腱損傷に分けられ，切創や挫滅などの開放損傷による断裂，摩耗や強い外力などの閉鎖損傷による皮下断裂などがある．

1）手指屈筋腱損傷

手指の屈筋腱損傷には深指屈筋腱損傷，浅指屈筋腱損傷，長母指屈筋腱損傷，短母指屈筋腱損傷などがあり，損傷部位によりこれらが単独もしくは合併して断裂する．

損傷部位と損傷組織，損傷時の肢位などを正確に把握する必要がある．損傷部位の分類はZone I～V（図1，表1）に分類される．このなかでZone IIは強固な靱帯性腱鞘の中を深指屈筋腱と浅指屈筋腱の両方が通過して，腱癒着が特に発生しやすい部位である．またZone Iなど末梢では腱の滑走距離は少なくなる．Zone IVは手根管部で正中神経や血管損傷を合併しやすい．損傷時の手関節や手指関節の肢位が屈曲位と伸展位では，皮膚の創部の位置は同じでも腱損傷の部位は異なる．腱鞘内では腱滑走時の抵抗は大きくなり，腱縫合部が腱鞘内を通過するときはさらに抵抗が大きくなりやすいので，腱縫合部と腱鞘の位置関係に注意する．

2）伸筋腱損傷

手指の伸筋腱損傷には総指伸筋腱損傷，長母指伸筋腱損傷などがある．

屈筋腱と異なり皮下組織が少ないので，小さな外傷でも腱損傷に及びやすい．屈筋腱損傷と同様に損傷部位と損傷組織，損傷時の肢位などを正確に把握する必要がある．損傷部位の分類はZone I～VIII（図2）まであり，関節部とそれ以外の部位が交互にある．手指部の損傷

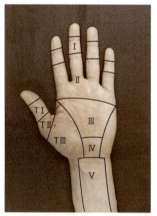

図1 屈筋腱損傷部位の分類
手指に関する屈筋腱の損傷部位をZone I～Vに分けて写真にその範囲を示した

表1 屈筋腱の区分と特徴
手指屈筋腱の区分における特徴を説明した

Zone	部位
I	浅指屈筋腱停止部より末梢
II	A1腱鞘～浅指屈筋腱停止部
III	手掌中央部
T I	短母指屈筋腱停止部より末梢
T II	A1腱鞘～短母指屈筋腱停止部
T III	母指球部
IV	手根管部
V	前腕部

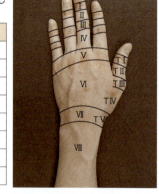

図2 伸筋腱損傷部位の分類
手指に関する伸筋腱の損傷部位をZone I～VIIIに分けて写真にその範囲を示した

では，Zone I・IIの槌指変形やスワンネック変形，Zone IIIのボタン穴変形など部位に応じた特徴的な変形が生じやすい．骨折，関節リウマチ，変形性関節症，突き指などによる皮下断裂が比較的多い．伸筋腱の腱鞘はZone VIIの伸筋支帯部で6区画に分かれており，腱鞘との間で腱癒着が発生しやすい．手指部での伸筋腱は構造的に非常に薄く，縫合術後の強度が乏しいことから再断裂の危険性が高い．

3）腱縫合術

腱損傷では断裂した腱の両断端を合わせて縫合するが，腱に広範囲の欠損部分があるなど，縫合が不可能な場合には腱移行や腱移植による縫合術が行われる．縫合術後は安静固定状態を保つことで，腱の癒合が進行すると同時に周囲の腱や周囲組織との癒着が発生しやすい．癒着防止を目的に早期からの腱の滑走を安全に行うために，外科的に強固な腱縫合法が考案されている．腱縫合術は一般的に断裂部の中枢と末梢を合わせて腱の中に糸を通して縫合するが，縫合部に通した糸の本数で2-strand，4-strand，6-strandなどとなり，本数の多いほうが縫合部の強度が強くなる[1]．腱移行術や腱移植などの本来異なる腱の縫合では編み込み法が用いられて強度的には強い縫合法に分類される．実施された腱縫合法は，術後の作業療法の方法の決定に大変重要な項目となるので必ず理解しておく必要がある．

2 腱損傷で用いられる装具・スプリントの概要と特徴

腱縫合後の作業療法は手術における腱縫合法と患者背景などを考慮して有効かつ安全な方法を選択して行う．作業療法の方法は縫合された腱とその他の組織の癒着防止や関節拘縮の防止を目的とした早期運動法と，自動運動が可能な強さが得られるまで安静固定する固定法がある．

腱損傷で用いられる装具・スプリントの目的は大きく3つに分けられる．

1）縫合された腱を保護しながら癒着や関節拘縮を予防する早期運動法

腱縫合術後の作業療法では，原則として早期より縫合された腱を滑走させることで癒着を防止する早期運動法を第一選択とする．運動可能な範囲や運動肢位を制御し，縫合された腱の再断裂を防止できる範囲内で腱滑走と関節運動を行うことで腱癒着と関節拘縮を予防する．早期運動法の最も基本をなす装具・スプリントである．Kleinert法による報告の後に改良を加えたものが主となっており，縫合された腱に緊張が加わらない肢位を保持することと，腱再断裂が発生しない程度の強さで腱滑走を行うことが可能であることの両方を兼ね備えていることが必要である．

2）一定期間は原則として安静固定とする固定法

早期運動法が不可能な場合には3〜4週間程度の安静固定期間を経て運動開始となる．腱の癒合部が自動運動可能な程度の強度になるまでは，手関節〜手指関節を屈筋腱損傷であれば屈曲位，伸筋腱損傷であれば伸展位を基本とする緊張のかからない安全な肢位で固定する．

3）関節拘縮の改善

関節拘縮が発生した場合には，腱縫合部が矯正に耐えられる強度が得られた時期に静的・動的な装具・スプリントを用いる．関節周囲軟部組織性，筋短縮，筋腱の癒着など拘縮の原因を明確にして，矯正や腱滑走の効率改善を目的に行う．

第4章 装具各論（疾患別・事例）

表2 背側スプリントの固定肢位
3週間固定法と早期運動法に分けて手関節と手指関
節の固定角度を示した

3週間固定法	手関節	20°～30°掌屈
	MP関節	30°～40°屈曲
	PIP・DIP関節	30°～40°屈曲
早期運動法	手関節	0°～30°掌屈
	MP関節	60°～70°屈曲
	PIP・DIP関節	0°

3 腱縫合術後の作業療法の実践

腱縫合術後の作業療法の目的は，縫合された腱と周囲組織との癒着および再断裂を防止しながら腱の癒合を図り，関節拘縮を予防して最大自動滑走を回復させ，手指の機能を獲得させることである．

1）手指屈筋腱縫合術後の作業療法と装具・スプリント

a. 背側スプリント

早期運動法で作業療法を行うためには，まず縫合部の伸張による再断裂を防止するためのスプリントの作製が必要である．熱可塑性プラスチック材や熱可塑性プラスチック包帯を用いて加工した伸展ブロック用背側スプリント（**図3**）とする．背側スプリントの固定角度（**表2**）は手関節については軽度掌屈位として，MP～DIP関節については3週間固定法では3関節とも軽度屈曲位とする．早期運動法ではMP関節は最大屈曲位から若干緩めた肢位で，PIP・DIP関節は伸展位とするが，縫合された腱の緊張度に合わせて関節角度は増減する．スプリントは手指運動が阻害されない範囲を包帯にて固定する．スプリントの固定法には手掌部，手関節部，前腕部の3カ所をベルトやストラップで固定する方法もある．

b. 指牽引（rubber band traction：RBT）の設置

爪の先端に注射針にて穴を開けて，手術用のナイロン糸などのできるだけ摩擦抵抗の少ない糸を結びつける（**図4**）．爪背側先端に金属製フックを瞬間接着剤などで設置してから，糸を結びつける場合もある．MP関節部，手関節部，前腕の2カ所の計4カ所に全周をサージカルテープで巻いた後でテープ上に安全ピンを設置する．爪先からのナイロン糸に輪ゴムを取り付けて，MP～DIP関節が最大屈曲できる最小限の牽引力となるように調整して，最も近位の安全ピンに輪ゴムを固定する（**図3**）．

RBTを罹患指だけに設置した場合は他指が罹患指より伸展位であり，罹患指の屈筋腱は他の指に比べ減張位となるため安全な固定肢位と考える[2]（**図3**）．一方では深指屈筋腱の近位方向への滑走を補助することで，DIP関節の屈曲可動域を獲得するために，4指のすべてにRBTを設置する方法[3]（**図5**）があり，罹患指と他指の牽引力にわずかに差をつけて，縫合腱に過度な張力が加わらないように調整することもある．

c. 夜間固定肢位

RBTなどで屈曲位の時間が長くなると屈曲位拘縮が発生しやすいため，夜間は原則とし

320

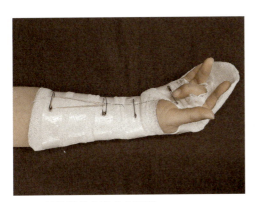

図3 屈筋腱縫合術後の固定
腱縫合術後の早期運動法を目的とした伸展ブロック用背側スプリントでの固定状態

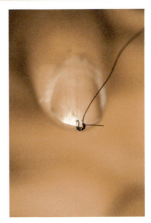

図4 爪先へのRBTの設置
爪先に穴を開けて手術用ナイロン糸を結んだ

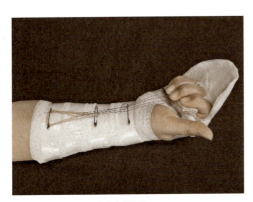

図5 すべてにRBTを設置
示指～小指のすべてにRBTを設置して屈曲位を保持した

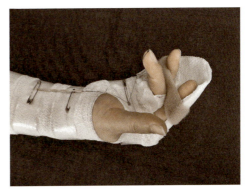

図6 夜間固定肢位
夜間は罹患指以外を背側スプリントにベルトで伸展位固定とした

て伸展位とする．罹患指以外を背側スプリントにベルトで伸展位に固定する（**図6**）．罹患指は固定しないことで，屈筋腱については減張位になり安全である．罹患指も含めてベルトで固定すると，不意に指屈曲運動が起きると屈筋腱には抵抗運動となり，緊張が急激に高くなることで再断裂の危険性がある．全指を伸展位でストッキネットや包帯などで緩くカバーする方法もある．

d. 早期運動法の方法

早期運動法は縫合された屈筋腱に対して，他動運動にて腱滑走を行う早期他動運動法と，自動運動にて滑走を行う早期自動運動法に分けられる．制御した運動は縫合術後3～4週に1日数回の頻度で実施され，その後は腱の癒合強度の改善に合わせて自動運動，他動運動，抵抗運動と段階的に行い，実際の使用へと進める（**表3**）．すべての動作において制限を解除するのは縫合術後12週程度経過後として，それまでは再断裂の危険性に注意が必要である．

第4章　装具各論（疾患別・事例）

表3　屈筋腱縫合術後の作業療法プログラム
3週間固定法と早期運動法についての経時的なプログラム

術後	3週間固定法	早期運動法
1日〜	安静固定	1日数回のコントロールされた運動
3〜4週	日中スプリントを除去して夜間のみ固定 RBTを除去して全指の自動屈曲運動 罹患指以外の自動他動伸展（罹患指は他動屈曲位）	
4〜5週	終日スプリント完全除去 全指自動伸展運動開始	
6週	全指軽度他動伸展運動開始 罹患指以外はADL程度での使用を許可	
7週	手指屈筋群の伸張（矯正スプリントの使用も含む） 罹患指を含めた全指をADL程度での使用を許可	
8週	事務職程度なら患側手の使用を許可	
10週	注意しながら重労働での患側手の使用を許可 瞬発的な罹患指の伸展は禁止	
12週	制限をすべて解除	
癒着により腱剝離術を実施する場合は腱縫合術後 3カ月以上経過して炎症などが沈静した時期とする		

① 早期他動運動法

　代表的な方法には他動屈曲自動伸展運動のKleinert法を改良し，手掌部にDIP関節が十分に屈曲した肢位が得られるようにRBTの滑車を追加したKleinert変法[4]がある．RBTによる他動屈曲位からPIP・DIP関節の自動伸展運動を行う（**図7**）．RBTを前腕部に固定したままで行うと，伸展に伴いRBTの緊張が高くなり，最終角度に近いところでは屈筋腱にも同時収縮が起こりやすくなるので，RBTの固定部をはずして牽引力をコントロールしながら自動伸展を行うと安全である．経過とともに屈筋の短縮が発生して背側スプリント内で十分な伸展が不可能になる場合には，MP関節の屈曲を強くすることで（**図8**），PIP・DIP関節が十分に伸展可能になる．徒手的な方法以外に，包帯やガーゼによる指枕や熱可塑性プラスチック材で楔を作り，基節骨背側に挿入してMP関節の屈曲を強くする方法もある[5]．

　PIP関節とDIP関節を個々に他動屈曲伸展運動を行うDuran法（**図9**）がある[6]．MP・PIP関節屈曲位でDIP関節のみを他動屈伸することで深指屈筋腱と浅指屈筋腱の間で滑走させ，MP・DIP関節屈曲位でPIP関節のみを他動屈伸し，両屈筋腱と腱鞘の間で滑走させることで癒着を予防する方法である．しかし実際には関節拘縮の予防として，他の早期運動法をスムーズに行うための前運動として行われていることが多く，関節拘縮の除去として行うと腱再断裂となりやすいので厳重な注意が必要である．

　その他，背側スプリント内でMP関節を最大屈曲位のままでPIP・DIP関節のみ他動屈曲伸展するChow法[7]，これらを組み合わせた方法などがある．

② 早期自動運動法

　早期自動運動法は背側スプリント内で行うことを原則とする．作業療法のときだけスプリントをはずして行うこともあるが，手関節や手指関節の不意な伸展が起こらないように注意する．

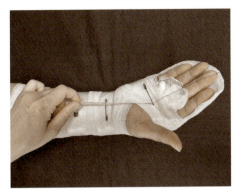

図7 スプリント内での自動伸展運動
弱い牽引による屈曲位から自動伸展運動を行う．屈曲はRBTを牽引することで行う

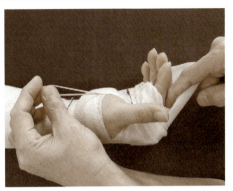

図8 屈筋短縮時の自動伸展運動
屈筋が短縮して背側スプリント内で伸展角度が不十分な場合は，MP関節屈曲を強くすることでPIP・DIP関節の十分な伸展角度を確保する

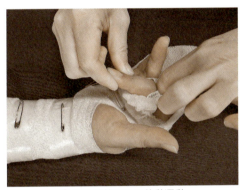

❶ DIP関節のみの他動運動
MP・PIP関節を屈曲位のままでDIP関節のみ他動屈曲伸展運動を行う

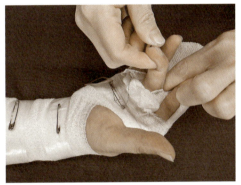

❷ PIP関節のみの他動運動
MP・DIP関節を屈曲位のままでPIP関節のみ他動屈曲伸展運動を行う

図9 Duran法

　自動運動の方法としては他動的にMP〜DIP関節を最大屈曲したところで，軽く力を入れて最大屈曲肢位を保持（place & hold訓練）した後で（**図10**），PIP・DIP関節のみを自動伸展させる．最大屈曲位を保持することで屈筋腱は中枢側に滑走するため，自動伸展運動で縫合された屈筋腱が緊張しない範囲で末梢に滑走させることで癒着を防止することができる．

　その他の方法としてMP関節を屈曲位のままでPIP・DIP関節のみを自動屈曲伸展させる方法[4]もあるが，手指関節の自動屈曲運動に耐え得る強さの腱縫合法が行われたことが必要条件となる．手指屈伸が可能な最小限の力でゆっくりと行う必要があり，術後の浮腫などで十分な屈伸運動が困難な場合には，早期他動運動法より開始して，place & hold訓練から自動屈曲伸展運動へと段階的に移行していく．関節拘縮がある場合には可能な範囲内での自動運動として，ROMの拡大を目的に加えてはならない．

　手関節の自動介助運動に伴うテノデーシスアクションを利用した手指屈曲伸展運動（**図11**）や，自動運動を組み合わせたtherapist assistedテノデーシスアクション＋place & hold

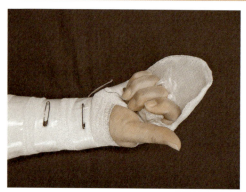

図10　place & hold 訓練
他動屈曲された角度を自動運動で保持している

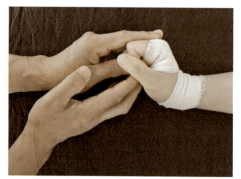

❶ 手関節背屈と手指屈曲
手関節を他動的に背屈しながら手指を屈曲位に誘導して保持する

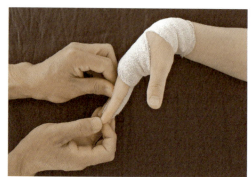

❷ 手関節掌屈と手指伸展
手関節を他動的に掌屈しながら手指を伸展位に誘導して保持する

図11　テノデーシスアクションを利用した運動

訓練[8]）がある．

2）手指伸筋腱縫合術後の作業療法と装具・スプリント

　手指伸筋腱は複雑な構造であり，屈筋腱に比べて腱の滑走距離が少なく，手部での損傷では再断裂の危険性が高いため，部位によって縫合術後の治療は異なる．Zone Ⅰ～Ⅳの指部での損傷では縫合術後3～4週間の手関節および手指関節を伸展位で安静固定として，その後より自動運動開始とする．Zone Ⅴより中枢側の手・前腕部の損傷では伸筋腱に対する早期他動運動法を選択することも可能である．

a．掌側スプリントと手指伸筋腱早期他動運動法

　早期他動運動法で作業療法を行うためには，手指屈筋腱損傷と同じようにスプリントの作製が必要である．熱可塑性プラスチック材や熱可塑性プラスチック包帯を用いて加工した掌側スプリントとする．掌側スプリントの固定範囲は前腕中央から中節骨部までとして，手関節中間位～軽度（約20°）背屈位，MP関節30～40°まで屈曲可能とする．指伸展用のアウトリガーで示指～小指をMP関節軽度過伸展となるように牽引する．手関節の背屈角度を強くすればMP関節の屈曲角度も大きくすることができる．中手骨部，手関節部，前腕部の3カ

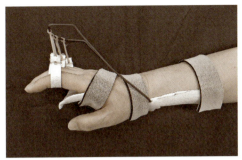
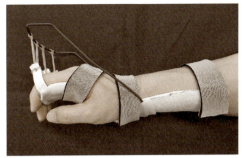

❶ 他動伸展　　　　　　　　　　❷ 自動屈曲
❶のアウトリガーで他動伸展された状態から，❷の掌側スプリントまでの範囲の自動屈曲運動
図12　伸筋腱早期他動運動法

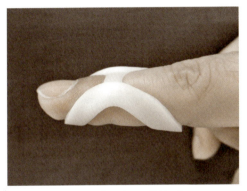
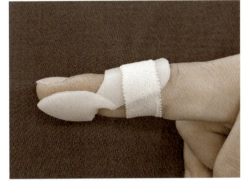

図13　8の字スプリント
熱可塑性プラスチック材で中節部と末節部を掌側，関節部を背側より支持した，差し込み式としてDIP関節伸展位固定とする

図14　Stack型スプリント
熱可塑性プラスチック材で中節部背側と末節部掌側を支持してテープでDIP関節伸展位固定する

所でストラップ固定とする．手指の自動屈曲運動とRBTによる他動伸展運動（**図12**）を腱縫合術後3～4週間，1日に数回繰り返して実施する．これは手指屈筋腱損傷に対するKleinert法に対して，Reverse Kleinert法とよばれている[9,10]．その後自動運動，他動運動，抵抗運動と負荷を強くしていく．

b．槌指変形とスプリント

突き指などに起因するZone Ⅰ～Ⅱでの伸筋腱皮下断裂による槌指変形がある．伸筋腱終末部での腱損傷による腱性槌指と，伸筋腱終末の停止部位での剥離骨折による骨性槌指に分けられる．腱性槌指では6～8週間DIP関節をスプリントで伸展位固定として，その後屈曲運動を行う保存的治療が多い．骨性槌指では鋼線などによる骨折部の固定を3～4週間行い，鋼線の抜去後にDIP関節の屈曲運動を行い，運動時以外はスプリントでDIP関節を伸展位に固定する．固定用スプリントは8の字スプリント（**図13**），Stack型スプリント（**図14**），セイフティピンスプリント（**図15**）などがある．8の字型スプリントは水仕事などが可能であるが，DIP関節周囲の腫れの増減に注意が必要である．Stack型スプリントは固定用のベルトやテープが必要である．セイフティピンスプリントは水仕事が行いにくいなど各種で特

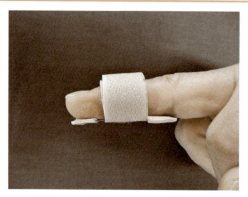

図15 セイフティピンスプリント
鋼線による弾性がありベルトでDIP関節伸展位固定する

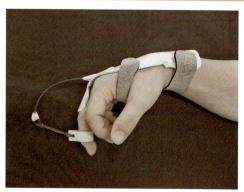

図16 アウトリガー型伸展スプリント
手関節とMP関節を軽度屈曲位にして，アウトリガーでPIP関節を伸展位に矯正する

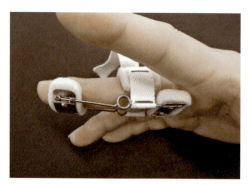

図17 セイフティピンスプリント
既製品のセイフティピンスプリント

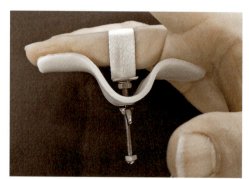

図18 スクリュースプリント
蝶ねじを回転することでPIP関節を無段階に伸展位に矯正する

徴があり，患者に適したものを使用する．

3）関節拘縮を除去する装具・スプリント

　手指腱損傷の治療では縫合腱の再断裂防止のために，運動時以外は弛張位でいる時間が多いことや，スムーズな作業療法が困難であった場合などは関節拘縮が発生することがある．縫合術後6～7週間経過後の縫合腱が矯正力に耐え得る強度が得られた時期になってから，スプリントを使用して矯正する．屈筋腱縫合術後では7週間経過後頃に屈曲拘縮があれば，屈曲拘縮が30°以上では手関節とMP関節を軽度屈曲位にして屈筋腱へのストレスを抑えながらアウトリガーで牽引することで拘縮を除去する（**図16**）．屈曲拘縮が30°以下であればセイフティピンスプリント（**図17**）やスクリュースプリント（**図18**）を使用する．

4 作業療法における装具・スプリント導入のポイントと注意点

　手指屈筋腱縫合術後の作業療法では，受傷時や手術時の情報を事前に得ることがリスク管理のひとつとして重要である．受傷時が挫滅損傷では鋭利損傷に比べて条件は悪くなる．また受傷から腱縫合術までの期間が長くなると筋短縮によって縫合腱の緊張は高くなり，腱滑

6. 腱損傷

表4 術後作業療法の適応と特徴

	3週間固定法	早期他動運動法	早期自動運動法
適応	小児，あるいはリスクに関する理解力や協力が得られない 修復状態がよくない	神経，血管，不安定骨折など重篤な合併症がない 修復後の腱の緊張が高くない リスクに関する理解力や協力が得られる	
			縫合法の抗張力が高い
利点	再断裂の可能性が低い マネジメントが比較的簡単	修復腱と周囲組織の癒着が少ない 関節拘縮の発生が少ない	
欠点	修復腱と周囲組織の癒着が強い 関節拘縮の発生が強い	再断裂の可能性が高い マネジメントが複雑	

表5 腱縫合法と作業療法の方法の適応

腱縫合法	2-strand	4-strand	6-strand	編み込み法
3週間固定法	◎			
Kleinert法	◎			
Kleinert変法	◎	◎		
Duran法	◎	◎		
Chow法	◎	◎		
tenodesis motion	◎	◎		
place & hold訓練	×	◎	◎	◎
自動屈曲伸展	×	×	◎	◎

◎：適応　×：不適応　記入なし：不適応ではない
（腱縫合法により選択可能な作業療法の方法を適応，不適応などで分類した）

走を目的とした運動の可動範囲が少なくなりやすい．手術中の所見を詳しく得ておく必要があり，手術に立ち会って術者の意見を聞きながら確認できることが望ましい．

作業療法の方法は3週間固定法や早期運動法の適応，利点，欠点などを考慮して決定される（**表4**）．早期運動法は癒着や関節拘縮を予防できるが，患者の理解力と協力が必要不可欠となる．早期運動法が優先的に選択されるが，リスクが高ければ3週間固定法にならざるを得ないこともある．

実施された腱縫合法と患者の条件などを合わせて，術者や担当医，患者と相談のうえで作業療法の方法を決定する（**表5**）．腱縫合部の強度が弱ければ早期運動法は適応となりにくい．患者の条件などが悪い場合は，自動屈曲伸展運動が可能な腱縫合法が行われていても，リスクの少ない早期運動法や固定法など，さらに安全な方法が選択される場合もある．腱縫合術後の再断裂は治療の根幹に関わることなので極力回避しなければならないが，再断裂の可能性や再断裂が発生した場合の対処法についても，十分に説明して同意を得ることが重要である．術後の浮腫，疼痛などの阻害因子があれば，経過的に安全性を確認しながら運動方法を変更することもある．また装具・スプリントも腱の緊張状態に合わせて適宜調整することも必要である．

術後の手指の可動性が良好な場合は注意が必要である．瘢痕や癒着が全く生じない場合は，腱への血行障害により腱の癒合が遅れている可能性があり，再断裂の危険性が高くなる

327

第4章　装具各論（疾患別・事例）

場合がある．このような場合は良好な可動性を維持するようにして，プログラムを多少遅らせることが必要である．

5 腱損傷の作業療法や装具・スプリントの課題と展望

手指腱縫合術後の治療は作業療法士の管理のもとで，1日に複数回に分けて実施されることが理想的であり，リスク管理が必要な期間は入院できれば効果的に安全に実施できる．しかしながら現在の医療保険事情では入院期間の短縮化が積極的に進められ，手指の腱損傷で長期入院可能な医療施設は限られている．このような状況においては，再断裂に対する徹底したリスク管理と，癒着，関節拘縮などの予防を目的とした安全に行えるホームプログラムの立案と指導が必要である．

腱縫合法を6-strandで実施されて，特に問題がなく自動屈曲伸展運動が可能であれば，腱縫合術後の固定が変わってくる可能性がある．まず手指屈筋腱縫合術後のRBTは2-strandなど腱縫合部の抗張力が低い場合に，屈筋腱に代わって手指を屈曲して，正常な伸展機能で屈筋腱を滑走させるという目的で設置されている．腱縫合術直後より自動運動が可能な程度の抗張力があれば，RBTは不要になると考えられる．しかし正常な拮抗筋での伸張に耐え得る強度の腱縫合法には至っておらず，伸張されることを予防するブロックスプリントは必要である．縫合術後の条件が悪ければRBT，スプリントも含めて既存の方法となる．

6 事例「両側神経血管束断裂を合併した左示指深指屈筋腱損傷」

1）事例紹介

仮名：K氏　年齢：20歳台　性別：男性

生活歴：製造業関係の工場に技術者として勤務していた．独身で，生活環境は自宅にて両親と同居していた．性格的には穏やかで素直であった．経済的には特に問題がなく治療に関する理解力にも問題はなかった．

2）医学的情報と作業療法の方針

診断名：左示指深指屈筋腱損傷，両側神経血管束断裂．労災保険を適用．

現病歴：仕事中に工作機械にて受傷する．受傷後すぐに近医を受診したが，動脈損傷を合併しているため当院に紹介受診となった．中節部で指腹側の皮膚は弁状に剥離され，浅指屈筋腱の停止部位に極めて近いZone Iによる深指屈筋腱損傷，両側指動脈断裂，両側指神経断裂と診断された（**図19**）．同日に修復手術を行った．

手術時の情報としては，4-strand縫合に周囲への結節縫合を追加した腱縫合術，両側指神経縫合術，尺側指動脈吻合術を行った．腱，神経，動脈ともに鋭利損傷で欠損はなし．動脈吻合後の拍動と血流，皮膚の色調は良好であり．血行阻害にならないように創を完全に閉鎖せず，緩く皮膚を縫合した．

術後は入院にて動脈吻合に対する血栓予防としての24時間点滴による抗凝固療法を行い，肘から末梢はカイロとバスタオルなどで保温状態とした．術後の循環状態や皮膚の色調は良

328

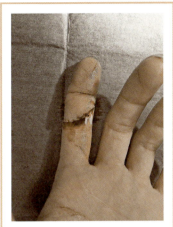

図19 受診時の状態
受診時で術前の状態であるが，尺側指動脈は血管クリップで止血されていた

好であった．

術後2日経過後より創部の処置としての温薬浴時に，手関節の自動介助運動に伴うtenodesis motionを利用した手指屈曲伸展運動を，主治医立会いのもとで作業療法士が行い，皮膚の色調より循環状態は問題ないと判断した．術後4日経過後に熱可塑性プラスチック材で背側スプリントを作製，装着して，爪先よりRBTを設置し，早期運動法による作業療法開始とした．

今回の治療上で問題となる既往歴はない．

3) 作業療法開始時評価

背側スプリントの装着に関してフィッティングは特に問題なかった．RBTによる牽引力は，動脈の循環障害を予防するために，創部のガーゼなどによる圧迫が加わらない範囲としてPIP関節屈曲80°，DIP関節屈曲40°とし，RBTによる他動屈曲時は皮膚色調に問題はなかった．PIP関節は約10°の伸展制限を認めたが，DIP関節は0°まで伸展可能であった．指尖部は橈側，尺側ともに知覚消失であった．安静時に軽度の創部痛があるがしびれはない．

十分な観察を行うことで，背側スプリント内での自動他動運動により循環障害が発生する危険性は低く，また神経縫合部の緊張が高くなる危険性も低いと考えられる．作業療法の方針としては，手指屈筋腱縫合術後の早期運動法で実施するが，血管損傷による血流低下により腱の癒合状態は若干低下することが予想されるため，本来より遅くしたプログラムにする必要があると思われた．

表6に作業療法の課題分析の内容を示す．

4) 作業療法計画と実施

a. 作業療法目的

機能改善目標としては，縫合された腱と周囲組織との癒着および関節拘縮を予防することで，健側比で約70〜80％の自動運動ROMを獲得することとする．しかし腱単独損傷の術後

第4章　装具各論（疾患別・事例）

表6　課題分析

	身体機能構造	活動	参加	環境
利点	癒着，関節拘縮の予防	非利き手損傷である	早期に仕事に復帰する	機械操作が多い
問題点	再断裂の危険性がある 血行障害で壊死する 知覚障害が残存する	両手でつまむ活動はわずかに支障があるが，代償動作が可能	仕事上の作業量はほぼ一定であり，配置換えは困難である	比較的重労働である 機械の操作が多い 仕事場が寒い
予後予測	早期運動法による作業療法で治療が可能である	示指のみの損傷であり，活動に与える影響は少ないと思われる	知覚障害と寒冷刺激に注意すれば，早期の現職復帰は可能と思われる	寒冷刺激と振動刺激に注意すれば支障は少ない

（課題はICFに準じて示した）

に比べて，血管吻合と神経縫合の影響について十分に考慮して，再断裂を防止しながら最大自動滑走を回復させて，手指の機能を獲得させることである．長期目標としては知覚回復の状況が影響するが，神経縫合部から指尖部まで数cmの長さで，神経縫合術としてもよい条件で行えたことより，できるだけ早期の現職復帰とした．

b. 作業療法内容

腱縫合術後の作業療法の内容は，まず入院期間中と外来通院移行後に分けて計画した．入院期間中は朝・昼・夕方の1日3回の作業療法士の直接指導による実施として，各回ともに，まずDuran法によるPIP関節とDIP関節の他動運動でそれぞれの関節に柔軟性を獲得する．次にKleinert変法でRBTによる他動屈曲・自動伸展運動を行い（**図20**），最後にplace & hold訓練による早期自動運動法と組み合わせて行った（**図21**）．外来通院移行後は，原則として朝の通院として入院中の方法を行い，昼・夕方・就寝前に自宅での自主運動としてDuran法以外を術後4週間経過後まで継続して行った．

c. 作製した装具・スプリントについて

本症例では関節拘縮については運動にてほとんど除去できたので，作製した装具・スプリントは早期運動法に関する背側スプリントのみで，途中での部分修正もなかった．

d. 作業療法の経過

早期運動法を主とした作業療法を行い，術後10日目に退院して翌日より毎日の外来通院による作業療法を継続した（**表7**）．

術後4週間経過後に背側スプリントは就寝時のみとして，RBTを除去して手指自動他動屈曲運動を開始した（**図22**）．伸展運動は屈筋腱に緊張のかからない範囲とした．術後5週間経過後で軽度の関節拘縮はあるが，屈筋腱の癒着はないと判断して自動伸展運動の開始は1週間遅らせた術後6週間経過後より開始した．これは動脈損傷を合併しており尺側動脈のみの修復であったため，腱の癒合は遅延している可能性があれば再断裂する可能性が考えられたためである．術後7週間経過後より示指の他動伸展運動を開始して，屈筋の伸張および屈筋腱の滑走距離の拡大を行った．術後8週間経過後では軽い握りつまみ動作などでADLでの使用を開始したが，知覚障害が残存しているために強く伸展されることがないように注意を促した．この時点でMP〜DIP関節角度の総和の健側比（% TAM）は98%であり，左右同等のROMは確保できた．ROM拡大を目的とした作業療法はほぼ終了して，現職復帰したことより屈筋筋力，握力，つまみ力の強化と，仕事上の問題点などを情報収集して知覚障害

330

6. 腱損傷

表7　作業療法のプログラム経過

術後	プログラム経過
2日	テノデーシスアクションを利用した手指屈曲伸展運動
4日	1日3回の制御された運動（作業療法士の直接指導）
11日	外来通院での作業療法に移行 朝1回の制御された運動（作業療法士の直接指導） 3回の制御された運動（自宅で自主運動）
4週	日中スプリントを除去して就寝時のみ固定 RBTを除去して全指の自動他動屈曲運動 示指他動屈曲位で他指の他動伸展運動
6週	終日スプリント除去 全指自動伸展運動開始
7週	全指軽度他動伸展運動開始 示指は単関節ごとの他動伸展運動とした
8週	全指についてADL程度での使用を許可 示指を使用しないことで現職復帰
9週	示指屈曲伸展筋の積極的強化
10週	注意しながら重労働での患側手の使用を許可 瞬発的な罹患指の伸展は禁止
12週	制限をすべて解除して，作業療法終了

による外傷の予防などを指導した．術後12週間経過後（**図23**）にROM，握力，知覚ともに問題ないレベルとなり作業療法を終了した．

e. 作業療法の結果・効果と考察

　術後12週間経過後の作業療法終了時の最終評価では，%TAMは102％，深指屈筋MMTは正常，示指末節部指腹での知覚検査結果としてSemmes Weinstein Monofilament Testは3.61，静的2PDは6mm，動的2PDは3mmであり，握力の健側比は74％であった．指尖部のしびれはなく，少し示指を保護しながら，握りつまみ動作として仕事上でも普通に使用できる状態であった．

　手指屈筋腱腱損傷の腱縫合術後の作業療法では，早期運動法の適応（**表4**）として神経，血管，不安定骨折など重篤な合併症がないこととしているが，本事例は手指部での両側神経血管束損傷として動脈と神経損傷を合併しており，術後は動脈吻合部での血栓などによる循環障害が発生すると，手術部位より末梢は壊死に陥る危険性があるため，血液循環の確保が最も優先される．術後72時間経過以降の循環不全の危険性は著しく少なくなるため，72時間までに主治医とともに温薬浴中の手指運動時の循環状態を確認したことが特に重要であったと考える．本事例で損傷された腱，血管，神経，皮膚などの組織は鋭利損傷を受けており，術中所見としても修復状態は良好であった．そのため早期運動法で作業療法を実施することを前提として，主治医，作業療法士，患者で方針を決定しており，術後4日目より早期運動法による作業療法開始の判断が速やかに可能になったと考える．

　作業療法の経過中は，動脈損傷があることから腱の癒合期間は腱単独損傷より長くなることが予想されたが，術後は腱の癒着は認められず関節拘縮も軽度であり，早期運動法としては良好な経過であった．腱再断裂防止のために経過で一部プログラムを遅らせて実施した

331

第4章 装具各論（疾患別・事例）

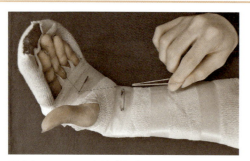

図20 Kleinert変法（他動屈曲からの自動伸展運動）
背側スプリント内でRBTでの牽引による他動屈曲位から，PIP・DIP関節の自動伸展運動を行っている

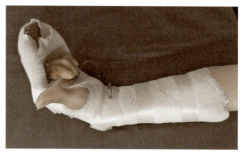

図21 place & hold訓練
他動屈曲した肢位で手指屈筋に軽く力を入れて屈曲角度を保持してから，自動伸展運動を行う

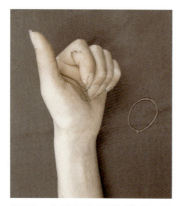

図22 自動屈曲運動（術後4週間経過後）
背側スプリント除去後の自動屈曲運動

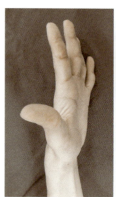 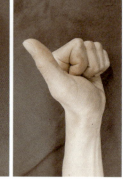

図23 作業療法終了時の状態
術後12週間経過後の終了時の状態

が，リスク管理の観点からはプログラムを遅らせることによるデメリットがなければ，再断裂の危険性が高い期間は遅らせて実施することも重要な選択となる．

5）まとめ

手指部での両側神経血管束損傷を合併した手指屈筋腱損傷であるが，修復された組織の観察や管理を十分に行えば，腱単独損傷に対する作業療法プログラムに準じた実施が可能である．動脈吻合後に対して圧迫のないスプリントの作製が必要であり，運動方法としても循環障害が発生するような圧迫がないように実施することが必要である．神経縫合後の運動時の疼痛で過度に屈筋腱に緊張が加わる危険性があることなどもリスクの要因として考慮する必要がある．本事例では不要であったが，関節拘縮が残存した場合の矯正用スプリントの必要性があれば，その場合もスプリントの装着で過度の圧迫により循環障害や褥瘡の危険があるため，同様にリスクとして考慮しなければならない．

参考文献
1）石井清一，青木光広：指屈筋腱損傷〔石井清一（編）：図説手の臨床〕．pp114-123, メジカルビュー社，

1998.

2) Slattery PG：The Modified Kleinert splint in zone Ⅱ flexor tendon injuries. *J Hand Surg*, 13：273-276, 1988.

3) 牧　裕・他：Zone Ⅱにおける6-strand屈筋腱一次縫合，早期自動運動の成績．日手会誌，25（6）：763-765，2009.

4) Silfverskiold KL, et al：Flexor tendon repair in zone Ⅱ with a new suture technique and an early mobilization program combining passive and active flexion. *J Hand Surg*, 19：53-60, 1994.

5) 奥村修也，高橋勇二：手における屈筋腱損傷術後のリハビリテーション─屈筋腱損傷（zone Ⅰ・Ⅱ）修復後の早期運動療法─．*MB Med Reha*, 95：43-52，2008.

6) Duran RJ, et al：Controlled passive motion following flexor tendon repair in zone 2 and 3. AAOS Symposium on Tendon Surgery in the Hand. pp105-114, Mosby Co., St. Louis, 1975.

7) Chow JA, et al：A combined regimen of controlled motion following flexor tendon repair in "no man's land". *Plast Reconstr Surg*, 79：447-453, 1987.

8) 坪田貞子：手指の屈筋腱損傷─腱修復後の早期運動療法─〔坪田貞子（編）：臨床ハンドセラピィ〕．pp158-164，文光堂，2011.

9) 松﨑康江・他：伸筋腱断裂修復術後（zone Ⅴ，Ⅵ）の後療法について─固定法と早期運動療法の比較─．作業療法，21（特別号）：247，2002.

10) 南川義隆：伸筋腱修復後のダイナミックスプリントを用いた早期運動療法．ハンドセラピィ，19：32-34，2007.

（中山幸保）

7 末梢神経損傷

1 末梢神経損傷の概要と特徴

　神経損傷には，中枢神経損傷と末梢神経損傷があるが，中枢神経損傷が痙直性麻痺（spasticity paralysis）を呈するのに対して，末梢神経損傷は弛緩性麻痺（flaccid paralysis）を呈するのが特徴である．

　損傷程度の分類は，Seddonの分類（図1）やSunderlandの分類で表わされ，損傷程度により予後が異なる．わかりやすいSeddonの分類で説明すると，①神経が切断されている状態（neurotmesis）なのか，②神経は切断されていないが切断されている状態と同様にWaller変性（Wallerian degeneration）を呈している状態（axonotmesis）なのか，③神経は切断されておらずWaller変性も呈していないが部分的に脱髄を生じている状態（neurapraxia）なのかによって，医療的処置の方法は異なるわけである．①の場合は，神経は切れているので，つながなければ回復の見込みはない．②③の場合は，切れてはいないので保存療法で回復する可能性がある．①の場合は，外科的治療として神経縫合術や神経移植術または神経移行術が施行され，②③の場合は，神経を保護する装具療法や神経障害の原因となっている炎症症状などの治療として投薬（抗炎症薬やステロイド薬など）が施行される[1~6]．

　予後としては，①②の場合はWaller変性を呈しているため，損傷部位から効果器（筋や感覚受容器）までの距離により相当な時間を要する．③の場合はWaller変性を呈していないため，近位より順に回復するわけではなく，ランダムに回復し比較的早い回復が期待できる．①②の回復までの大まかな計算方法としては，次のような計算式がある．〈神経損傷部位から効果器までの距離（Xmm）⇒※（X日間）＋Waller変性に要する期間（約14日間）＋初期遅延期間（initial delay）（約7日間）＋終末遅延期間（terminal delay）（約14日間）＝（X＋35）日間〉（※軸索は軸索輸送により1日1mm程度再生される．）[7]

　損傷の原因は，外傷性・腫瘍性・阻血性などがあるが，最も多いのは外傷性であり，外傷性は，機械的外傷と物理的外傷に分けられる．機械的外傷には，切創・挫創・圧迫・引き抜き・捻転などがあり，物理的外傷では，温度・電気・科学薬品などの刺激や血行障害などが挙げられる．損傷原因により治療方針は異なり，損傷程度にもよるが予後にも大きな影響を及ぼす．腫瘍性の場合は，腫瘍の切除とともに神経も切除しなければならない場合も多く，神経修復が困難なこともあり得る．阻血性の場合は，原因が明確な場合はよいが原因が不明確な場合もあり，治療に難渋する場合は予後も期待できない．外傷性の場合は，前述した損傷分類に加えて損傷範囲と損傷高位レベルによって治療や予後が異なる．また①の場合は，神経修復部が近位であるほど，過誤神経支配（misdirection）〔交差神経支配（cross innervation）ともいう〕（図2）の率が高くなるため予後は悪くなる．

　治療者側としては，これらの末梢神経損傷の特徴をふまえたうえで，治療戦略を立てなければならず，装具療法は治療戦略を進めていくうえでのひとつの重要な方法論として捉える

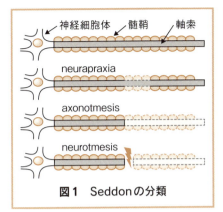

図1 Seddonの分類

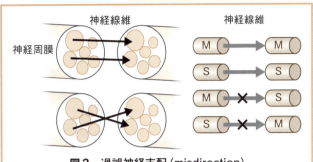

図2 過誤神経支配（misdirection）
運動神経（M）が運動神経（M）に感覚神経（S）が感覚神経（S）につながれば回復するが，（M）→（S）や（S）→（M）は回復しない．また同じ（M）（S）同士でも元の神経線維につながるとはかぎらないので，運動や知覚の過誤神経支配（misdirection）〔または交差神経支配（cross innervation）〕が生じる．

必要がある．装具療法を単なる装具の処方として，装具を作製して対象者に渡すだけでよいと考えるようでは，どのような素晴らしい装具を作製したとしてもその効果はあまり期待できない．

2 末梢神経損傷に用いる装具の概要と特徴

末梢神経損傷に対する装具療法の目的は，以下のように大別することができる．

1）絞扼性神経障害の保存療法における良肢位保持または運動制限目的

絞扼性神経障害とは，末梢神経の解剖学的特徴により神経とその周りの構造物（骨，筋，筋膜，腱鞘など）が接する箇所やトンネル状の箇所で神経が絞扼を受けることにより生じる．上肢の絞扼性末梢神経障害では，手根管症候群，肘部管症候群，尺骨管症候群，円回内筋症候群，前骨間神経麻痺，後骨間神経麻痺，胸郭出口症候群などがある．

絞扼性神経障害の保存療法では，神経絞扼部位における絞扼を助長しない肢位の保持目的や絞扼部位に影響を与える反復した関節運動の制限目的に装具療法が施行される．

2）神経修復手術後の保護・安静目的

神経修復手術（神経縫合術・神経移植術・神経移行術）を施行した後は，神経修復部位が緊張しない（引っ張られない）ように保護する必要があり，神経修復部位が緊張する方向への運動を制限するか，神経修復部位が緊張しない肢位で固定をする目的で装具療法が施行される．神経縫合後の装具療法の利点としては，ギプス固定より脱着ができるため衛生管理が行いやすいことが挙げられるが，それ以外に合併症として腱損傷を伴うことが多いため，腱損傷の早期運動療法に対応するためにも装具療法を導入することがある．

3）麻痺筋の代償および麻痺による不良肢位（変形）予防目的

末梢神経損傷による運動麻痺では，損傷神経支配筋が弛緩性麻痺を呈するため，特徴的な不良肢位（変形）を生じる．不良肢位を放置すると，筋短縮性拘縮（myostatic contracture）を生じる可能性があるため，麻痺筋の回復が徒手筋力検査（MMT）で0～1の段階では，機能的肢位を保持するための装具療法が施行される．また，麻痺した筋の拮抗筋においては，

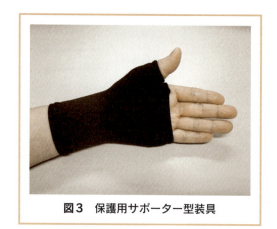

図3　保護用サポーター型装具

筋バランスの崩れにより筋力低下が生じるため，装具療法により麻痺筋の代償を行い，拮抗筋の筋力低下を予防する必要がある．

麻痺筋の回復がMMT1〜2の段階に達しても，まだ拮抗筋や周囲筋とのバランスは保てないので機能的肢位保持の装具を継続する必要がある．MMT2〜3の段階では装具をはずしてもある程度は機能的肢位を保てるようになるが，周囲筋との筋力バランスはまだよくないので，力の入れ方によっては機能的肢位が保てなくなるため，動作によっては装具を使用して行う．MMT3〜4および4〜5の段階では機能的肢位を保持するための装具療法はおおむね終了し，麻痺筋に対する筋力強化目的の動的装具を用いた装具療法が開始される．

4）知覚障害のための二次的損傷予防目的

末梢神経損傷により知覚障害も生じるため，知覚障害部位における二次的損傷（けがや熱傷等）を予防する目的で，知覚障害部位を保護するための装具療法が施行される．具体的には，知覚障害部位を覆うような保護用サポーター型装具の装着などである（**図3**）．

5）運動機能再建術後の再建組織保護目的

末梢神経損傷の程度や損傷からの経過期間，または神経修復からの経過期間を考慮しても麻痺筋の回復が期待できない場合には，運動機能再建術を施行することがある．運動機能再建術には，腱移行術，腱制動術，筋移行術，神経移行術，神経移行術＋筋移植術などさまざまな方法があるが，どの方法を施行しても，再建組織は一定期間保護されなければならず，これにはギプス固定のほかに装具療法も施行される．特に近年では，腱移行後の早期運動療法目的に動的装具（アウトリガー型装具など）や静的装具（夜間装具など）が導入されている（**図4**）[8〜10]．

3　適応する装具・スプリントの実践

1）末梢神経麻痺の病態

正中神経麻痺

a. 正中神経支配筋

①円回内筋　②長掌筋　③橈側手根屈筋　④浅指屈筋　⑤深指屈筋（示指・中指）　⑥長母指屈筋　⑦方形回内筋　⑧短母指外転筋　⑨短母指屈筋（浅頭）　⑩母指対立筋　⑪第1虫

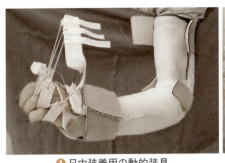 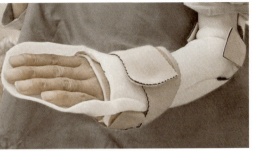

❶ 日中装着用の動的装具　　❷ 夜間用静的装具

図4　橈骨神経高位麻痺に対する手関節・手指伸展再建術後の早期運動療法用装具

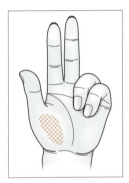 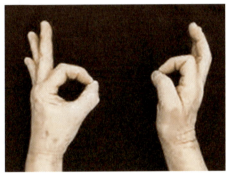

図5　祈祷師の手

図6　正中神経低位麻痺
右手は正中神経低位麻痺のためperfect "O" testが "O" にならず半円形のような形になる．

様筋　⑫第2虫様筋　※近位より順に記載

b. 正中神経高位麻痺

　正中神経高位麻痺では，①〜⑫までのすべての筋が麻痺するため，母指・示指・中指は全く屈曲ができなくなり，母指は対立位や掌側外転もできなくなる．母指・示指・中指が伸展し，環指・小指が屈曲する手の形を"祈祷師の手"（**図5**）と称することもある．

c. 正中神経低位麻痺

　正中神経低位麻痺では，⑧〜⑫までの筋が麻痺するため，母指の対立運動と掌側外転運動ができなくなる．全指とも屈曲はできるので物を握ることはできるが，対立つまみ機能が低下するため巧緻性動作に影響を及ぼす．猿手（ape hand）と称することもある．perfect "O" testでは母指対立位がとれないためきれいな "O" がつくれず，半円形のような "O" が崩れた形を呈する（**図6**）．

d. 前骨間神経麻痺

　前骨間神経麻痺では，⑤〜⑦の筋が麻痺するため，母指のIP関節と示指・中指のDIP関節が屈曲できなくなる．そのため対立つまみは可能であるが，指尖つまみができなくなる．perfect "O" testでは涙の形徴候（tear drop outline sign）を呈する（**図7**）．また前骨間神経は感覚神経枝（浅枝）と分岐した後の運動枝（深枝）の麻痺のため感覚障害を伴わないので，母指の長母指屈筋や示指・中指の深指屈筋の断裂と誤診されることがあり注意を要する．

337

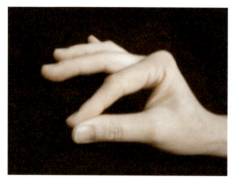

図7　前骨間神経麻痺
前骨間神経麻痺のためperfect "O" testにて涙の形徴候（tear drop outline sign）を呈している．

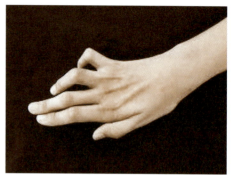

図8　鉤爪変形（鷲手・鷲指）

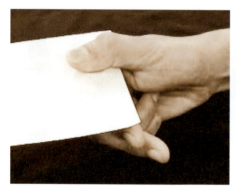

図9　フロマン徴候

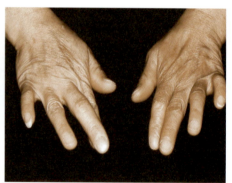

図10　指交差試験

尺骨神経麻痺

a. 尺骨神経支配筋

①尺側手根屈筋　②深指屈筋（環指・小指）　③短掌筋　④小指外転筋　⑤小指対立筋　⑥短小指屈筋　⑦第3虫様筋　⑧第4虫様筋　⑨掌側骨間筋　⑩背側骨間筋　⑪短母指屈筋深頭　⑫母指内転筋

b. 尺骨神経高位麻痺

　尺骨神経高位麻痺では，①～⑫までのすべての筋が麻痺するため，手関節の尺屈・掌屈力が低下し，環指・小指の屈曲力が低下するため，握力低下が著明となり，強いグリップが必要な動作に支障をきたす．鉤爪変形〔鷲手（claw hand）・鷲指（claw finger）ともいう，図8〕と称することもある．スクリーニングテストでは，フロマン徴候（Froment sign, 図9）（Wartenberg sign）・指交差試験（cross finger test, 図10）・江川徴候（Egawa sign）などが陽性となる．

c. 尺骨神経低位麻痺

　尺骨神経低位麻痺では，③～⑫までの筋が麻痺するため，高位麻痺と同様に強いグリップができなくなるが，手関節筋力は低下しない．高位麻痺と同様に鉤爪変形を呈するが，高位麻痺に比し，環指・小指の深指屈筋が利いているため，より強い鉤爪変形となる．また低位

麻痺でも高位麻痺と同様のスクリーニングテストが陽性となる.

橈骨神経麻痺

a. 橈骨神経支配筋

①上腕三頭筋 ②腕橈骨筋 ③長橈側手根伸筋 ④短橈側手根伸筋 ⑤回外筋 ⑥肘筋 ⑦指伸筋 ⑧小指伸筋 ⑨尺側手根伸筋 ⑩長母指外転筋 ⑪短母指伸筋 ⑫長母指伸筋 ⑬示指伸筋

b. 高位橈骨神経麻痺

高位橈骨神経麻痺では，②～⑬までの筋が麻痺するため，手関節の背屈と指の伸展，母指の伸展・橈側外転ができなくなる．下垂手（drop hand）と称することもある．①上腕三頭筋は，高位麻痺でも運動枝の位置関係により麻痺することは稀であり，腕神経叢レベルの麻痺により麻痺を呈する．

c. 低位橈骨神経麻痺

低位橈骨神経麻痺（後骨間神経麻痺とも称する）では，④～⑬（文献によっては⑤～⑬）までの筋が麻痺するため，手関節は橈屈を伴い背屈できるが，母指～小指のMP関節伸展はできなくなり，下垂指（drop finger）を呈する．後骨間神経麻痺ともよばれ，前骨間神経麻痺と同様に，感覚神経枝（浅枝）と分岐した後の運動枝（深枝）の麻痺のため感覚障害を伴わない．

2）適応装具の種類と実践

正中神経麻痺

a. 手根管症候群（carpal tunnel syndrome：CTS）の保存療法における装具

CTSは手根部における正中神経の圧迫により発症する．手根管内での圧上昇とその部位での神経機能の障害を特徴とする．職業上の反復する筋収縮，不良姿勢，振動，気温などの労働環境，更年期障害，妊娠，関節リウマチ，糖尿病などの疾患や手部外傷，手根管内の感染，動脈血栓，長期間の血液透析など多くの異なった疾患や状態，事象を原因として発症する．症状としては，手のしびれや痛み，腕の痛み，筋力低下といったものがある．

CTSでは，正中神経低位麻痺を呈するが，軽症例では運動麻痺は呈さず正中神経領域の知覚障害としびれ感，夜間痛（寝ている間にfetal position※になりやすいため）が主症状である．保存療法としては，手根管内の容積が最大となる手関節中間位にて手関節固定装具（カックアップ装具等）で固定し手根管内圧の上昇を防ぐ．加えて装具装着下の腱滑走訓練や装具をはずして神経滑走訓練も実施し，ミルキング効果により手根管内の循環の改善を図る．また仕事や家事における道具の工夫（特に手関節掌屈位でのピンチ動作は手根管内圧が最も上昇するので避ける）やデスクワーク時のオフィスデザインの検討などの環境調整も重要である．薬物療法としては，抗炎症剤やステロイド療法が用いられる[11~12]．

使用される装具については，背側カックアップ装具（後述）が日中に使用するには邪魔になりにくく使用感がよいとの報告が散見されるが，掌側型と背側型で差はないとの報告もあ

※ fetal position：胎児肢位．人は眠っている時にこの姿勢になりやすく，身体を丸めた姿勢なので，上肢が肩内転位・肘屈曲前腕回外位・手関節屈曲位・指軽度屈曲位をとる．

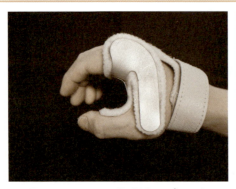
図11　ランチョ型短対立スプリント

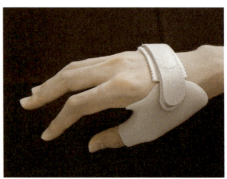
図12　エンゲン型短対立スプリント

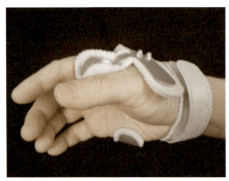
図13　ベネット型短対立スプリント

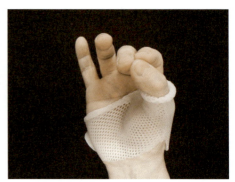
図14　サムスパイカスプリント

り，筆者は対象者の日常の手の使い方などを聴取して使用するタイプを決めている．また装着時間についても常時装着と夜間のみ装着とで差はなかったとの報告もあるが，差があったとの報告もあり，夜間は必ず装着し日中は個々の生活スタイルに合わせて指導することが推奨される[13〜24]．

b. 母指対立障害（猿手）における装具

　手根管症候群の重症例や正中神経を前腕遠位部〜手根管周辺で断裂した場合は，正中神経低位麻痺を呈する．この場合は母指が対立位をとれなくなるので，母指内転拘縮を予防し，母指を機能的対立位に保つため短対立スプリント (short opponent splint) が処方される．短対立スプリントには厚生労働省の補装具費支給事務ガイドブック[25]によると以下の種類がある．①ランチョ型（図11）：手背から小指側を経て手掌を下から支えるアーチと対立バーで構成．②エンゲン型（図12）：プラスチック製手掌部が小指球外側まで延長したもの．母指対立位の保持・手掌の安定がより確実．③ベネット型（ウォームスプリング型）（図13）：手掌部はCバーおよび手背部より小指球へ突出したバーのみで支えられたもの．ランチョ型と異なり掌側支持バーがない．

　しかし，これらの装具は主に義肢装具士が作製する装具の名称であり，臨床現場で作業療法士が作製するタイプとしては，熱可塑性スプリント材を材料としたサムスパイカスプリント（図14）がポピュラーな短対立スプリントである．サムスパイカスプリントを前述の①〜

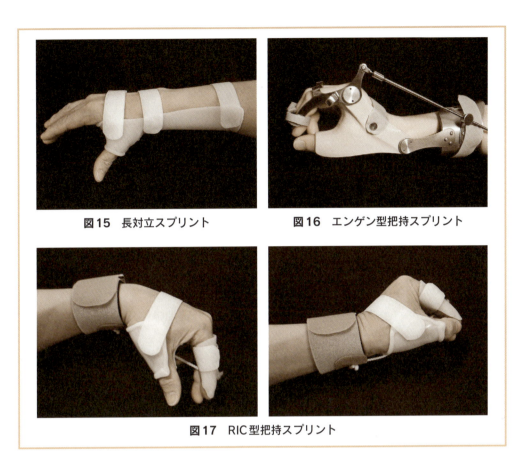

図15　長対立スプリント　　　　　図16　エンゲン型把持スプリント

図17　RIC型把持スプリント

③にあてはめると②エンゲン型が最も近い形状である.

c. 正中神経高位麻痺（祈祷師の手）における装具

　正中神経高位麻痺では低位麻痺に加えて，橈側手根屈筋・長掌筋・長母指屈筋・深指屈筋（示指・中指）・浅指屈筋が利かなくなるので，長対立スプリント（図15）または機能的把持装具（ランチョ型・エンゲン型・RIC型など）（図16, 17）が適応となる.

　長対立スプリントは，麻痺筋の保護，手の機能的肢位の維持，不良肢位の予防を目的に使用され，一般的な正中神経高位麻痺の適応装具とされている．一方，機能的把持装具は，手関節の背屈運動による屈筋腱の動的腱固定効果を利用した装具であり，一般的には頸髄損傷C6・7レベルや正中・尺骨両神経麻痺（高位）の患者に用いられる装具と考えられている[28〜31]．しかし正中神経高位麻痺では，手関節の背屈筋と尺側手根屈筋は利いているので，手関節は不安定性もなくおもな動きは可能であり，母指・示指・中指の屈曲ができないMMT0〜1の時期は，母指・示指・中指の伸展拘縮を予防するためにも有効であると考える．またMMT2〜3になれば機能的把持装具から短対立スプリントに変更し，テノデーシスアクション（動的腱固定効果）を利用したピンチ動作の強化を図ることが運動機能再教育のためにも有効である．母指・示指・中指がMMT4以上になれば低位麻痺と同様にアプローチすればよいというのが，筆者が考える正中神経高位麻痺における機能訓練を想定した装具の用い方である．

第4章　装具各論（疾患別・事例）

尺骨神経麻痺

a. 肘部管症候群の保存療法における装具

　肘部管症候群の原因は，外反肘などの肘関節部変形治癒，変形性肘関節症，先天異常，ガングリオン，尺骨神経の脱臼，関節リウマチなどさまざまであるが，尺骨神経が肘屈曲位で内側上顆，Osborne靱帯により伸張・圧迫されると肘部管内圧が上昇することにより尺骨神経が圧迫されて生じると考えられている．

　肘部管症候群では尺骨神経麻痺を呈するが，初期では環小指のしびれ感，放散痛，環小指感覚障害が主で，肘屈曲位で症状は増悪する．保存療法としては，手根管症候群と同様に夜間のfetal positionを予防するため，肘屈曲40°〜70°（本人が最も楽な角度）・手関節中間位で固定する静的装具（**図18**）を装着する方法が推奨されている[26〜27]．

b. 尺骨神経麻痺手（鉤爪変形）における装具

　肘部管症候群重症例や尺骨神経損傷例による鉤爪変形では，環小指の手内在筋が利かずPIP関節・DIP関節の伸展ができないため屈曲変形を生じる．これらの変形を改善するには，MP関節の過伸展を予防し指伸筋の力をPIP関節・DIP関節へ伝える必要があり，装具としては，虫様筋カフ（lumbrical cuff，**図19**）またはナックルベンダー（knuckle bender，**図20**）などが適応となる．しかし，PIP関節の拘縮が著明でこれらの装具では伸展できない場合には，PIP関節を伸展方向に矯正するための動的装具（コイルスプリントやアウトリガースプリントなど）（**図21**）が必要となる．

橈骨神経麻痺

a. 下垂手（drop hand）における装具

　橈骨神経高位麻痺は，上腕骨の骨幹部損傷に合併するもの，睡眠時の上腕部での圧迫や注射によるものなどがある．非開放性損傷の場合は，保存療法で改善することが多いが，回復までに数カ月を要する場合もあり，その間の装具療法は重要である．

　下垂手の装具療法では，良肢位保持目的と機能的装具目的に手関節固定装具が処方される．厚生労働省の補装具費支給事務ガイドブック[25]によると手関節固定装具には以下の種類がある．①バネル型装具：前腕を受ける前腕支持板と楕円形の手掌部パッド，手関節を背屈位に保持する金属製ばね板，前腕に装具を固定するベルトなどから構成される．②トーマススプリント（**図22**）：手関節，MP関節，母指の伸展補助機能をもつ装具である．前腕背側板から手の背側に出るピアノ線およびゴム紐を用いる．③オッペンハイマースプリント（**図23**）：手関節，MP関節の伸展補助機能をもつ装具である．前腕背側・手関節背側・母指および手指を支持点とし，ピアノ線およびゴム紐を用いる．

　短対立装具と同様に臨床現場では義肢装具士が作製するこれらの装具とは別に，作業療法士が作製する熱可塑性スプリント材を材料とした装具としてカックアップスプリントがある．カックアップスプリントには，前述のバネル型と同様に前腕を掌側から支持する掌側型（**図24**）と背側から支持する背側型（**図25**）がある．筆者は背側型カックアップスプリントにMP関節伸展用の低めのアウトリガーと母指橈側外転用カフを装着した装具を作製している（**図26**）．母指橈側外転用カフはストラップに輪ゴムと指用カフを付けるだけなので簡単である．これだけでも追加すると，物をつかもうとするときに母指が邪魔にならず使用感が

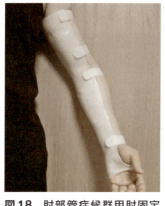
図18 肘部管症候群用肘固定装具

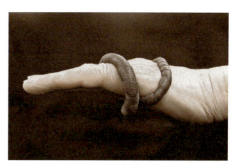
図19 虫様筋カフ

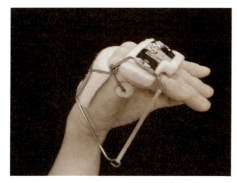
図20 ナックルベンダー

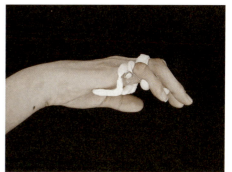
図21 コイル式PIP関節伸展矯正装具

よくなる．

b. 下垂指(drop finger)における装具

橈骨神経低位麻痺（後骨間神経麻痺）は，Monteggia骨折，橈骨頭の脱臼・脱臼骨折，ガングリオン，神経炎などが原因で生じる．手関節背屈は長橈側手根伸筋が（時に短橈側手根伸筋も）利いているため可能であるが，母指〜小指のMP関節伸展と母指橈側外転が不可能である．

下垂指の装具では，母指〜小指のMP関節伸展と母指橈側外転を補助するために，動的装具であるワイヤー式指伸展装具のスパイダースプリント（spider splint，図27）などが処方される．下垂指の病態としては，本来，母指とともに示指〜小指も基節部を引き上げるべきだが，ワイヤー式装具の特徴上，中節部を引き上げるように装着する．これは力学的要素と皮膚への装具の圧迫を避けるためである．

4 作業療法における装具導入のポイントと注意点

末梢神経障害における装具導入の注意点として，知覚障害の有無や程度に気を配る必要がある．多くの事例において末梢神経障害には知覚障害を伴うので，装着における患者指導では，圧迫や負荷がかかる部位における発赤や皮膚循環不良のチェックを徹底するように指導

第4章 装具各論（疾患別・事例）

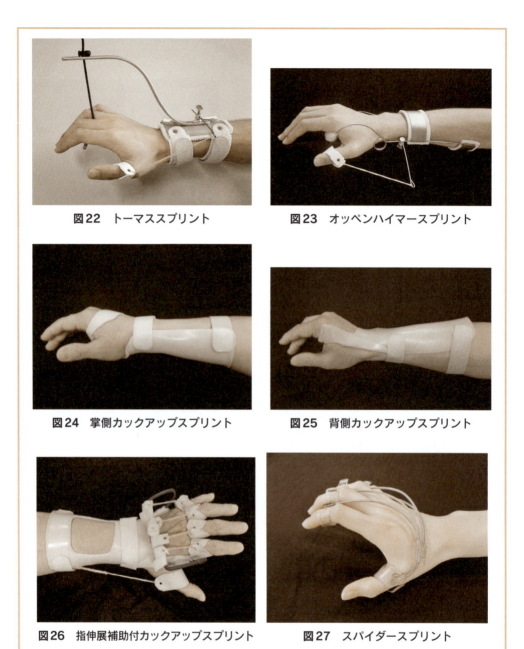

図22　トーマススプリント
図23　オッペンハイマースプリント
図24　掌側カックアップスプリント
図25　背側カックアップスプリント
図26　指伸展補助付カックアップスプリント
図27　スパイダースプリント

する．知覚障害があれば強い皮膚への圧迫や擦れに気づきにくく，また防御知覚である痛覚や温度覚も低下するため熱傷なども起こしやすくなる．

5　末梢神経損傷に対する装具療法の課題と展望

　末梢神経障害では運動機能と知覚機能の障害を呈するが，装具療法では運動機能障害に対するアプローチが主であり，知覚障害には積極的なアプローチができないのが現状である．昨今，ロボット工学の発展により知覚フィードバック機能をもつ義手が研究報告され，知覚

の疑似体験ができるグローブを用いた知覚再教育が試行されるなど，今後はロボット工学技術を応用した上肢装具の開発が進められていくことになる．しかし，患者にとって最も身近な専門家である作業療法士は，患者の日々変化する症状やニーズに合わせて対応できる基本的な装具療法技術を習得していることが最も重要である．最初にも述べたように，装具療法は治療全体の流れのなかで効果的に導入されていかなければならず，どれほど優れたハイテクな装具を開発したとしても，それを使いこなせなければ絵に描いた餅になってしまい，患者の幸せにはつながらないことを肝に銘じておかなければならない．

6 事例「左正中・尺骨両神経麻痺手の装具療法と復職へのアプローチ」

1）事例紹介

仮名：A氏　年齢：60歳台　性別：男性　利き手：右利き

職業：解体業　住まい：独居（職場の寮）　保険：労働災害保険

2）医学的情報

診断名：左正中・尺骨両神経麻痺

現病歴：仕事中にグラインダーで左前腕を受傷．B病院に救急搬送され手術となる．術中所見としては，左前腕前面遠位1/2部に広範囲の開放創あり，正中神経および尺骨神経完全断裂．尺骨動脈断裂，浅指屈筋腱（示指〜小指）・深指屈筋腱（示指〜小指）完全断裂，長母指屈筋腱・長掌筋腱完全断裂，尺側手根屈筋腱部分断裂．正中・尺骨神経は両神経ともに腓腹神経を用いて神経移植（正中神経4.5cm・尺骨神経3.5cm）を施行し，尺骨動脈を吻合した．長掌筋腱以外の浅指屈筋腱（示指〜小指）・深指屈筋腱（示指〜小指）・長母指屈筋腱・尺側手根屈筋腱は各々可及的に修復したが修復部は筋腱移行部または筋腹レベルであった．術後は手指拘縮を予防するため，日中はKleinert変法に準じて背側装具と指牽引（Rubber Band Traction：RBT）を装着し，他動屈曲と自動伸展運動を実施した．夜間は縫合部に緊張を与えないように手関節軽度掌屈位にて動的装具を使用し内在筋プラス肢位（intrinsic plus position）で保持した．術後3週でRBTを終了し，手指・手関節自動屈曲を開始，術後5週で背側装具を終了し，手指・手関節他動伸展運動を開始した．夜間装具（intrinsic plus position）はDIP関節・PIP関節屈曲拘縮予防のため7週まで継続した．また初期治療が完了したため，自宅からの通院が可能な当院へ紹介され退院となった．

他職種情報：主治医の基本方針としては，縫合した正中・尺骨両神経の回復を待ち，回復が悪ければ再建術を考慮しなければならないが，前腕損傷部の挫滅範囲が広く再建術の条件がよくないため，できるかぎり再手術はしない方向で進めたいとのこと．

3）作業療法評価

主訴：仕事で重量物を運ばないといけないので，力仕事ができるようになりたい．仕事で使用するバールや重機をスムーズに扱えるようになりたい．

第一印象：術直後より早期リハビリテーションを実施していたため，当院に紹介された初期評価時（術後7週間＋2日間）では，手指の拘縮（関節軟部組織性拘縮）は軽度であり，屈曲力も改善してきていると思われた．しかし，手関節の肢位により手指のROMが変化することから手関節より近位に腱性または筋性の拘縮があると推察された．また正中・尺骨両神経麻

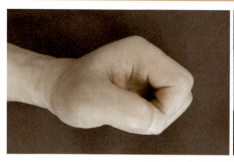
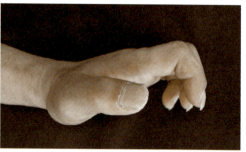

図28　初期評価時の手指屈曲と伸展

痺は顕著であり，単関節の他動ROMは比較的良好であったものの，自動運動では典型的な内在筋マイナス肢位（intrinsic minus position）を呈していた（**図28**）．

a. 作業療法評価のポイント

末梢神経損傷の評価で最も大切なことは，現在の病態を理解したうえで予後予測をふまえて評価することである．本事例の場合は，正中・尺骨両神経完全断裂後に神経移植術を実施して約7週間経過したところであることから，予後を予測すると，手術記録より神経縫合部は正中・尺骨両神経とも手関節皮線より約10cm近位部とのことなので，損傷した正中・尺骨両神経の最も近位の筋および知覚が回復するまでの期間の計算式は以下のようになる．最も近位の運動枝や知覚枝が手関節皮線より1〜2cm遠位と考え，（110〜120mm）⇒（110〜120日）＋35日＝（145〜155日）となり，現在は術後約50日なので，まだ損傷した部位より遠位の筋や知覚は回復していないと予測される．このことをふまえて筋力評価や知覚評価を行う必要があり，もし予測に反して利いている筋や知覚領域があれば，その部分は通常とは別の神経に支配されている可能性もあることを頭に入れておかなければならない．

b. 作業療法方針・予後予測（評価のまとめ）

知覚は初期評価時（術後51日）では，正中・尺骨両神経支配域ともに触覚・痛覚とも脱失しており，各指における運動覚・位置覚も中等度鈍麻していた．異常知覚はなく，痛みもなかったが，知覚の回復とともにどちらも生じてくる可能性があるため注意する必要がある．

筋力も知覚と同様に，初期評価時では手関節以遠の正中・尺骨両神経支配筋はMMT0であり，手内在筋はすべて利いておらず，手指の対立動作は不可能でありピンチ力測定は不可能であった．握力は右手38.4kgに対して左手は未測定であった．

ROM測定では，他動では単関節ごとに筋腱性の要因を取り除いた肢位で測定すれば，関節軟部組織性拘縮は軽度であったが，**表1**のように自動では制限があり，特に手指関節伸展には制限が著明であった．自動伸展制限の原因は，主に手内在筋麻痺によるPIP関節以遠の伸展力不足であったが，手関節の肢位により他動伸展制限が変化することより手関節より近位に腱性または筋性拘縮があることが予測された（**図29**）．その程度は中指に特に著明であった（**図30**）．

前述した通り，正中・尺骨両神経の回復にはまだ時間を要するため，手内在筋が利いていないことより生じる変形・拘縮を予防しながら麻痺の回復を待たなければならない．

表1 評価結果

	初期評価（術後51日）	最終評価（術後10カ月）
知覚	正中神経：SW-test 測定不能，温痛覚脱失 尺骨神経：SW-test 測定不能，温痛覚脱失	正中神経：SW-t：赤（4.56〜4.93），温痛覚鈍麻 尺骨神経：SW-t：赤（5.07〜6.10），温痛覚鈍麻
痛み	特に異常知覚等はなく，痛みの訴えもなし VAS：0	知覚の回復とともに異常知覚が出現：dysesthesia（＋） paresthesia（−），VAS：0，しびれ感が強くなってきた
MMT すべて左 のみ	橈側手根屈筋・長掌筋・尺側手根屈筋・浅指屈筋・深指屈筋・長母指屈筋：4，短母指外転筋・短母指屈筋・母指対立筋・骨間筋・虫様筋・母指内転筋・小指外転筋・小指対立筋：0	橈側手根屈筋・長掌筋・尺側手根屈筋・浅指屈筋・深指屈筋・長母指屈筋：5，短母指外転筋・短母指屈筋・小指外転筋：1〜2，母指対立筋・骨間筋・虫様筋・母指内転筋・小指対立筋：0
握力	右：38.4kg，左：未計測	右：40.5kg，左：12.5kg
ROM および TAM (Total Active Motion) すべて左 のみ	自動ROM（MP関節，PIP関節，DIP関節：伸展/屈曲）：TAM 母指：MP：−8°/52°，IP：−18°/58°：TAM：84° 示指：MP：10°/66°，PIP：−65°/92°，DIP：−28°/42°：TAM：97° 中指：MP：−3°/70°，PIP：−85°/95°，DIP：−54°/63°：TAM：86° 環指：MP：0°/70°，PIP：−100°/102°，DIP：−45°/56°：TAM：83° 小指：MP：−15°/68°，PIP：−65°/95°，DIP：−47°/70°：TAM：106°	母指：MP：0°/60°，IP：−15°/80°：TAM：125° 示指：MP：10°/85°，PIP：−45°/110°，DIP：0°/65°：TAM：215° 中指：MP：30°/85°，PIP：−50°/110°，DIP：0°/65°：TAM：210° 環指：MP：30°/80°，PIP：−45°/115°，DIP：−30°/65°：TAM：185° 小指：MP：30°/85°，PIP：−50°/110°，DIP：−30°/75°：TAM：190°
STEF	未測定	右：82点，左：装具なし22点（装具あり28点）
ADL等	DASH-JSSH：61点，Hand 20：80点	DASH-JSSH：41点，Hand 20：72点

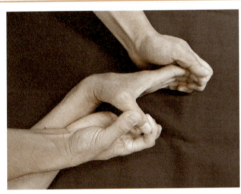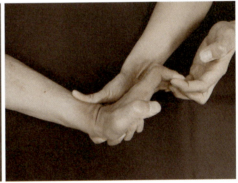

図29　筋腱性拘縮と考えられる手関節肢位による手指他動伸展ROMの違い

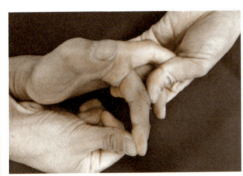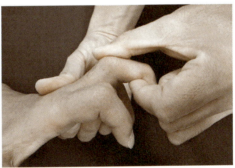

図30　MP関節屈曲位と伸展位の中指の他動伸展

第4章 装具各論（疾患別・事例）

表2 作業療法の課題分析

	心身機能構造	活動	参加	環境
利点	利き手（右手）に問題がない．痛みや異常知覚がない	ADLは自立している．両手動作以外は不自由がない	車の運転が可能なので仲間の送迎を中心に仕事をしている	職場の理解がある．労災保険なので金銭的負担がない
問題点	左正中・尺骨神経麻痺，指屈筋の腱性または筋性拘縮	両手動作に不自由があり，ボタンのかけはずしや紐結びができない	車の運転以外に仕事ができない．機械操作ができる必要がある	元職復帰には機械操作や両手の力仕事が必要
予後予測	麻痺の回復までは5カ月以上を要する	麻痺の回復までは環境の調整を図る	麻痺の回復までは環境の調整を図る	回復に合わせた装具や自助具が必要

作業療法の課題分析の内容を**表2**に示す．

3）作業療法計画と実施

a. 目標とその解説

生活目標：同僚を現場まで送迎する等の簡単な内容の仕事で職場復帰はしているが，本来の仕事である重機の操作や重量物の運搬とは違うため，職場としては元の仕事が早くできるようになってほしいと思っている．本人も左手の機能が改善すれば元の仕事をやるつもりでいる．現在，日常生活は多少の不自由があるものの自立しており，仕事内容は異なるが職場へも復帰しているため，生活目標としては，できるかぎり元の仕事ができるように支援をしつつ，生活のなかでの不自由な部分を少しでも改善できるようにしていくことである．

機能改善目標：元職では重機の操作や重量物の運搬など両手で行う仕事が多いため，両手動作に必要な左手の運動機能・感覚機能の改善を目標とする．

作業療法長期目標：正中・尺骨両神経の回復がどのレベルまで改善するかは明確ではないが，環境調整も含めて元職で行っていたことができるようになることを目標とする．

作業療法短期目標：修復した正中・尺骨両神経の回復には術後5カ月以上が必要と考えられるため，それまでは現存する拘縮の改善と不良肢位の予防が目標となる．また加えて残存する筋力の維持・強化を図りつつ，日常生活上や仕事上における感覚障害による二次障害の予防も目標とする．

b. 作業療法内容

拘縮の改善には，評価結果を参考に関節軟部組織性拘縮と筋腱性拘縮を分けて治療プログラムを設定した．まずは関節軟部組織性拘縮に対して，手関節掌屈位にてMP関節屈曲位でPIP関節・DIP関節を伸展位（intrinsic plus position）に他動的（徒手的）に矯正した．その後，静的装具（セイフティピンスプリントやスクリュースプリントなど）を使用しPIP関節伸展位を保持した．ある程度手指屈曲拘縮を改善した後，手指を伸展位で保持しつつ手関節を伸展方向へ矯正することにより癒着部位の伸張を図った（**図31**）．筋力増強訓練としては，手指屈曲力改善目的にアウトリガー型動的指展装具（**図32**），天井等につるした滑車を利用したweight pulling exerciseを実施した．また前腕屈筋の筋腱性拘縮のため手指屈曲拘縮を呈しやすくintrinsic plus positionをできるかぎり保持できるようにグローブスプリントを使用した手指伸筋筋力増強訓練を実施した（**図33**）．夜間は静的指伸展位保持装具（**図34**）にて指伸展位を保持し，日中はintrinsic plus positonを維持するため，ファンクショナル装具

348

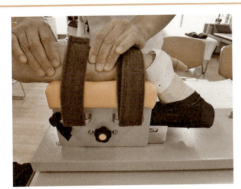
図31　癒着部位の伸張訓練

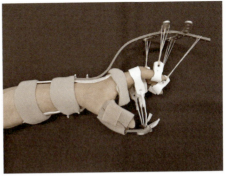
図32　アウトリガー型動的指伸展装具

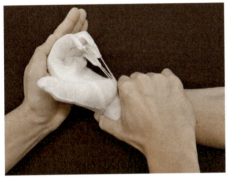
図33　グローブスプリント手指伸筋筋力増強訓練

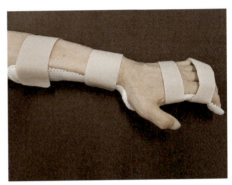
図34　静的指伸展位保持装具

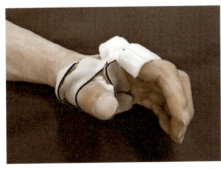
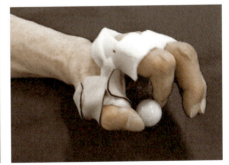
図35　ファンクショナル装具を用いた指伸展とピンチ動作

(**図35**)を装着しなるべく使用するようにした．

c. 作製した装具について

　本事例の場合，intrinsic minus contractureによるPIP関節屈曲拘縮を改善するためには，指屈筋腱の癒着性拘縮の影響を考慮して装具を作製する必要があり，筋腱性の影響を受けにくい短関節へのアプローチとして用いるセイフティピンスプリントやスクリュースプリントなどを先に実施し，その後に筋腱の伸張を含めた手指伸展方向へのアプローチとしてアウトリガー型動的指伸展装具を実施し，日中に得られた伸展ROMを保持する目的で夜間に静的指伸展位保持装具を実施した．

第4章　装具各論（疾患別・事例）

表3　経過

プログラム	7W+2D	～9W	～12W	～5M	～7M	～10M
①他動ROM訓練	→					→
②PIP伸展矯正装具	→		→			
③アウトリガー型装具	→			→		
④癒着部位伸張訓練	→		→			
⑤weight pulling ex	→			→		
⑥夜間指伸展装具	→					→
⑦ファンクショナル装具	→					→
⑧手指伸筋筋力増強訓練		→		→		
⑨パテ押し潰し訓練				→		→
⑩低周波療法					→	→
⑪減感作療法						→

D：日間，W：週間，M：カ月間

d. 経過

　術後7週間＋2日間より術後10カ月の経過を**表3**に示す．当院紹介時に残存していた手指の関節軟部組織性拘縮に対して，①～⑦にてアプローチし，術後9週間後には単関節における他動ROMはほとんど正常となっていた．しかし④癒着部位伸張訓練を実施しても前腕の筋腱縫合部における癒着はなかなか改善せず，また筋力の回復とともに手指の屈曲方向への力が強くなり，より強い屈曲位をとることが日常で増えてきたため，示指～小指のPIP関節屈曲拘縮はまた少し悪くなってしまった．そこで日中はできるかぎりintrinsic minus position をとらないように⑦ファンクショナル装具を装着するように指導したが，装具を使用してもPIP関節より遠位に指伸筋の伸展力がうまく伝わらず，PIP関節の屈曲拘縮はなかなか改善しなかった．そこで⑧グローブスプリントを使用した手指伸筋筋力増強訓練を追加したところPIP関節より遠位に力が入りやすくなり，PIP関節の屈曲拘縮は徐々に改善していった．術後5カ月を過ぎた頃より元職復帰を想定して，仕事で使用するバールの操作を想定した⑨パテ押し潰し訓練（**図36**）を追加した．術後7カ月頃より短母指外転筋や小指外転筋など一部の筋の反応が認められるようになってきたため，⑩低周波療法（**図37**）も追加した．

e. 作業療法の結果・効果と考察

　正中神経・尺骨神経ともに術後10カ月が経過したが，知覚機能・運動機能ともに十分な回復は得られていない．知覚機能に関しては，現在，疼痛はほとんどないが異常知覚が徐々に強くなってきており，減感作療法を開始したところである．しかし異常知覚があるもののparesthesiaではなくdysesthesiaであるため，物に触れることには抵抗がなく積極的に減感作療法が実施できている．今後は知覚の回復に合わせて局在の修正訓練や物体識別訓練も進めていく予定である．運動機能に関しては，術中所見より損傷神経の挫滅範囲が広範であったことや正中神経で4.5cm，尺骨神経で3.5cmの神経移植であったことを考慮すると，回復にはもう少し時間を要すると考えられる．また麻痺の回復に長時間を要した場合（一般的に1～1.5年以上）は，麻痺筋が不可逆性の組織萎縮を呈してしまうので十分な筋力を得るのは

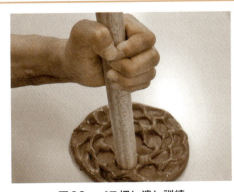
図36 パテ押し潰し訓練

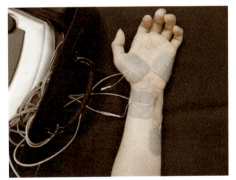
図37 低周波療法

困難であるといわれており,その場合は運動機能再建術が必要となる.本事例はさまざまな条件(前腕の挫滅状況や年齢的要素など)より主治医は前述したように積極的には再建術を勧めたくないと考えている.現在,両手で大きめの物を抱えたり,補助手として把持したりする場合は,ファンクショナル装具なしで左手を使用し,ピンチ等の両手の巧緻性が求められる動作のときには,ファンクショナル装具を装着して使用するように指導している.

7 まとめ

　正中・尺骨両神経麻痺(低位麻痺)に対する装具療法の目的は,intrinsic minus positionより生じるMP関節伸展拘縮とPIP関節・DIP関節屈曲拘縮の予防および麻痺手が使用しやすいポジションのコーディネートである.虫様筋カフ+Cバーなどの機能的装具を装着することで,初期より母指対立位における伸展と示指～小指のMP関節屈曲位におけるPIP関節以遠の伸展が可能になれば拘縮予防は可能であり,日常で機能的装具を使用しながら麻痺の回復を待てばよい.しかし外傷例では本事例のように筋腱損傷を伴っていることも多く,そのため筋腱損傷に対する治療や装具療法も実施しなければならないこともある.今回も前腕の筋腱損傷があり屈筋腱の遠位方向への滑走障害により,機能的装具を装着してもPIP関節以遠の伸展がなかなかできず,日常で使用できるようになるまでに時間を要した.しかし問題点を明確にして一つひとつ解決していったことで,現在は麻痺の回復は不十分ではあるが日常で使用できるようになっている.はじめにも述べたように,装具療法の効果を最大限に引き出すためには,治療全体のなかの位置付けを明確にすることが重要であり,装具の使用方法はもちろん,装着時間や時間帯,手の状態による中止事項等をしっかりと指導する必要がある.患者自身が自分の手の状態を十分に理解したうえで装具を使いこなすことができれば装具の効果を最大限に引き出すことができる.

参考文献
1) 山野慶樹:末梢神経の臨床 診断・治療・リハビリテーション.医歯薬出版,2007.
2) 平田　仁:末梢神経損傷〔越智隆弘編:最新整形外科学大系 15A 手関節・手指Ⅰ〕.pp140-154,中山書店,2007.
3) 堀内行雄,矢部　裕:末梢神経損傷の診断のポイント.*MB Orthop*,55:1-13,1992.
4) 中田真由美,大山峰生:ハンドセラピー入門 第2版.三輪書店,2006.

第4章 装具各論（疾患別・事例）

5) 坪田貞子：臨床ハンドセラピィ．文光堂，2011.
6) 日本ハンドセラピィ学会（編）：ハンドセラピィ No.5 末梢神経障害．メディカルプレス，2004.
7) 基礎研修会入門セミナーテキスト 第2版 末梢神経損傷概論．日本ハンドセラピィ学会，2012.
8) 辻本 律・他：重度手根管症候群に対する Gyon 管を pulley として利用した母指対立機能再建術の早期運動療法．日手会誌，21：659-663，2004.
9) 田崎和幸・他：母指対立再建術後の早期運動療法．日手会誌，23：812-816，2006.
10) 鈴木康一・他：knot tenodesis 法による母指対立再建術の治療成績．日手会，31：912-915，2015.
11) Keith MW, et al：Diagnosis of Carpal Tunnel Syndrome-AAOS Clinical Practice Guideline Summary. *J AAOS*, 17（6）：397-405, 2009.
12) Keith MW, et al：Diagnosis of Carpal Tunnel Syndrome-AAOS Clinical Practice Guideline Summary. *J AAOS*, 17（6）：389-396, 2009.
13) Robert A, et al：Randomized Controlled Trial of Nocturnal Splinting for Active Workers With Symptoms of Carpal Tunnel Syndrome. *Arch Phys Med Rehabil*, 86：1-7, 2005.
14) Manente G, et al：An innovative hand brace for carpal tunnel syndrome：a randornized controlled trial. *Muscle Nerve*,24：1020-1025, 2001.
15) 長岡正宏・他：手根管症候群と保存療法．末梢神経，12：61-64，2002.
16) Gelberman RH, et al：The carpal tunnel syndrome：A study of carpal canal pressures. *J Bone Joint Surg*, 63-A：380-383, 1981.
17) Weiss ND, et al：Position of the wrist associated with the lowest carpal-tunnel pressure：implications for splint design. *J Bone Joint Surg*, 77-A：1695-1699, 1995.
18) Burke DT, et al：Splinting for carpal tunnel syndrome：ln search of the optimal angle. *Arch Phys Med Rehabil*, 75：1241-1244, 1994.
19) 山本博司・他：手根管症候群の保存療法．*MB Orthop*, 81：43-48，1995.
20) 戸島忠人・他：掌側装具と理学療法．骨・関節・靱帯，11：113-120，1998.
21) Walker WC, et al：Neutral wrist splinting in carpal tunnel syndrome：a comparison of night-only versus full-time wear instructions. *Arch Phys Med Rehabil*, 81：424-429, 2000.
22) 長岡正宏：手根管症候群の保存療法．関節外科，25（3）：49-53，2006.
23) 阿部幸一郎：正中神経絞扼障害 手根管症候群におけるスプリント療法．日本義肢装具学会誌，30：27-30，2014.
24) 越後 歩：手根管症候群のセラピィ．日本ハンドセラピィ学会誌，7：51-55，2014.
25) www.mhlw.go.jp/file/06-Seisakujouhou.../0000070150.pdf
26) Lund AT, et al：Treatment of Cubital Tunnel Syndrome：Perspectives for the Therapist. *J Hand Ther*, 19：170-179, 2006.
27) Apfel E, et al：Comparison of Range-of-Motion Constraints Provided by Splints Used in the Treatment of Cubital Tunnel Syndrome-A Pilot Study. *J Hand Ther*, 19：384-392, 2006.
28) 日本義肢装具学会（監修），飛松好子・他（編）：装具学 第4版．pp149-199, 医歯薬出版，2013.
29) 矢崎 潔：上肢装具の基礎と適合判定〔日本整形外科学会，日本リハビリテーション医学会（監修），伊藤利之・他（編）：義肢装具のチェックポイント 第8版〕．医学書院，2014.
30) 椎名喜美子・他：末梢神経損傷の装具．〔川村次郎・他（編）：義肢装具学 第4版〕．pp307-319, 医学書院，2009.
31) 日本作業療法士協会（監修），古川 宏・他（編）：作業療法学全書 改訂第3版 第9巻 義肢装具学．協同医書出版社，2009.

（岡野昭夫）

352

付 章

1　義肢装具（補装具）の公的支給制度

　義肢装具の公的支給は，それぞれの目的に応じて障害者総合支援法にある補装具費支給制度，災害補償制度，医療保険制度，福祉制度，公的扶助制度（生活保護）などによって行われている．以前は，年金制度においても福利厚生事業として義肢装具等が支給されていたが，現在は給付が停止されている．義肢装具は，対象者にとって生活の必需品であり，身体の一部と表現しても過言ではない．その義肢装具が対象者に最良かつ最適であるために，作業療法士として，支給制度を理解して役立ててほしい．

1　補装具とは

　義肢装具は，公的支給制度上では補装具として位置付けられている．ここで補装具について説明しよう．補装具とは，障害者総合支援法のなかで規定されている法律用語である．障害者総合支援法第5条では「障害者等の身体機能を補完し，又は代替し，かつ，長期間にわたり継続して使用されるものその他の厚生労働省令で定める基準に該当するものとして，義肢，装具，車いすその他の厚生労働大臣が定めるもの」とある．すなわち，法律上では義肢装具は補装具といえる．しかし，補装具は義肢装具のように学術的に分類や名称づけられたものでなく，法的に支給補償することが決められた総称名であることを確認したい（**表1**）．

1）補装具の定義

イ）障害者等の身体機能を補完し，又は代替し，かつその身体への適合を図るように製作されたものであること．

ロ）障害者等の身体に装着することにより，その日常生活において又は就労若しくは就学のために，同一の製品につき長期間に渡り継続して使用されるものであること．

ハ）医師等による専門的な知識に基づく意見又は診断に基づき使用されることが必要とされるものであること．

2　義肢装具（補装具）の公的支給の体系

　現在の社会保障制度においては，障害者総合支援法のほか，災害補償制度，医療保険制度，介護保険制度，公的扶助制度などの他法制度がある．障害者総合支援法での補装具の公的支給は，他法優先の原則としており，他法や各種制度との関係に十分留意し，適切な制度の活用を行うことが重要である（**図1, 2**）．

1）社会福祉系の制度

a. 障害者総合支援法（補装具費支給制度）

　障害者基本法の基本的な理念にのっとり，身体障害者福祉法，知的障害者福祉法，精神保健及び精神障害者福祉に関する法律，児童福祉法，その他障害者及び障害児の福祉に関する法律と相まって，障害者及び障害児が自立した日常生活又は社会生活を営むことができるよう，必要な障害福祉サービスに係る給付その他の支援を行う制度である．補装具費支給制度

表1　補装具の種目（2016年4月現在）

〈肢体不自由関係〉
　①義肢
　　義手：肩義手，上腕義手，肘義手，前腕義手，手義手，手部義手，手指義手
　　義足：股義足，大腿義足，膝義足，下腿義足，果義足，足根中足義足，足指義足
　②装具
　　上肢装具，下肢装具，靴型装具，体幹装具
　③座位保持装具
　④車椅子
　　普通型，リクライニング式普通型，ティルト式普通型，リクライニング・ティルト式普通型，手動リフト式普通型，前方大車輪型，リクライニング式前方大車輪型，片手駆動型，リクライニング式片手駆動型，レバー駆動型，手押し型A，手押し型B，リクライニング式手押し型，ティルト式手押し型，リクライニング・ティルト式手押し型
　⑤電動車椅子
　　普通型（4.5km/h），普通型（6.0km/h），簡易型 切替式，アシスト式，リクライニング式普通型，電動リクライニング式普通型，電動リフト式普通型，電動ティルト式普通型，電動リクライニング・ティルト式普通型
　⑥歩行器
　　六輪型，四輪型（腰掛付），四輪型（腰掛なし），三輪型，二輪型，固定型，交互型
　⑦歩行補助杖
　　松葉杖，カナディアン・クラッチ，ロフストランド・クラッチ，多点杖，プラットフォーム杖（T字状・棒状のものを除く）
〈視覚障害関係〉
　①盲人安全杖　②義眼　③眼鏡
〈聴覚障害関係〉
　①補聴器
〈その他〉
　①重度障害者用意思伝達装置　文字等走査入力方式，生体現象方式
〈18歳未満のみ対象〉
　①座位保持椅子
　②起立保持具
　③頭部保持具
　④排便補助具

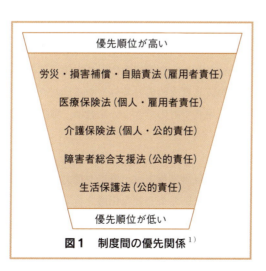

図1　制度間の優先関係[1]

付章

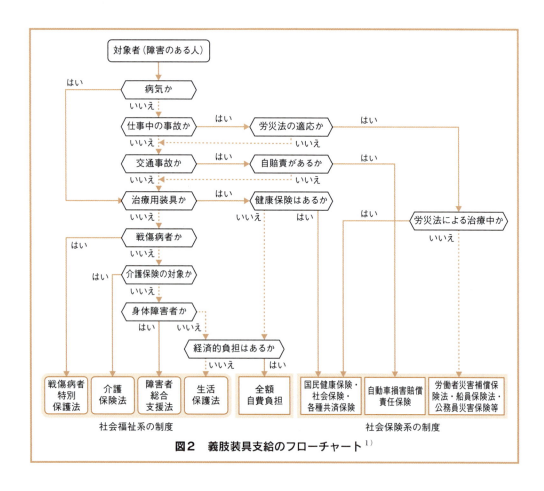

図2 義肢装具支給のフローチャート[1]

は，この障害者総合支援法のなかで運用される．障害者総合支援法による補装具費支給制度は他法優先であり，介護保険法や労働者災害補償保険法などにより補装具の給付・貸与が受けられる場合はそちらが優先される．

b. 介護保険制度

　一定の要件に該当する場合に，居宅サービスとして車いす・電動車いす・車いす付属品・歩行器・歩行補助杖が支給される．介護保険により支給が可能になった場合は，原則的には障害者総合支援法による補装具費支給の対象外となる．ただし，障害の状況や身体状況などにより介護保険対象の福祉用具で対応できない場合は，障害者総合支援法による補装具費支給の対象として検討される．

c. 公的扶助制度関連

　生活保護制度となる．生活保護制度とは，資産や能力等すべてを活用してもなお生活に困窮する方に対し，困窮の程度に応じて必要な保護を行い，健康で文化的な最低限度の生活を保障し，その自立を助長する制度である．国民健康保険から除外され，治療材料として義肢装具等が支給される．

d. 戦傷病者特別保護法

　軍人軍属等であった方が公務上（勤務に関連する場合を含む）傷病にかかり，今なお一定

程度以上の障害を有する場合や療養の必要がある場合に，戦傷病者手帳を交付して，療養の給付，補装具の支給，戦傷病者相談員による相談・指導等の援護を行うことを目的とし，昭和38年8月に制定された法律である．

2）社会保険系の制度

a. 災害補償制度

労働者災害補償保険法，国家・地方公務員災害補償法，公共企業体職員等災害補償（労働協約），船員保険法がある．治療期間中は，治療用の装具や仮義肢など療養費払いで支給する．症状固定後は，更生用として義肢，装具，車いすが支給される．

b. 医療保険制度

健康保険，国民健康保険，船員保険，各種共済保険，後期高齢者医療がある．治療用としてのみ装具や仮義肢が療養費払いで支給される．

c. 損害賠償制度

自動車損害賠償責任保険がこれに当たる．自動車損害賠償保障法によって，自動車および原動機付自転車を使用する際，すべての運転者への加入が義務づけられている損害保険である．自動車事故等の損害保険で義肢装具を作製できる．

3　障害者総合支援法における補装具支給制度

補装具費の支給目的は，身体障害者，身体障害児及び障害者，難病患者等の日常生活及び社会生活を総合的に支援するため，失われた身体機能を補完又は代替する用具である補装具を，その対象者の職業その他日常生活の能率の向上を図ることを目的として，また，将来社会人として独立自活するための素地を育成・助長すること等を目的として使用されるものである．また，市町村は，補装具を必要とする身体障害者・児に対し，補装具費の支給を行わなければならないとされている．そして，実際の支給に当たっては，次の内容を考慮することとなっている．1つ目は，市町村は，補装具費の支給に当たり，医師，理学療法士，作業療法士，身体障害者福祉司等の専門職員及び補装具の販売又は修理を行う業者との連携を図りながら，身体障害者・児の身体の状況，性別，年齢，職業，教育，生活環境等の諸条件を考慮して行うこと．2つ目は，身体障害児については，心身の発育過程の特殊性を十分考慮する必要があること．3つ目は，補装具を必要とする身体障害者・児及び現に装着又は装用している身体障害者・児の状況を常に的確に把握し，装着状況等の観察，装着訓練等の指導等の計画的な支援を積極的に行うこととなっている．

1）都道府県・市町村・更生相談所の役割

a. 都道府県

各都道府県は，補装具費支給制度に当たり，市町村間の連絡調整，市町村に対する情報提供その他必要な援助を行う．また，各市町村の区域を超えた広域的な見地から実状の把握に努めることが必要であり，市町村に対し，必要な助言を行うものとしている．さらに，身体障害者更生相談所が，補装具費支給制度の技術的中枢機関としての業務が遂行できるよう，必要な体制の整備に努める．

付章

b. 市町村

市町村は，補装具費支給制度の実施主体として，補装具費の支給申請に対して適切に対応できるよう，補装具の種目，名称，型式及び基本構造等について十分に把握するとともに，申請者が適切な補装具業者を選定するに当たって必要となる情報の提供に努める．情報提供を行うに当たっては，補装具業者の経歴や実績等を勘案し，安定的かつ継続的に販売又は修理を行うことが可能であるか等について十分に検討のうえ行う必要がある．特に，義肢及び装具に係る補装具業者の選定に当たっては，特殊な義足ソケットの採型等については複数の義肢装具士が必要なことから，複数の義肢装具士を配置していることが望ましいこととしており，さらには，新しい製作方法又は新しい素材等，補装具に関する新しい情報の把握に努めるとともに，更生相談所及び補装具業者と情報の共有を図る．

c. 更生相談所

更生相談所は，補装具費支給制度における技術的中枢機関及び市町村等の支援機関として，補装具の専門的な直接判定の他に，市町村への技術的支援，補装具費支給意見書を作成する医師に対する指導，補装具業者に対する指導及び障害者総合支援法に定める医療を行う機関並びに児童福祉法に基づく療育の指導等を実施する保健所に対する技術的助言等を行う．

2）補装具支給制度の運用

a. 補装具の価格

補装具の価格は，基準額が基本価格と要素価格から決められており，それを参考に申請を行った身体障害児・者の個々の状況に応じて判断される．また，更生相談所の判定により，基準に定める種目，型式，価格等により支給に困難が生じたとしても費用の支給が必要と認められた場合は，特例補装具費として支給される．

b. 特例補装具

特例補装具とは，「身体障害者・児の障害の現症，生活環境その他真にやむを得ない事情により，告示に定められた補装具の種目に該当するものであって，**表1**に定める名称，型式，基本構造等によることができない補装具」とされ，以下の2点が示されている．1点目は特例補装具費の支給の必要性及び当該補装具の購入又は修理に要する費用の額等については，更生相談所又は指定自立支援医療機関若しくは保健所の判定又は意見に基づき市町村が決定するものとする．2点目は，身体障害児に係る特例補装具費の支給に当たっては，市町村は必要に応じ，補装具の構造，機能等に関する技術的助言を更生相談所に求めるものとする．

c. 補装具の支給と耐用年数

補装具の個数は，原則として1種目につき1個であるが，身体障害者・児の障害の状況を勘案し，職業又は教育上等特に必要と認めた場合は，2個とすることができることとしており，医学的判定を要しないと認める場合を除き，更生相談所等に助言を求めることが必要である．

補装具の耐用年数については，通常の装着状態において当該補装具が修理不能となるまでの予想年数が示されている．補装具費の支給を受けた者の作業の種類又は障害の状況等によっては，その実耐用年数には相当の長短が予想されるので，再支給の際には実情に沿うよ

358

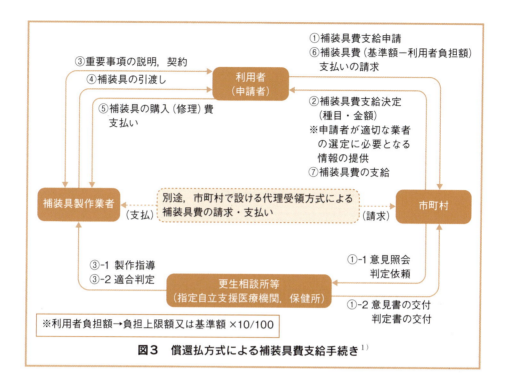

図3　償還払方式による補装具費支給手続き[1]

う十分配慮することとなっている．示されている耐用年数は，義肢1〜5年，装具1〜3年とされている．

d. 費用負担

　公的負担では，補装具の購入又は修理に要した費用の額から利用者負担額（原則1割）を除した額を補装具費とし，国：50/100，都道府県：25/100，市町村：25/100の割合で負担される．利用者負担（自己負担）では，原則定率1割負担とされ，世帯所得に応じて，負担上限額が設定されている．市町村民税課税世帯では，37,200円，市町村民税非課税世帯と生活保護世帯に属する者は，0円となっている．また，本人に，補装具のデザインや素材の希望がある場合，種目や名称，型式など支給要件を満たす場合は，その差額を本人が負担することで支給の対象になることができる．

e. 補装具費支給手続き

　償還払方式と代理受領方式がある．償還払方式は，当該補装具に要した費用の全額を申請者（利用者本人）が義肢装具製作会社に支払う．そのうえで，領収書等の証明書により，90/100の金額を市町村に請求して支払いを受ける（**図3**）．代理受領方式は，義肢装具製作会社により代理受領が認められており，申請者（利用者本人）は総費用の10％の額を義肢装具製作会社に支払い，義肢装具製作会社は代理受領を委任され，市町村に請求する（**図4**）．

4　今後の課題

　補装具は，障害のある人にとってセルフケアなどの日常生活のみならず，就学や就労など社会生活になくてはならない生活の必需品であり，身体の一部と表現しても過言ではない．

付章

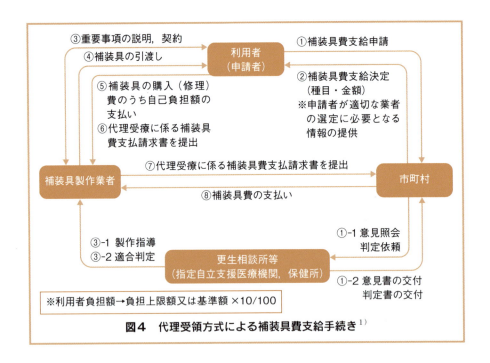

図4 代理受領方式による補装具費支給手続き[1]

　そのような義肢装具を，必要な人が手にするために，支給制度は大変重要である．しかし，制度は，その時の社会情勢等により変わることもある．そのため作業療法士は，公的支給制度などさまざまな情報に目を向けて，利用者が不利益を被らないように関連職種と協力して支給制度を活用してほしい．また，支給制度は市町村により異なるため，対象者の住む地域によっては義肢装具の公的支給に制限が生じることもある．本来，住む地域により使用できる義肢装具が変わってはならない．作業療法士は，対象者のために最良で最適な義肢装具の提供に努力する必要がある．

文献
1) 平成25年度障害者総合福祉推進事業補装具費支給制度の適切な理解と運用に向けた研修のあり方等に関する調査，補装具費支給事務ガイドブック．公益財団法人テクノエイド協会，平成26年3月．
2) 日本義肢装具学会（監修）：義肢学　第2版．pp365-373，医歯薬出版，2010．
3) 日本整形外科学会・日本リハビリテーション医学会（監修）：義肢装具のチェックポイント　第8版．pp370-379，医学書院，2015．

（大庭潤平）

1. 義肢装具（補装具）の公的支給制度

コラム⑨

治療用装具と訓練用仮義肢

　義肢装具は，各種医療保険で作製できる．この場合，装具は医療用装具，義肢は訓練用仮義肢とよばれる．医療用装具は，疾病の治療のために用いられる装具で，治療を行う過程で必要な範囲に限り作製が認められている．また訓練用仮義肢も同様で，治療上必要と認められた場合に作製できる．入院中の治療において早期かつ適切に義肢装具が作製できて，作業療法場面で活用できることは，対象者にとって大変有意義であり重要である．作業療法士がこの治療用装具や訓練用仮義肢の制度を活用するとともに治療過程での義肢装具のエビデンスを証明すること，また新たな素材や構造などを治療用装具に応用することで治療用の義肢装具の効果に関する新たな知見が生まれることを期待したい．

コラム⑩

筋電義手の支給について

　「筋電義手は高価なものである」「筋電義手の訓練ができる病院が少ない」などの理由で日本ではまだまだ普及していないといえるが，2005年以降で支給制度にいくつかの変化があった．筋電義手を入手するためには大きく分けると，労働者災害補償保険法（以下，労災保険）・障害者総合支援法・自費購入に分けられる．

　労災保険では，平成25年より筋電電動義手支給対象枠が拡大され，装着訓練等および適合判定を実地する医療機関が増加し，支給される対象数も増加傾向にある．支給までには設定された訓練期間内での装着訓練を行い，作業療法士が評価し医師が適合判定結果報告書を提出することが必要になる．

　障害者総合支援法では特例補装具と分類されている．特例補装具とは，「身体障害者・児の現症，生活環境その他真にやむを得ない事情により，告示に定められた補装具の種目に該当するものであって，別表に定める名称，型式，基本構造等によることができない補装具」とあり，更生相談所等の機関により協議検討されてからの支給になる．

　作製後の修理においても，申請の際に修理費用と必要性を記載した報告書を提出することで支給されやすくなる．また，医師・作業療法士・義肢装具士の連携をスムーズに行うことで，要望に沿った筋電義手が作製され，それが本義手の普及につながる．

2 国家試験過去問題と解答・解説

義肢

1 上腕義手（手先具は能動開き式）の適合判定の際、肘90度屈曲位で手先具が完全には開かなかった。原因として考えられるのはどれか。2つ選べ。
1. ケーブルハウジングが長過ぎる。
2. ソケットが断端と適合していない。
3. 前腕支持部のトリミングが不良である。
4. 残存肢の肩甲帯の筋力が低下している。
5. 切断肢肩関節の回旋可動域に制限を認める。

2 肘継手と適応との組合せで正しいのはどれか。2つ選べ。
1. 能動単軸肘ブロック継手――両側前腕切断用
2. 単軸肘ブロック継手――上腕切断装飾用
3. 単軸肘ヒンジ継手――前腕中短断端用
4. 倍動肘ヒンジ継手――上腕標準断端用
5. たわみ肘継手――前腕極短断端用

3 42歳の女性。右利き。生来健康。悪性黒色腫による左上腕切断。標準断端。今後化学療法が施行される予定である。この患者に対する上腕義手として適切なのはどれか。
1. ソケットは差し込み式
2. コントロールケーブルは単式
3. 肘完全屈曲に要する肩屈曲角は50°
4. 口元での手先具は40％開大
5. 操作効率は40％

4 24歳の男性。農機具に巻き込まれて右上腕を切断した。断端長は標準断端である。図のような上腕義手を製作することとした。パーツの名称で正しいのはどれか。2つ選べ。

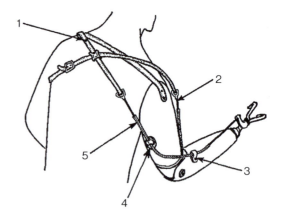

1. 胸郭バンド
2. 腋窩ループ
3. リテーナー
4. ベースプレート
5. ケーブルハウジング

5 50歳の女性。右上腕短断端切断。受傷後3か月経過。図のような上腕義手を製作した。義手操作練習時、肘90°屈曲位で手先具を完全に開くことができなかった。対応で正しいのはどれか。

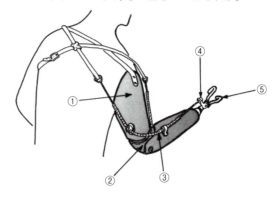

1. 肘継手を交換する。
2. 9字ハーネスに変える。
3. 手先具の力源ゴムを増やす。
4. ケーブルハウジングを短くする。
5. リフトレバーの位置を遠位にする。

362

6　右利きの右上腕切断者への義手の導入方法で適切なのはどれか。
1. 義手操作で書字の練習を行う。
2. 断端の周径が安定してから行う。
3. 手先具の開閉は肘最大屈曲位で行う。
4. 肘ロックの訓練は肩関節屈曲90°で行う。
5. 手先具の把持訓練の対象物は硬いものから行う。

7　62歳の男性。閉塞性動脈硬化症。著しい感染を伴った下肢壊疽に対して大腿切断術が施行され短断端となった。糖尿病性末梢神経障害を合併している。この患者の術直後の断端管理で適切なのはどれか。2つ選べ。
1. 断端の色調を観察する。
2. 断端の自動運動を行う。
3. 切断部の温熱療法を行う。
4. ギプスソケットを装着する。
5. 切断側股関節を外転位に保持する。

8　切断と義肢のソケットの組合せで**誤っている**のはどれか。
1. 上腕切断――オープンショルダー式
2. 前腕切断――ミュンスター式
3. 下腿切断――PTB式
4. Syme切断――KBM式
5. 股関節離断――カナダ式

9　24歳の男性。農機具に巻き込まれて右上腕を切断した。断端長は標準断端である。図のような上腕義手を製作することとした。この義手の適合検査結果で適合と判断されるのはどれか。

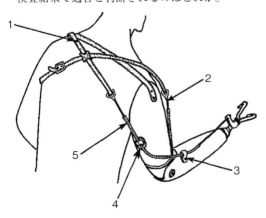

1. 肘90°屈曲位のコントロールケーブルシステムの効率判定が85％
2. 引っ張り荷重に対する安定性の判定でずれが20mm
3. 義手装着下垂時の長さが残存肢の環指と同じ長さ
4. 義手装着時の能動的肘屈曲が100°
5. 口元での手先具の操作判定が35％

10　前腕能動義手のパーツと役割の組合せで正しいのはどれか。2つ選べ。
1. 三角筋パッド――ハウジングの角度を調節する。
2. リテーナ――ハーネスの装着感を向上させる。
3. ケーブル――手先具に力を伝達する。
4. ソケット――切断部の長さを代償する。
5. 手継手――手先具の開閉効率を向上させる。

11　上腕切断者に対する義手操作の指導の様子を図に示す。操作内容として正しいのはどれか。

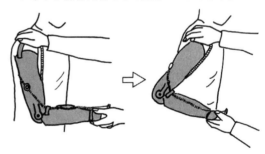

1. 肘継手の屈曲-伸展動作
2. 肘継手のロックの操作
3. 手先具の交換操作
4. 手先具の回旋操作
5. 手先具の開閉動作

12 上腕義手の適合検査の結果、肘90°屈曲位で手先具を完全に開くことができなかった。対応として適切なのはどれか。

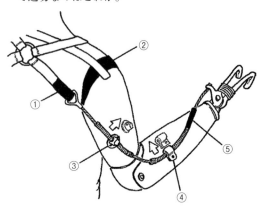

1. ①の黒塗り部分を短縮
2. ②の黒塗り部分を削除
3. ③を矢印の方向へ移動
4. ④を矢印の方向へ移動
5. ⑤の黒塗り部分を延長

13 37歳の男性。事故による両前腕切断。現在仮義手で能動フックを使用しているが、ズボンや上着のジッパーの開閉、食事やトイレの後始末に不便を感じている。手継手を示す。この患者に適しているのはどれか。

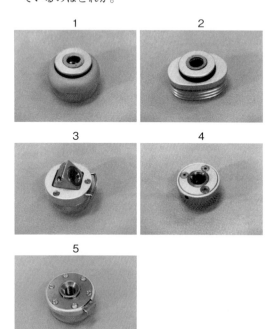

14 切断肢における断端管理で弾力包帯法がギプスソケット法に比べて優れている点はどれか。
1. 義肢の装着が早い。
2. 断端の成熟が早い。
3. 創部の観察が容易。
4. 断端の浮腫が少ない。
5. 断端の疼痛が少ない。

15 切断の幻肢・幻肢痛について正しいのはどれか。2つ選べ。
1. 小児切断では幻肢痛が強い。
2. 出現した幻肢は消失しない。
3. 幻肢は近位部よりも遠位部を明確に感じる。
4. 幻肢痛は精神的ストレスによって影響される。
5. ミラーセラピーは幻肢痛の軽減に効果がない。

16 能動義手の手先具操作で電動義手より困難なのはどれか。
1. 茶碗を持つ。
2. 自動車を運転する。
3. 爪切りで残存指の爪を切る。
4. 義手と残存肢で靴ひもを結ぶ。
5. ズボンのポケットから硬貨を取り出す。

17 50歳の女性。右上腕短断端切断。受傷後3か月経過。図のような上腕義手を製作した。パーツの名称で正しいのはどれか。

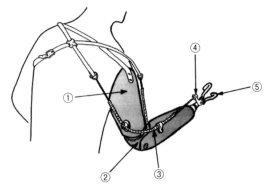

1. 1ミュンスター型ソケット
2. 2単軸肘ブロック継手
3. 3肘コントロールケーブル
4. 4ターミナル(回り端子)
5. 5能動ハンド

18 30歳の女性。左上腕切断（短断端）。図のような能動義手を選択した。この義手を使用して可能な動作はどれか。

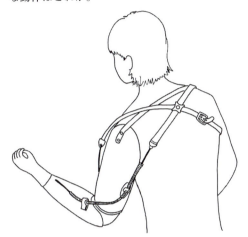

1. ドアノブを回す
2. 綿棒で耳かきをする
3. 30kgの米袋を持ち上げる
4. エプロンの腰ひもを後ろで結ぶ
5. 包丁操作のときに野菜を押さえる

装具

1 図に示す斜線の部位にⅡ度深遠性熱傷がある。急性期に安静を保つためのスプリント肢位で正しいのはどれか。

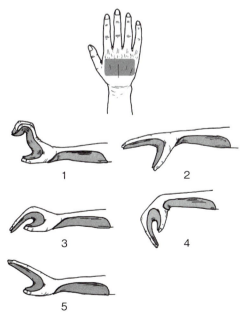

2 頸髄損傷の残存機能レベルと用いられる装具で適切なのはどれか。

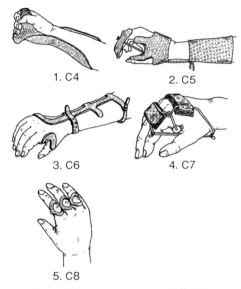

3 56歳の男性。大工で上肢をよく使用する。3年前から左手の感覚障害と筋力低下を自覚していた。左手の写真を示す。図に示す装具で、この患者に必要なのはどれか。

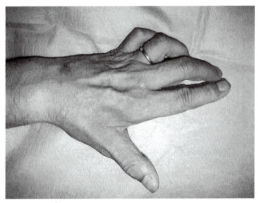

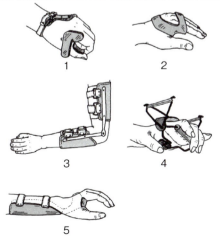

4 3歳の女児。痙直型脳性麻痺。立位姿勢を図に示す。この児に適応となる装具はどれか。

5 55歳の女性。末梢神経障害。短母指外転筋、母指対立筋、虫様筋（第1・第2）がMMT1～2であった。この患者に用いるスプリントとして適しているのはどれか。

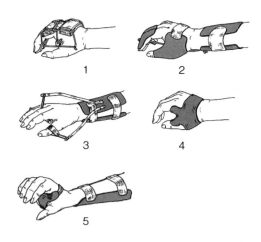

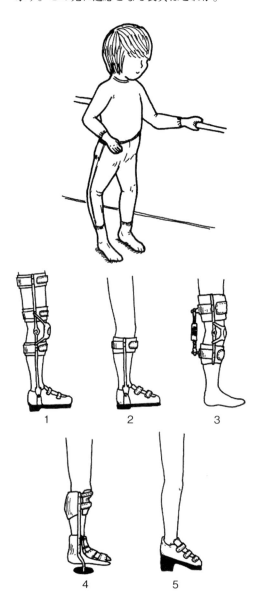

6 Functional braceが最も適応となる骨折はどれか。
1. 橈骨遠位端骨折
2. 橈骨頭骨折
3. 肘頭骨折
4. 上腕骨顆上骨折
5. 上腕骨骨幹部骨折

7 対立副子の型で正しいのはどれか。2つ選べ。

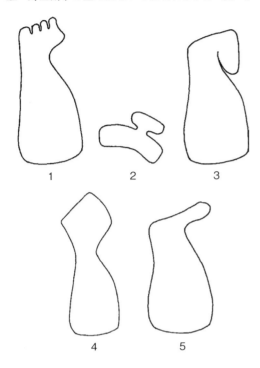

8 装具と障害されている神経との組合せで正しいのはどれか。2つ選べ。
1. 短対立装具——正中神経麻痺
2. 長対立装具——橈骨神経麻痺
3. 虫様筋カフ——尺骨神経麻痺
4. Thomasスプリント——正中神経麻痺
5. Oppenheimerスプリント——尺骨神経麻痺

9 84歳の女性。数年前から徐々に左手の示指と中指にしびれが生じ、母指の指尖つまみができなくなった。左手の写真を示す。この患者が使用する装具で正しいのはどれか。

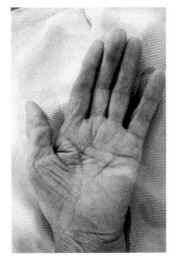

1. 虫様筋カフ
2. 対立スプリント
3. 両側支柱付肘装具
4. 逆ナックルベンダー
5. コックアップスプリント

10 脊髄損傷残存機能レベルと装具・自助具との組合せで正しいのはどれか。2つ選べ。ただし、残存機能レベルから下位は完全麻痺とする。
1. C4——マウススティック
2. C5——太柄のスプーン
3. C7——ホルダー付きスプーン
4. L4——長下肢装具
5. S1——短下肢装具

付章

11 髄完全損傷患者（Zancolliの四肢麻痺上肢機能分類C7B）に適した装具はどれか。

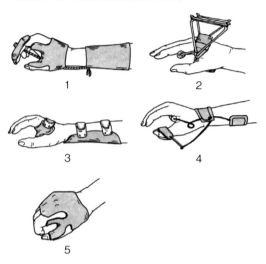

13 装具の適応で正しいのはどれか。2つ選べ。

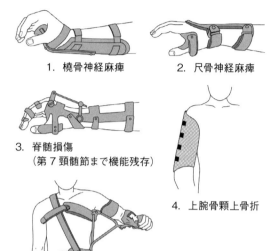

1. 橈骨神経麻痺
2. 尺骨神経麻痺
3. 脊髄損傷（第7頸髄節まで機能残存）
4. 上腕骨顆上骨折
5. 腱板断裂術後

12 図に示すスプリントが適応となる疾患はどれか。

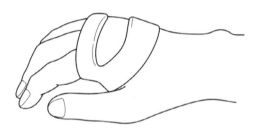

1. 頸肩腕症候群
2. 肘部管症候群
3. 回外筋症候群
4. 手根管症候群
5. 円回内筋症候群

2. 国家試験過去問題と解答・解説

解答・解説

義肢

1　解答：1，4

解説：手先具が完全には開かなかった原因として，肩甲帯の筋力低下，可動域制限，外転運動等が不十分，コントロールケーブルの走行やリテーナベースプレートの位置が不適切，ハーネスの張調整が不十分，プラスチックライナーの未装着，ケーブルハウジングがボールターミナルに当たっていることが考えられる．

（出題：第47回）

2　解答：2，3

解説：1：能動単軸肘ブロック継手は，肩義手，上腕義手，肩甲胸郭間切断に用いられる．4：倍動肘ヒンジ継手は，前腕極短断端に用いられ，肘関節の可動域制限を補う．5：たわみ肘継手は前腕長〜中断端，手関節離断で用いられる．

（出題：第45回）

3　解答：1

解説：標準断端には，一般的に差し込み式ソケット，複式コントロールケーブルシステムが用いられる．肘完全屈曲に要する肩屈曲角は45°以下，口元での手先具の開大は最小制限50%以上，操作効率は，50%以上であること．

（出題：第49回）

4　解答：4，5

解説：1：ハーネス，2：肘継手ロック・コントロールケーブル，3：レバーループである．

（出題：第46回）

5　解答：4

解説：4：ケーブルハウジングが長すぎると操作効率が低下する．よって長さを適度に調整する．1，3：肘継手の交換は直接関与しておら

ず，手先具の力源ゴムは減らすのが正しい．5：リフトレバーの位置を遠位にすると，前腕部の屈曲効率が低下する．

（出題：第48回）

6　解答：5

解説：5：手先具での把持訓練には，硬く手ごろな大きさのブロック等を導入する．1：書字練習は，希望があれば行うが一般的には利き手交換を行う．2：断端周径は装着訓練を行うことで早期に成熟断端が獲得できる．3：手先具の開閉は肘関節90°前後で行うと効率がよい．4：肘ロックの練習は，ハーネスの張調整と連結しており，肘関節120°前後で行う．

（出題：第45回）

7　解答：1，2

解説：1：閉塞性動脈硬化症の下肢壊疽に対する切断術直後は，断端の形状や色調，術創の状態などの経過観察が必要である．2：断端の自動運動は，術後約3〜4日から開始し，抜糸した後に徒手などによる抵抗運動を筋力増加の程度に合わせて実施する．3：糖尿病性末梢神経障害（感覚障害）があるため，温熱療法は不適切である．4：術直後は創が治癒していないため，ギプスソケットの装着も不適切となる．5：大腿切断術後は，外転拘縮にならぬように予防が必要である．

（出題：第50回）

8　解答：4

解説：Syme切断には，在来式や後方/内側有窓式，無窓全面接触式のSyme義足を処方する．

（出題：第49回）

9　解答：1

解説：2：約20kgの下方への引っ張り荷重（下

369

付章

垂力，張力)に対して，ソケット上縁からのずれは10mm，もしくは25mm以内とされている．3：上腕義手の長さは，非切断側上肢の母指先端と同じ長さである．4：肘継手を能動的に最大屈曲した際の角度は135°以上の確保が必要である．5：身体各部位での手先具操作(操作効率)は，50%以上でなければならない．

※引っ張り荷重に対する安定性の検査項目については，教科書により設定値が異なるため，厚生労働省から発表される解答と異なる場合がある．

(出題：第46回)

10　解答：3，4

解説：1〜4：単式コントロールケーブルシステムは，上腕カフのクロスバーと，前腕部のソケット外側に設置されているベースプレートとリテーナーの2カ所で支持されている．このシステムにより，肘関節の動きの影響を受けることなく，ケーブルがケーブルハウジング内でたるまずに力の伝達をすることができ，効果的な機能を発揮できる．5：手継手は，手先具を義手に取り付ける役割に加え，他動的に回内・回外を行い，フックやハンドなどの手先具の向きを変え，角度調整をするといった役割がある．

(出題：第49回)

11　解答：2

解説：図は肘継手屈曲位から肩関節を伸展している．この動きと肩甲骨下垂，肩関節外転の動作により，前方支持バンドの弾性部分を伸展させることで，ケーブルの緊張が増し，肘継手のロック操作を行うことができる．

(出題：第47回)

12　解答：1

解説：上腕義手の適合検査「肘90°屈曲位で手先具を完全に開く」で，手先具を完全に開くことができなかった原因として考えられる要因は，ケーブルの長さの不適合やハーネスの不適合である．そのため1または5が回答として考

えられる．1：ハーネスの短縮は，短縮することで身体の動き(力)がハーネスを伝わり手先具の開きに改善が期待できる．5：ケーブルの延長を示しており，この場合はケーブル長を短くすることが必要となるため不正解．

(出題：第45回)

13　解答：3

解説：手継手は手先具とソケット・支持部を連結するパーツであり，その種類によって，回旋運動，交換，屈曲伸展などさまざまな機能を有している．1，2：面摩擦式，3：手先具の屈曲ができる屈曲式，4：軸摩擦式，5：手先具の交換が安易なクイックチェンジ手継手(迅速交換式)である．問題文よりこの患者に必要な動きは手先具の屈曲であり，3：屈曲式手継手が有効である．

(出題：第47回)

14　解答：3

解説：術後の断端ケアでは，切断後の断端の血腫形成の予防と浮腫や脂肪の除去，断端の成熟を目的として，弾性包帯法(ソフトドレッシング)とギプスソケット法(リジッドドレッシング)が用いられる．3：弾性包帯法は装着が容易であり，断端創部の状態が観察できる利点があり，成熟すると自己にてコントロールが可能となる．ただし，何度も弾性包帯を巻きなおす必要があり，巻き方が不十分であると断端ケアの目的が果たせない．ギプスソケット法では術後ギプス包帯を巻くことで浮腫を防ぎ，創治癒の促進を図るもので，弾性包帯法よりも早期の断端形成が可能である．一方で，断端の状態を外から観察できないため，断端部の変化への対応が難しくなる．

(出題：第51回)

15　解答：3，4

解説：1：切断時の年齢が低いと幻肢痛は起こりにくく，年齢の増加とともにその発症頻度が増加する．また先天性の四肢欠損患者に幻肢痛

370

が発症することも非常に少ない．このことは若年者の脳可塑性が高いことに起因する．2：幻肢には幻肢痛を伴う場合があり，幻肢の消失に伴い幻肢痛は軽快・消失する．3：幻視は手指や手部遠位を感じることが多い．これは大脳皮質の体性感覚野における手部領域の広さが関係していると考えられている．4：心理的要因は幻肢痛の発症頻度に影響を与える．疼痛に対する恐れが強いほど発症頻度が高いことや，日常生活で心理的ストレスを多く感じる患者ほど幻肢痛の発症頻度が高いことなどが報告されている．5：個人差はみられるものの，ミラーセラピーは幻肢・幻肢痛に対して有効な療法である．

（出題：第46回）

16 解答：3（1）

解説：電動義手は体外力源であるバッテリーを力源とし，電力で手先具（ハンド）を操作する．そのため，強い把持力や安定した力を発揮することができる．1, 3：不安定な形であり強い把持力が必要となる茶碗を持つ動作では能動義手に比べ，筋電義手の使用が有利となる場合があるが，選択肢の中では一定以上の強い力が必要となる爪切りの動作がもっとも適切な解答となる．

（出題：第48回）

17 解答：2, 4

解説：1：上腕標準断端型ソケットである．ミュンスター型ソケットは前腕短・極短断端用のソケットである．2：肘ブロック継手，3：ケーブルハウジング，4：ターミナル（回り端子），5：能動フックである．

（出題：第48回）

18 解答：5

解説：図は上腕能動義手，手先具は能動ハンドである．1：ドアノブを回すには前腕の回内外の動きが必要となり，能動義手では不可能ではないが，動作が難しく，通常健側上肢で行う．

2：口元や顔面まで手先具は届くが，耳かきのような手指機能を必要とする巧緻動作は難しい．3：下垂力に対する懸垂性はチェックアウトにて23kg以上が必要とされるため，23kgまでは可能である．通常，米袋などの重量のあるものを持ち上げる際は健側を中心に使用し，義手は補助として使用される．4：上腕能動義手の場合は背後までのリーチングや背後での手先具操作は困難であるため，腰紐を後ろで結ぶことは難しい．5：包丁操作時に補助手として野菜を押さえる動作は十分実用的な動作である．

（出題：第51回）

装具

1 解答：3

解説：熱傷に対しては指の拘縮予防のため，機能的肢位を保持させる目的でスプリントを使用する．したがって，手関節背屈，MP関節屈曲，PIP・DIP関節伸展位となっているものを選ぶ．

（出題：第47回）

2 解答：4

解説：頸髄損傷の残存機能レベルと用いられる装具は以下のとおりである．

C4	BFO，スプリングバランサー
C5	把持装具（ラチェット装具）
C6	RIC型手駆動式把持装具
C7	ナックルベンダー（MP関節の拘縮傾向がみられる場合に有効）
C8	短対立装具，もしくは装具の適応なし

1：痙性用スプリント．2：RIC型手駆動式把持装具．3：長対立装具．4：ナックルベンダー．5：関節リウマチの患者に使用するミッキーマウスのボタン型スプリント．

（出題：第45回）

付章

3　解答：2

解説：この患者はMP関節過伸展となっており，中様筋カフが必要となる．尺骨神経麻痺（低位型麻痺）では，母指内転筋，虫様筋（環指・小指），骨格筋の選択的な運動麻痺を呈する．1：短対立装具（正中神経麻痺）．3：肘固定装具．4：逆ナックルベンダー．5：モールド型手関節背屈装具．

（出題：第48回）

4　解答：2

解説：この児は痙直型脳性麻痺（右麻痺）で，立位時の右下肢は伸展パターン優位で反張膝を呈しており，短下肢装具が適応になる．短下肢装具は3点固定の原理で，膝関節の過伸展を制限し，足継手を背屈位に調整することで，膝関節を屈曲伸展中間位か軽度屈曲位に調整できる．

（出題：第48回）

5　解答：4

解説：短母指外転筋や母指対立筋，虫様筋（第1・第2）の筋力低下があることから正中神経麻痺と考えられる．したがって，母指の対立運動不能を補助する短対立スプリントが適当である．1：ナックルベンダー．2：RIC型把持スプリント．3：トーマス型懸垂装具．5：コックアップスプリント．

（出題：第47回）

6　解答：5

解説：Functional braceは上腕骨骨幹部骨折に適している．ギプスでの長期固定では日常生活が不便になる，肩関節や肘関節の拘縮が生じる，血行障害や神経麻痺などが生じる恐れもあるといった弱点がある．そのため，受傷してから2〜3週間後からはFunctional brace（上腕部をプラスチックで包み込み，周囲から軟部組織を圧迫することにより骨折部を固定する）を用いて治療する．

（出題：第51回）

7　解答：2, 3

解説：1：尺側偏位防止スプリント．2：背側短対立スプリント．3：掌側長対立スプリント．4：PIP関節伸展改善用スプリント．5：コックアップスプリント．

（出題：第46回）

8　解答：1, 3

解説：1, 4：正中神経麻痺には，短対立装具，長対立装具を用いる．2：橈骨神経麻痺には，Thomasスプリント，Oppenheimerスプリントを用いる．3, 5：尺骨神経麻痺には，虫様筋カフ，ナックルベンダースプリントを用いる．

（出題：第45回）

9　解答：2

解説：中指にしびれ，母指の指尖つまみが困難であり，母指球筋の萎縮が観察される．そのため正中神経麻痺であることが考えられる．正中神経麻痺には，短対立装具，長対立装具を用いる．したがって，対立スプリントが適切である．

（出題：第50回）

10　解答：1, 3

解説：1：C4レベルでは上肢帯の運動が困難であり，頸部の運動を活用したマウススティックは適切である．2：C5レベルでは手指の運動麻痺が認められるため，把持が困難であり太柄のスプーンの使用は難しい．3：C7レベルでは手指の運動麻痺が認められるものの，ホルダー付きスプーンにより食事動作は可能となる．4：L4レベルでは股関節周囲筋は残存しているため長下肢装具は不要で，短下肢装具が適切である．5：S1レベルでは膝関節周囲筋は残存しているため，短下肢装具は不要であり足部および靴型装具が用いられる場合がある．

（出題：第50回）

2. 国家試験過去問題と解答・解説

11 **解答**：5

解説：C7レベルは肘関節伸展，手関節掌背屈が可能であるが拇指の自動運動は困難であるため，母指の対立運動を必要とする細かいつまみ動作が難しい．そのため，母指を対立位に保持した5：短対立装具が適している．1：RIC型把持装具であり手関節背屈を利用してつまみ動作を促すものでありC6レベルに用いる．2：逆ナックルベンダーであり，MP関節を伸展位に矯正するものである．3：コックアップスプリント，4：オッペンハイマー型装具であり，ともに橈骨神経麻痺に用いる．

（出題：第46回）

12 **解答**：2

解説：尺骨神経は上腕で内側筋間中隔の背側を遠位に向かい，肘関節内側で肘部管とよばれる骨と靱帯で形成されるトンネルを通過する．肘部管症候群はその肘部管の内側が狭くなり尺骨神経が慢性的に圧迫されて起こる．症状として

は，小指・環指外側半分の感覚障害，前腕・手部尺側の放散痛，虫様筋や骨間筋・手内在筋を中心とした萎縮がみられる．そのため，鷲手変形を起こしやすく，環・小指のMP関節を屈曲位に保持する虫様筋カフが適応となる．

（出題：第49回）

13 **解答**：1，5

解説：1：手関節背屈装具で橈骨神経麻痺に適応となる．2：長対立装具（Rancho型）で正中神経麻痺に適応となる．3：手関節駆動式把持スプリント（Rancho型）で手関節背屈によりつまみ動作を可能とするもので第6頸髄節まで機能残存する脊髄損傷者に適応となる．4：functional braceで上腕骨骨幹部に適応となる．5：肩外転装具で，上肢を回旋筋腱板の緊張を緩める肢位に保持するため腱板断裂術後に適応となる．

（出題：第50回）

373

索引

あ

アームスリング 250
アウターグローブ 47
アウトリガー型伸展スプリント 326
アウトリガー型動的指伸展装具 349
アウトリガースプリント 211, 342
足継手付AFO 257
足継手付P-AFO 253
アンカープレート 30

い

イールディング機構 108
医療保険制度 354, 357
インナーグローブ 47

う

ウィリアムス型腰仙椎装具 243, 244
ウェブストラップ 207, 209, 210
内ソケット 30

え

江川徴候(Egawa sign) 338
エネルギー蓄積型足部 113
エルゴアーム 47
エンゲン型短対立装具 340
エンゲン型把持装具 341

お

応用操作訓練 82
応用歩行練習 119
大阪医大式(OMC型)ブレース 245
オープンショルダー式 21, 23, 161
オッペンハイマースプリント 210, 344

か

カーボン支柱付短下肢装具 258
介護保険制度 356
解剖学的肩関節離断 12
改良型コレロ-アブラハム型スプリント 305
鉤爪変形 338, 342
殻構造義手 19
隔板肩継手 23
過誤神経支配 334
下肢切断 99
荷重ブレーキ膝 108
顆上支持式 21, 23
——ソケット 32
下垂指(drop finger) 339, 343
下垂手(drop hand) 339, 342
下腿義足 110
肩関節離断 13, 25
肩義手 12
肩ソケット 21, 23
肩継手 34
カックアップスプリント 10
カナダ作業遂行測定 97
カフベルト 224
カペナースプリント 303, 306
鎌持ち 23
——金具 40
環境因子 3
関節軟部組織性拘縮 345, 348
感度調整 45

き

機械的摩擦装置 109
義肢 6, 18
義手(Upper-limb Prosthesis) 6, 18
——装着前訓練 70
——装着前評価 68
——の長さ 54
義足 6
——のアライメント 113
——の基本構造 103
——のチェックアウト 115
——歩行練習 118
祈祷師の手 337
ギプス包帯 15
基本操作訓練 76
吸着式 21, 23
——ソケット 104
胸郭バンド 145
——式ハーネス 29
胸腰仙椎装具 240
曲鉤 23
筋腱性拘縮 348
筋収縮訓練 70
金属支柱付短下肢装具 228, 230, 258, 259, 269, 272
金属製支持部 224
筋短縮性拘縮(myostatic contracture) 335
筋電義手 20
——の適合検査 64
筋電増幅器 45

く

クイックチェンジ手継手 23
屈曲外転肩継手 23, 145
屈曲・外転継手 21
屈曲・迅速交換式手継手 23
屈曲補助付肘継手 24
屈曲用手継手 23, 38
屈曲リスト 24, 47
屈筋腱損傷部位の分類 318
クルーケンベルグ切断 12

グローブ　42
　　──スプリント　348, 349,
　　350
クロスバー　30, 33
　　──カバー　30
鍬持ち　23
　　──金具　40
訓練用仮義手　75

け

頸椎カラー　238, 239, 294, 295,
　　298
ケーブル　30, 33, 42, 46
　　──ハウジング　30, 33
　　──ハンガー　30
肩甲胸郭間切断　12, 25, 141
幻肢痛　102

こ

コイル式PIP関節伸展矯正装具
　　343
コイルスプリント　342
交差神経（cross innervations）
　　334
公的扶助制度　354, 356
絞扼性神経障害　335
ゴール達成スケーリング　96
股装具　223, 230
骨格構造義手　19
固定膝　107
コルセット　237
コレロ−アブラハム型スプリン
　　ト　303
コントローラー　42, 46
コントロールケーブルシステム
　　30
コンピュータ制御　109

さ

災害補償制度　354, 357
座位保持装置　265, 274, 275
作業的存在　2
作業用義手　19, 20

作業用継手　23
作業用手先具　40
作業療法評価　15
差高調整式足部　113
差し込み式　21, 23
　　──大腿ソケット　104
サッチ足部　112
サムスパイカスプリント　303,
　　306, 340
猿手（ape hand）　337
サルミエント型装具　303

し

シェル型スプリント　304, 306
軸摩擦式継手　23
軸摩擦式手継手　21, 38
支持部　19, 42, 45
支柱式　239
自動屈曲運動　332
尺側偏位防止スプリント　212,
　　287, 289, 290, 292
十五年式陸軍制式義手　7, 40
シューホーン型　258
シューホーンブレース　228
ジュエット型　242
ジュエット式装具　237
手関節カックアップスプリント
　　263
手関節手指屈筋群伸張装具
　　251
手関節伸展位スプリント　209
手根管症候群（carpal tunnel
　　syndrome：CTS）　339
手指MP関節過伸展制限スプリ
　　ント　210
手指MP関節尺側偏位防止スプ
　　リント　283
手指義手　27
手指屈曲用スプリント　208,
　　209
手指伸展位スプリント　209
手指伸展保持用スプリント
　　307, 308

手段的日常生活活動　278
手動単軸肘ヒンジ継手　21, 36,
　　37
手動単軸肘ブロック継手　145
手部義手　26
障害者総合支援法　354
償還払方式　359
掌側アウトリガースプリント
　　210, 212
掌側カックアップスプリント
　　216, 217, 303, 305, 344
掌側スプリント　209, 324
上腕義手　14, 25
　　──（能動義手）の適合検査
　　58
上腕切断　133, 156
　　──短断端　25
　　──標準断端　25
上腕短断端　14
上腕長断端　14
上腕標準断端　14
シリコーンライナー　24, 106
伸筋腱損傷部位の分類　318
シングルクレンザック　230
　　──継手　226
迅速交換式手継手　38
伸展位保持スプリント　311,
　　315, 317

す

随意介助型電気刺激装置　254,
　　255, 256
随意閉じ式　36
随意開き式　36
　　──フック　161
スーパインボード　265, 267,
　　269
スクリュースプリント　205,
　　206, 209, 210, 212, 307, 308,
　　310, 326, 348, 349
スタック型スプリント　303,
　　306
スパイダースプリント（spider

375

splint）　252, 343
スプリント　8
スワンネック変形　281, 319

せ

生活機能　3
生活保護　354
制御システム　19
静的スプリント　204
静的指伸展位保持装具　348, 349
セイフティピンスプリント　307, 308, 310, 315, 316, 317, 325, 326, 348, 349
切断原因　12
漸次静的スプリント　204
全周囲型カックアップスプリント　303, 305
戦傷病者特別保護法　356
仙腸ベルト　244
仙椎装具　243
先天性欠損児　188
前方支持バンド　33
前腕義手　14, 26
　　──（能動義手）の適合検査　54
前腕極短断端　14
前腕切断　126, 156
　　──極短断端　26
　　──短断端　26
　　──中断端　26
　　──長断端　26
前腕短断端　14
前腕中断端　14
前腕用スプリットソケット　32
前腕リフトレバー　30, 34

そ

早期自動運動法　321
早期他動運動法　321, 322
装具　7, 8, 262
操作効率　57, 62
双嘴鉤　23, 36

装飾ハンド　145
装飾用義手　19, 20, 88
装飾用グローブ　40
ソーミー（SOMI）ブレース　238, 240, 241
足底装具　261
足部　112
側弯装具　244
ソケット　19, 30, 42, 45, 104
外ソケット　30
ソフトドレッシング　15
損害賠償制度　357

た

ターミナル　33
ダーメンコルセット　240, 242
ターンテーブル　109
ターンバックル　227
　　──式装具　303
　　──式肘装具　304
体外力源義手　19, 20, 42
体幹装具　295
代償学　2
大腿義足　104
大腿切断　100
体内力源義手　19, 20
ダイヤルロック式　226
　　──肘装具　303, 304
代理受領方式　359
タウメル式肘装具　303, 304
多軸足部　112
多軸膝継手　107
多軸肘ヒンジ継手　23
ダブルクレンザック　231
　　──足継手　232
　　──継手　226
たわみ肘継手　129
短下肢装具　223, 228, 257
単式コントロールケーブルシステム　31, 129
単軸足部　112
単軸膝継手　107
単軸肘ヒンジ継手　23

弾性外転装具　262
弾性包帯　15
短対立スプリント　210, 340
断端管理　15
断端周径　100
断端長　100
　　──の計測方法　14
断端痛　102
断端の形状　100

ち

チームアプローチ　5, 87
肘関節離断　26
肘部管症候群　342
虫様筋カフ　210, 342, 343, 351
長下肢装具　223, 229, 257
長対立スプリント　210, 341

つ

継手　19, 34, 42
　　──付プラスチック短下肢装具　229, 259
槌指変形　319

て

テーラー型　241
手義手　26
手先具　19, 36, 42
手継手　36, 154
鉄棒用のスインガーTD　40
テノデーシスアクション　341
電極　42, 45
伝達効率　56, 61
電動ハンド　42, 48
電動フック　42, 48
電動リストローテーター　47

と

動的PIP関節屈曲スプリント　307, 308, 315
動的PIP関節伸展スプリント　307, 308, 309
動的屈曲スプリント　315, 316

動的腱固定効果 341
動的スプリント 204, 205
動的脊椎装具 262, 275
動力義手 19, 20, 42
トーマススプリント 210, 344
特例補装具 358

な

内在筋プラス肢位 345
内在筋マイナス肢位 346
ナイト型腰仙椎装具 243
ナックルキャスト型スプリント 303, 306
ナックルベンダー 211, 212, 342, 343
涙の形徴候（tear drop outline sign） 337
軟性胸腰仙椎装具 240, 241
軟性たわみ式継手 23, 36, 37
軟性腰仙椎装具 242, 243

に

日常生活活動 278, 305
日本工業規格（JIS） 6, 7

の

能動義手 19, 20
能動単軸肘ヒンジ継手 36, 37, 161
能動単軸肘ブロック継手 36, 37
能動ハンド 36, 40
能動フック 36
ノースウエスタン式 21, 23
乃木式義手 7

は

ハーネス 19, 27
背側アウトリガースプリント 209, 210, 212
背側カックアップスプリント 221, 339, 342, 344
背側スプリント 205, 209, 320,

321, 322, 329, 330
倍動肘ヒンジ継手 23, 36, 37
バウンシング機構 108
バッテリー 42, 46
——ボックス 42, 46
バディスプリント 207, 306, 307, 308, 309, 312, 314, 315, 317
バネ制御装置 109
パフォーマンスステータス 150
ハロー式 238, 240
ハロー装具 294, 295, 297
ハンガー 33
半月 224

ひ

膝装具 223, 229
膝継手 107
肘義手 26
肘継手 35
肘プーリーユニット 34
肘ロック・コントロールケーブル 33
皮膚の状態 101
比例制御 42
ヒンジ型肘継手 36
ヒンジ継手 23

ふ

ファンクショナル装具 350, 351
フィラデルフィアカラー 238, 239
フォークォーター切断 12, 25
フォローアップ 86
複合性局所疼痛症候群（CRPS） 207, 303
複式コントロールケーブルシステム 33, 161
福祉制度 354
部分的な肩甲骨切断 12
プラスチック短下肢装具 224,

228, 230, 231, 232, 253, 258, 272
ブロッキング訓練 314
——スプリント 207, 209
ブロック型肘継手 36
ブロック継手 23
フロマン徴候（Froment sign 338
プロンボード 265, 267, 274

へ

ペアレンタルスイッチ 189, 192
ベースプレート 30, 33
ベネット型短対立装具 340

ほ

訪問調査 86
ポータブル・スプリング・バランサー 294, 295
ボールターミナル 30
補完学 2
保護用サポーター型装具 336
母指対立・手指MP関節過伸展制限スプリント 210
母指対立装具 251, 255, 256
母指ボタン穴変形 281
ボストンブレース 245
補装具 354
——費支給制度 354
ボタン穴変形 281, 319
ボツリヌス療法 251, 253, 254, 255, 256
本義手 84

ま

マウススティック 299, 300
摩擦式手継手 38
マジック式 21
マット用のシュルームタンブラー 40

索引

み

ミニウォーク　267
ミュンスター式　21, 23
ミラーセラピー　153
ミルウォーキー型　244
ミルウォーキーブレース　237

め

免荷装具　229
メンテナンス　86
面摩擦式手継手　21, 23, 161

も

モールド型　241, 242
モールド式　238, 239
　　——頸椎装具　239
物押さえ　23

ゆ

遊脚相制御機構　109
遊動多軸肘ヒンジ継手　36, 37
遊動単軸肘ヒンジ継手　36, 37
ユニバーサル肩継手　23
ユニバーサル（自在式）肩継手　35
ユニバーサル（自在式）手継手　23, 38
指牽引（rubber band traction：RBT）　320
指交差試験（cross finger test　338
指伸展補助付カックアップ装具　344

よ

腰仙椎装具　242

ら

ランチョ型短対立装具　340

り

理学療法　99

リジットドレッシング　15
リストサポーター　282, 290, 292
リストサポート　286
リストユニット　46
リストローテーター　24
立位保持具　265
立脚相制御機構　107
リテーナー　33
リフトレバー　33
流体制御装置　109
両側支柱付短下肢装具　228, 231, 232
リング型スプリント　281, 282
リングロック式　226

わ

鷲手（claw hand）　338
鷲指（claw finger）　338

数字

1電極2ファンクション　44
2電極2ファンクション　42
2電極4ファンクション　45
3重コントロールケーブルシステム　34
8の字スプリント　212, 325
8字ハーネス　29, 129, 161
9字ハーネス　29

A

activities of daily living：ADL　278
ankle foot orthosis：AFO　228, 257, 275
Assessment of Capacity for Myoelectric Control（ACMC）　93
axonotmesis　334

B

BBT　95
Box and Block Test　95

C

CDAI　278
Chow法　322
CI療法　250
Clinical Disease Activity Index　278
Conforming splint　210
Constraint Induced Movement Therapy　250
COPM　97
crouching posture　262

D

DAS28　278
DASH　97, 151
DIP関節伸展位スプリント　207
Disease Activity Score 28　278
drop finger　210
drop hand　210
DSB　262
Duran法　209, 322, 330
dynamic spinal brace　262
Dynamic splint　204

E

EQ-5D　97

F

FO　261
foot orthosis　261

H

HANDS療法　250
HAQ-DI　287
Health Assessment Questionnaire Disability Index　287
hip brace　230
HO　230
Hybrid Assistive

Neuromuscular Dynamic Stimulation　250

I

IADL　278
ICD-10　3
ICF（国際生活機能分類）　3, 15
instrumental activities of daily living　278
intrinsic minus position　346, 350, 351
intrinsic plus position　345

J

JHFT　97

K

KAFO　229, 257
KBM　110
Kleinert splint　209
Kleinert変法　322, 330, 332, 345
Kleinert法　209, 319
knee ankle foot orthosis　257
knee brace　229
KO　229

L

LLB　229, 257
long leg brace　257

M

MP・PIP関節屈曲矯正スプリント　305
MP関節屈曲用ダイナミックスプリント　217

N

neurapraxia　334

neurotmesis　334
NHP　97

O

on-off制御　42
OPUS　97

P

parental switch　88, 89
PCW　267, 272
perfectOtest　337
PIP関節伸展矯正スプリント　305
PIP関節伸展用ダイナミックスプリント　219
place & hold訓練　314, 323, 324, 330, 332
Prosthesis　18
Prosthetic Upper Extremity Function Index　95
PSB　295, 298, 299, 301
PTB　110
PTS　110
PUFI　95

R

Reverse Kleinert splint　209
Reverse Kleinert法　325
RIC型把持装具　341
rubber band traction：RBT　320

S

scissoring posture　262
SDAI　278
Seddonの分類　334
Serial static splint　204
SF-36　97
SHAP　95

SHB　257
shoe horn brace　257
short leg brace　257
Simplified Disease Activity Index　278
SLB　228, 257
Southampton Hand Assessment Protocol　95
SRCウォーカー　267, 269, 270, 274, 275
Stack型スプリント　325
Standing Walking and Sitting Hip　262
Static splint　204
Sunderlandの分類　334
SWASH　262

T

TAPES　97
tenodesis motion　323, 324, 329
TSB　111
Tストラップ　227

U

UEFS　97
UFOウォーカー　267
UNB　97

V

VAS　151

W

Waller変性　334

Y

Yストラップ　227

【編者略歴】

大庭潤平（おおば じゅんぺい）
1996年　熊本リハビリテーション学院作業療法学科卒業
同　年　兵庫県社会福祉事業団兵庫県立総合リハビリテーションセンター勤務
2002年　神戸大学大学院医学系研究科理学作業療法専攻博士前期課程修了
2005年　国際医療福祉大学リハビリテーション学部助手
2006年　国際医療福祉大学福岡リハビリテーション学部助教
2009年　国際医療福祉大学大学院福祉援助工学分野福祉援助工学領域博士課程
同　年　神戸学院大学総合リハビリテーション学部医療リハビリテーション学科講師
2012年　日本義肢装具学会賞飯田賞奨励賞受賞
2015年　神戸学院大学総合リハビリテーション学部作業療法学科准教授
2020年　神戸学院大学総合リハビリテーション学部作業療法学科教授
専門分野　作業療法学・義肢装具学（上肢切断と義手）
資格　博士（保健医療学）・認定作業療法士・Assessment of Capacity for Myoelectric Control training course 修了

西村誠次（にしむら せいじ）
1988年　金沢大学医療技術短期大学部卒業
同　年　金沢医科大学病院リハビリテーション部勤務
1993年　金沢大学医療技術短期大学部助手
1995年　金沢大学医学部保健学科助手
2001年　米国Mayo clinic（Orthopedic Biomechanics Laboratory）に短期留学
2002年　金沢大学大学院医学系研究科保健学専攻修士課程修了
2003年　金沢大学医学部保健学科内講師
2005年　金沢大学大学院医学系研究科保健学専攻博士後期課程修了
2007年　金沢大学医学系研究科学内講師
2008年　金沢大学医薬保健研究域保健学系内講師
2010年　金沢大学医薬保健研究域保健学系准教授
2015年　金沢大学医薬保健研究域保健学系教授
専門分野　ハンドセラピィ・バイオメカニクス・作業療法学
資格　認定ハンドセラピスト・認定作業療法士・専門作業療法士（手外科）

柴田八衣子（しばた やえこ）
1992年　鹿児島大学医療技術大学部作業療法学科卒業
同　年　兵庫県社会福祉事業団兵庫県立総合リハビリテーションセンター勤務
2005年　切断者の支援研究会日本作業療法士協会SIG事務局
2007年　日本義肢装具学会飯田賞奨励賞受賞
2008年　兵庫県社会福祉事業団兵庫県立西播磨総合リハビリテーションセンター勤務
2011年　兵庫県社会福祉事業団兵庫県立総合リハビリテーションセンター中央病院勤務
専門分野　上肢切断と義手
資格　認定作業療法士・Assessment of Capacity for Myoelectric Control training course 修了

義肢装具と作業療法
評価から実践まで　　　　ISBN978-4-263-21669-9

2017年 9月10日　第1版第1刷発行
2022年 1月25日　第1版第5刷発行

編　者　大　庭　潤　平
　　　　西　村　誠　次
　　　　柴　田　八衣子
発行者　白　石　泰　夫
発行所　医歯薬出版株式会社

〒113-8612　東京都文京区本駒込1-7-10
TEL.（03）5395-7628（編集）・7616（販売）
FAX.（03）5395-7609（編集）・8563（販売）
https://www.ishiyaku.co.jp/
郵便振替番号 00190-5-13816

乱丁，落丁の際はお取り替えいたします．　　　印刷・真興社／製本・皆川製本所
© Ishiyaku Publishers, Inc., 2017. Printed in Japan

本書の複製権・翻訳権・翻案権・上映権・譲渡権・貸与権・公衆送信権（送信可能化権を含む）・口述権は，医歯薬出版（株）が保有します．
本書を無断で複製する行為（コピー，スキャン，デジタルデータ化など）は，「私的使用のための複製」などの著作権法上の限られた例外を除き禁じられています．また私的使用に該当する場合であっても，請負業者等の第三者に依頼し上記の行為を行うことは違法となります．

[JCOPY] <出版者著作権管理機構 委託出版物>

本書をコピーやスキャン等により複製される場合は，そのつど事前に出版者著作権管理機構（電話03-5244-5088，FAX 03-5244-5089, e-mail:info@jcopy.or.jp）の許諾を得てください．